Humor in der psychiatrischen Pflege

Humor in der psychiatrischen Pflege

Jonathan Gutmann

Jonathan Gutmann

Humor in der psychiatrischen Pflege

Mit einem Geleitwort von Hilde Schädle-Deininger

hogrefe

Jonathan Gutmann. Gesundheits- und Krankenpfleger, Fachpfleger für Psychiatrische Pflege, Burnout-Berater, Stressbewältigungstrainer, Offenbach
E-Mail: jonathan.gutmann@web.de

Bibliografische Information der Deutschen Nationalbibliothek
Die Deutsche Nationalbibliothek verzeichnet diese Publikation in der Deutschen Nationalbibliografie; detaillierte bibliografische Daten sind im Internet über http://www.dnb.de abrufbar.

Anregungen und Zuschriften bitte an:
Hogrefe AG
Lektorat Pflege
z. Hd.: Jürgen Georg
Länggass-Strasse 76
3000 Bern 9
Schweiz
Tel: +41 31 300 45 00
E-Mail: verlag@hogrefe.ch
Internet: www.hogrefe.ch

Lektorat: Jürgen Georg
Bearbeitung: Michael Herrmann
Herstellung: Daniel Berger
Illustration: Christina Custodis, Dipl. Designerin, Bochum; Heiko Kirsten, Krankenpfleger, Oberursel
Fotos: Jana Gutmann, Holton Rower
Umschlagabbildung: Michael Uhlmann
Umschlaggestaltung: Claude Borer, Riehen
Satz: punktgenau GmbH, Bühl
Druck und buchbinderische Verarbeitung: Finidr s.r.o., Český Těšín
Printed in Czech Republic

1. Auflage 2016

(E-Book-ISBN_PDF 978-3-456-95627-5)
ISBN 978-3-456-85627-8

Inhaltsverzeichnis

Danksagung

Nach unzähligen Stunden Arbeit freue ich mich wirklich sehr, dieses Buch nun endlich zu veröffentlichen und somit einen kleinen Teil zur Verbesserung der psychiatrischen Pflege beizutragen. Es gibt einige Menschen, ohne die dieses Buch wohl nie entstanden wäre. Zuerst möchte ich mich bei meiner wundervollen Frau Jana für ihre Liebe und Geduld bedanken, aber auch dafür, dass sie mir aus der Uni-Bibliothek immer wieder Bücher für die Recherche mitgebracht und das Buch Korrektur gelesen hat. Bei meinem Sohn Tom möchte ich mich dafür bedanken, dass er mir immer wieder aufs Neue zeigt, wie wunderbar es ist, zu lachen. Ohne ihn wüsste ich auch nicht, wie es ist, Vater zu sein, und was dies für eine große Freude ist. Ich danke meiner ganzen Familie und vor allem meinen Geschwistern ganz herzlich für ihren wunderbaren Humor. Anke Schröder und Tobias Gutmann möchte ich für die Anmerkungen beim Korrekturlesen danken. Besonders hervorheben möchte ich Johannes Kütscher, der mir mit seinen Hinweisen und Kritiken sehr weitergeholfen hat. Hilde Schädle-Deininger möchte ich ganz besonderen Dank für die vielen konstruktiven Gespräche, Tipps, Hinweise und kritischen Auseinandersetzungen sowie die Begleitung beim Schreiben des Buches und das Verfassen des Geleitwortes zum Buch zukommen lassen. Ohne sie und die Fachweiterbildung wäre das Buch wahrscheinlich nicht entstanden. Ich möchte allen psychisch kranken Menschen danken, die mich zum Schreiben dieses Buches mit inspiriert haben, und selbstverständlich allen meinen lieben Arbeitskolleginnen und -kollegen. Weiteren Dank möchte ich Rolf Dieter Hirsch, Sibylle Prins und Irmela Boden für die authentischen, offenen, ehrlichen und bereichernden Interviews im Anhang dieses Buches aussprechen. Patch Adams möchte ich für seine Gedanken, Sichtweisen und seine Vorbildfunktion, was Liebe, Lachen und Humor im Leben angeht, sowie seine Lebensweise aufrichtig danken. Ich bedanke mich ebenso bei Christina Custodis, die meine Ideen und Wünsche wundervoll und genau nach meinem Geschmack in tolle Zeichnungen umgewandelt hat. Heiko Kirsten möchte ich für die absolut treffenden Karikaturen danken, die dieses Buch durch ihre Alltagsnähe und ihren Wahrheitsgehalt einfach wunderbar lebendig machen und bereichern. Ein weiteres Dankeschön geht an Siegfried Heidasch und Inga Nelson für die Übersetzungshilfen. Dank gebührt dem Vorstand der Deutschen Depressionsliga e.V. für die Verbreitung meines Fragebogens und allen Teilnehmenden der Befragung. Danke an Michael Herrmann für das Lektorat, die vielen Hinweise und Anmerkungen. Last but not least auch ein großes Dankeschön an den Hogrefe Verlag und besonders an Jürgen Georg für das Vertrauen, die Begleitung und Unterstützung dieses Projektes. DANKE!

Geleitwort

Lass dir niemals dein Lachen stehl'n,
auch wenn dir manchmal die Gründe fehl'n.
(H. Grönemeyer: „Zieh deinen Weg")

Ein Buch über Humor in der Pflege, zumal in der psychiatrischen Pflege, braucht Mut und eine gute Portion an Wissen und Reflexionsvermögen. Humorvolle Pflegende können in ihren Kontakten und in der Beziehungsgestaltung viel mehr Kreativität einsetzen, um die Ressourcen von psychisch erkrankten Menschen und ihren Angehörigen zu nutzen.

Als der Verfasser mir von seinem Vorhaben berichtet hat, habe ich ihn darin bestärkt, denn aus meiner Sicht kann einer Zeit, in der die Rahmenbedingungen immer mehr dem Diktat der Wirtschaftlichkeit unterworfen sind, nur mit einer großen Portion Humor von beiden Seiten, sowohl der Nutzer des Gesundheitswesens als auch der professionellen Helfer und Mitarbeiter, begegnet werden. Nur so lassen sich Hoffnung und Veränderungswille aufrechterhalten!

Das bedeutet, wie in diesem Buch deutlich wird, dass Humor eine Kraftquelle ist und dazu dient, im Alltag den Stress zu reduzieren und vor Ausbrennen zu schützen. Mit Humor kann aber auch ein Perspektivenwechsel vollzogen werden, beispielsweise können Konflikte in einem anderen Licht betrachtet werden und so an Zuspitzung sowie Heftigkeit verlieren. Betont wird ebenfalls, dass Humor negativen Stress, der auf den ganzen Menschen und seine Kreativität einwirkt, abbauen und durch den humorvollen Blickwinkel in angespannten Situationen Entspannung, Ablenkung und Auflockerung bringen kann.

Das legt im Sinne des Autors nahe, dass psychiatrische Pflegeexperten sich klarmachen müssen, dass Humor von innen kommt und von Herzen kommen muss, dass es um eine Haltung geht, sich selbst nicht immer allzu ernst zu nehmen und über seine eigenen Fehler und Missgeschicke lachen zu können sowie Einfühlungsvermögen und Authentizität für zentral zu erachten und über eine Portion Heiterkeit zu verfügen.

In die oft beklagte betriebliche Atmosphäre und das dadurch angespannte Klima ein bisschen Farbe durch ein humorvolles Miteinander zu bringen, wirkt den Inhalten dieser Veröffentlichung nach im Team oft Wunder. Das hat zur Folge, dass Humor die Macht verleihen kann, sich persönlich weiterzuentwickeln, sich nicht in der Opferrolle zu verlieren und dadurch eine konstruktive und vertrauensvolle Zusammenarbeit zu fördern. Vielleicht gilt in Alltagssituationen in diesem Zusammenhang häufiger das alte jüdische Sprichwort: „Kann man nicht, wie man will, muss man wollen, wie man kann!"

Das kann beispielsweise zur Folge haben, dass sich durch eine heitere Stimmung zwischen der Pflegeperson und dem Patienten oder der Patientin rascher eine Vertrauensbasis bilden kann, um in kürzerer Zeit zu einem Arbeitsbündnis zu finden und eine tragfähige Beziehung aufzubauen.

Dass der Einsatz von Humorinterventionen in der psychiatrischen Pflege ein hohes Maß an Selbsterkenntnis, Fähigkeiten, Erfahrung und Selbstreflexion voraussetzt, wird aufgezeigt, jedoch auch, wie das Gespür und die Wahrnehmung für die eigenen Grenzen und die des Gegenübers im Umgang ins Gewicht fallen. Machtgefühle, Besserwisserei, Feindseligkeiten und Aggressionen stehen einem humorvollen und zugewandten Kontakt im Wege. Hervorgehoben wird, dass der Patient immer das Gefühl haben muss, ernst genommen zu werden. Das bedeutet, dass die pflegerische Bezugsperson die Bedeutung und den Ernst einer Situation wahrnehmen, erkennen und einschätzen kann, um das richtige Maß und die richtige Form von Humor zu finden bzw. sensibel dafür ist, wann eine humorvolle Intervention angebracht ist. Nur so kann gewährleistet werden, dass der Ernst der Situation nicht verharmlost oder unterschätzt wird. Dazu ist es erforderlich, den Patienten zu kennen und eine gute Beziehung aufgebaut zu haben.

In diesem Kontext fordert Humor die Pflege heraus, situationsgerecht zu reagieren, da es keine goldenen Regeln für den Einsatz gibt. Die oftmals tragischen Lebensumstände des Betroffenen erfordern einen raschen Wechsel zwischen einem empathischen Mitschwingen, manchmal auch einer mitfühlenden Betroffenheit und einem zeitnahen Infragestellen, was so unabänderlich erscheint. Dies kann dann die betroffene Person dazu verleiten, die

Fähigkeit zu entwickeln, sich selbst nicht immer ganz ernst zu nehmen und Gegebenheiten mit mehr Lebensmut und Veränderungswillen zu begegnen.

Sichtbar wird in den Ausführungen, dass pflegerischer Humor, der seinen Ausdruck unter anderem im Schmunzeln, Lachen oder Lächeln findet, dem von einer psychischen Erkrankung betroffenen Menschen dabei hilft, sich mehr existenziell anders oder neu zu orientieren.

In den einzelnen Kapiteln wird theoretisch und an Beispielen aufgezeigt, dass Humor dabei helfen kann, Gesundheitsbeeinträchtigungen und Unzulänglichkeiten in das eigene Leben zu integrieren. Dies gilt immer sowohl für den hilfsbedürftigen Menschen als auch für die Helfenden.

Ich bin sicher, dass dieses Buch dazu beitragen wird, den psychiatrisch-pflegerischen Alltag zu bereichern, das Wohlbefinden von psychisch erkrankten Menschen zu fördern und zu einer höheren Arbeitszufriedenheit beizutragen.

Deshalb wünsche ich, dass diese Publikation eine große Verbreitung findet und den Alltag in der psychiatrischen Versorgung humorvoller, lebensfroher und menschlicher macht!

Der Himmel hat den Menschen
als Gegengewicht gegen die vielen Mühseligkeiten
drei Dinge gegeben: die Hoffnung, den Schlaf und das Lachen.
(Immanuel Kant)

Offenbach, im April 2016
Hilde Schädle-Deininger

1. Aller Anfang ist schwer – oder: Das nicht vorhandene Vorwort

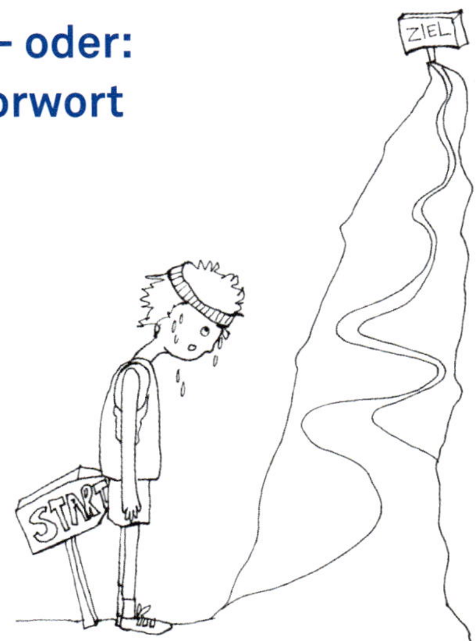

Menschen mit einer neuen Idee
gelten so lange als Spinner,
bis sich die Sache durchgesetzt hat.
(Mark Twain)

Wenn man sich entschließt, ein Buch über Humor in der psychiatrischen Pflege zu schreiben, muss man sich zuerst einmal viele Fragen gefallen lassen. Warum eigentlich ein Buch über Humor in der psychiatrischen Pflege? Ist psychiatrische Pflege nicht eher eine humorlose Angelegenheit? Darf man psychisch kranken Menschen überhaupt mit Humor begegnen? Oder: Wozu denn ein Buch speziell für die psychiatrische Pflege, wenn es doch schon einige Werke über Humor in der Pflege im Allgemeinen gibt? Ich könnte an dieser Stelle sicher noch einige weitere Fragen aufführen oder hier bereits beginnen, diese Fragen alle nacheinander zu beantworten. Leider müssen Sie sich dazu noch etwas gedulden. An dieser Stelle möchte ich Ihnen jetzt viel lieber zwei andere Fragen stellen:

Reflexionsfrage
Was ist für Sie denn eigentlich normal oder was bedeutet es für Sie, normal zu sein?

Denken Sie doch jetzt bitte einmal eine kurze Zeit darüber nach, ehe Sie weiterlesen.

Eine weitere Frage an Sie:

Reflexionsfrage
Sind wir nicht alle ein bisschen Bluna?

Diese Frage stellte uns vor einigen Jahren der Werbeslogan eines Limonaden-Herstellers öffentlich im Fernsehen. Etwas später fand der Psychiater Manfred Lütz (2009) in seinem Bestseller heraus: „Irre! Wir behandeln die Falschen: Unser Problem sind die Normalen". Blickt man auf der Zeitachse ein Stückchen weiter zurück, wies schon der Literaturnobelpreisträger George Bernard Shaw auf Folgendes hin: „Was wir brauchen, sind ein paar verrückte Leute; seht euch an, wohin uns die normalen gebracht haben." Im Dienstzimmer der akutpsychiatrischen Station, auf der ich arbeite, hängt an der Pinnwand ein Schild, auf dem zu lesen ist: „Man muss nicht verrückt sein, um hier zu arbeiten. Aber es hilft ungemein." Interessant, finden Sie nicht? Ich persönlich kann mich dieser Aussage nur voll und ganz anschließen, wie Sie sicher im weiteren Verlauf dieses Buches erkennen werden.

Wenn ich mich mit Menschen über meine Arbeit unterhalte, bekomme ich häufig zu hören, dass sie diesen Job nicht machen könnten – „dort hätten schließlich alle Personen einen Vogel". Ich antworte ihnen dann meist lächelnd: „Ja, und zwar nicht nur einen." Kurz darauf folgt die Erklärung, dass wir auf unserer akutpsychiatrischen Station zwei Vögel haben – zwei Wellensittiche.

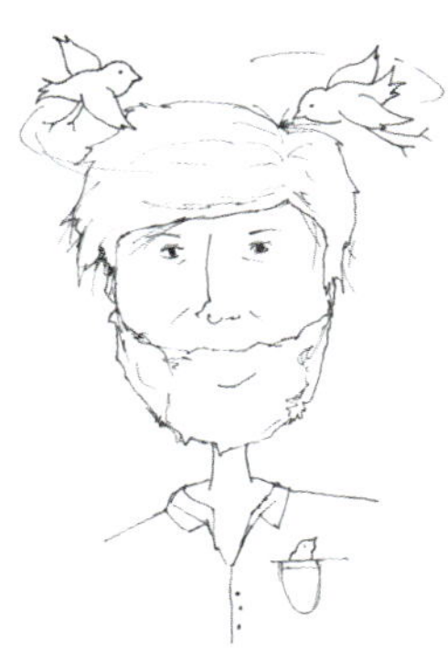

Dies ist meist ein guter Einstieg in eine Diskussion über die Stigmatisierung psychisch kranker Menschen. Ebenso ein Versuch, Aufklärung zu betreiben und Barrieren abzubauen. Heutzutage kursiert in vielen Landstrichen der Bundesrepublik Deutschland, und sicher auch darüber hinaus, leider immer noch häufig die Meinung, dass in psychiatrischen Kliniken (von Laien gerne noch immer mit veralteten und stigmatisierenden Begriffen, wie beispielsweise Irrenhäuser, Nervenheilanstalten oder Klapsmühlen bezeichnet) nur die „Verrückten" eingesperrt wären. Erschiene man dort einmal persönlich, wäre man mit Sicherheit überrascht und könnte schnell feststellen, dass es sich dort um ganz „normale" Menschen handelt. Im Übrigen sind weder Sie noch ich davor geschützt, im Laufe unseres Lebens selbst einmal psychisch zu erkranken. Auch unser Fachwissen und unsere Berufsbezeichnung schützen uns nicht davor! Bekanntermaßen hat jeder von uns sein eigenes Päckchen zu tragen – wie das Päckchen auch aussehen mag, ob klein, groß oder ob es vielleicht sogar mehrere sein mögen.

Ein weiterer Satz, den man von Patienten, Angehörigen oder auch anderen Menschen, mit denen man sich über den eigenen Beruf unterhält, zu hören bekommt, ist: „Wenn man in der Psychiatrie arbeitet, muss man wirklich Nerven wie Drahtseile haben." Das stimmt! Ich glaube allerdings, dass nicht nur Mitarbeiter psychiatrischer Institutionen Nerven aus Drahtseilen besitzen müssen, oder dass dies nur bei ihnen von Vorteil ist. Nerven wie Drahtseile sind für psychisch erkrankte Menschen und deren Angehörige genauso von Vorteil. Wer diese „Drahtseilnerven" nicht in die Wiege gelegt bekommen hat, kann diese aber mit der Zeit auch selbst ausbilden und trainieren. Dies benötigt allerdings Offenheit, Lernbereitschaft, Zeit, Geduld und die verschiedensten Erfahrungen im Privatleben und im Arbeitsfeld. Mit Nerven aus Drahtseilen nimmt man das Leben einfacher und fährt nicht so schnell aus der Haut, wenn (falsche oder zu hohe) Erwartungen, Vorstellungen oder Ansprüche nicht erfüllt werden. Genau diese Dinge sind in der psychiatrischen Pflege im Umgang mit psychisch kranken Menschen bekanntermaßen häufig Reibungspunkte.

Ich möchte gerne noch einmal auf das Wort „verrückt" zurückkommen. Warum wird dieses Wort in der Regel negativ bewertet? Begibt sich jemand in psychiatrische oder psychotherapeutische Behandlung ist meist tatsächlich etwas „ver-rückt": Die Gedanken, Gefühle, Vorstellungen, Einstellungen, Wahrnehmungen, Handlungen, Verhaltensweisen oder inneren Werte scheinen aus dem Gleichgewicht geraten zu sein – sie sind ver-rückt. In der psychiatrischen oder psychotherapeutischen Behandlung gilt es dann unter anderem, gemeinsam Ressourcen zu wecken sowie Strategien und Maßnahmen zu entwickeln, um die Problematiken wieder geradezurücken. Dazu ist Humor meines Erachtens ein absolut probates Mittel – vor allem dann, wenn man den Umgang miteinander in der Psychiatrie einmal genauer betrachtet. Nicht selten beobachtet man ein Wetteifern der Berufsgruppen untereinander. Pflegefachkräfte versuchen sich dem Fremdwortschatz ihrer vermeintlich größten Konkurrenten, den „Göttern in Weiß", anzupassen oder sie gar zu übertrumpfen. Problematisch bei diesem Wetteifern der Fachwörter ist allerdings, dass die meisten Patienten dabei auf der Strecke bleiben. „Fachchinesisch" verstehen die wenigsten Patienten. Mit einfachem Humor hingegen können die meisten Menschen etwas anfangen.

Ich möchte in diesem Buch neben bereits erwiesenen, aktuellen, fachlichen und wissenschaftlichen Erkenntnissen auch persönliche Einblicke in meine Arbeit auf einer offen geführten akutpsychiatrischen Station geben. So wird ein praxisnaher Bezug hergestellt und die vorangegangenen Thesen werden anhand einiger Beispiele anschaulich belegt. Bekanntermaßen ist es mit der Theorie alleine ja immer so eine Sache. Oder wie gefallen Ihnen Tipps und Ratschläge von Theoretikern, welche das Praxisfeld seit vielen Jahren nicht mehr betreten haben?

Mir ist bei der Recherche für dieses Buch aufgefallen, dass das Phänomen „Humor" bisher in der Pflege ein äußerst vernachlässigtes Thema ist – vor allem in der psychiatrischen Pflege. Dort wird das Thema noch stiefmütterlicher behandelt als in anderen Bereichen der Pflege. Dass man ihn dort haben sollte, oder dass er dort behilflich sein kann, ist einigen durchaus bewusst. Groß darüber gesprochen wird allerdings in den wenigsten Institutionen oder Fachweiterbildungseinrichtungen. Beim Schreiben dieses Buches ist mir auch aufgefallen, dass Humordefinitionen und Humortheorien häufig gar nicht wirklich humorvoll klingen. Sie zielen auch nicht darauf ab, humorvoll zu sein. Es ist allerdings sehr wichtig, die theoretischen Hintergründe zu kennen, um Humor im psychiatrischen Alltag zielgerichtet und gewinnbringend einzusetzen. So fällt der Hürdenlauf über die verschiedensten Fettnäpfchen, in die man dabei treten kann, deutlich leichter. Aus diesem Grund setzen wir uns in diesem Buch mit Humordefinitionen, Humortheorien, Humorfunktionen, Humorstilen und Abgrenzungsbegriffen, wie Lächeln, Lachen, Heiterkeit, Komik, Witz oder Spaß, auseinander. Danach werfen wir einen Blick auf die gesundheitsfördernde Komponente von

Humor. Dabei kommen Salutogenese, Resilienz, Recovery und Empowerment ins Spiel. Als Nächstes befassen wir uns mit der Beziehungsarbeit in der psychiatrischen Pflege. Humor dient dabei häufig als Türöffner in der Kommunikation, gilt als Zeichen professioneller Nähe und ermöglicht einen Dialog auf Augenhöhe. Ebenso ist er ein wichtiger Wirkfaktor im Milieu. Anhand der Pflegetheorie von Hildegard Peplau wird ein Pflegeprozess unter Einbezug von Humor dargestellt. Danach werden verschiedene psychische Störungsbilder und deren Auswirkungen und Problematiken bezüglich des Humors erläutert. Da es in der psychiatrischen Pflege eine Vielzahl von humorvollen Interventionsmöglichkeiten gibt, die nur darauf warten, eingesetzt zu werden, folgen einige Beispiele mit Anwendungserklärungen und Anleitungstipps. Humor in pflegerischen Gruppen sowie Humor in der ambulanten psychiatrischen Pflege stellen weitere Kapitel dar. Danach befassen wir uns mit Humortraining, das der Devise „Übung macht den Meister" folgt. Da Humor eine zentrale Rolle in der täglichen Psychohygiene spielt, werden wir uns anschließend damit auseinandersetzen. Danach gehen wir der Frage nach, ob Humor wirklich eine Pille ohne Nebenwirkungen ist und ob man sich immer zum Clown machen muss. Was hat Humor mit dem Hammer gemeinsam? Wir werden es im Laufe dieses Buches herausfinden. Nach dieser Auseinandersetzung folgen einige Pflegestandards zum Thema „Humor in der psychiatrischen Pflege" und es wird ein Bezug zwischen Humor und Angehörigenarbeit hergestellt. Was ist zu tun, wenn die Humorquelle versiegt und Pflegen keinen Spaß mehr bereitet? Auch darauf werden wir in diesem Buch zu sprechen kommen. Am Ende des Buches gibt es eine Zusammenfassung sowie eine Anleitung, wie Sie zum Humorexperten werden können. Im Anhang des Buches (s. Kap. 21) befinden sich drei Interviews im Stile eines Trialogs (21.1), ein Brief von Patch Adams (21.2), die Auswertung meiner Online-Umfrage zum Thema „Auswirkungen von Humor auf die Depressionsbehandlung im stationären psychiatrischen Setting" (21.3), die ethischen Richtlinien des Vereins HumorCare e.V. (21.4) sowie einige Witze aus dem Fachbereich der Psychiatrie (21.5).

Man kann mit solch einem Buch selbstverständlich nur kleine Bausteine oder Puzzleteile mit auf den Weg geben. Letzten Endes muss jeder für sich selbst herausfinden, wie es bei ihm persönlich mit dem Thema „Humor am Arbeitsplatz" aussieht und wie er dazu steht – wie also sein Humorgebäude und -konstrukt aussieht und wie er es einsetzt oder eben auch nicht. Wir alle sind selbst Schmied unseres Glücks. Patch Adams sagte dazu schon: „Wenn genügend Menschen glücklich werden würden, könnte die Welt vielleicht friedlicher werden." (Adams/Mylander, 1999: 110). Humorvolle Menschen bezeichnen sich sehr häufig als glücklich und zufrieden. Wussten Sie eigentlich, dass die revolutionärste Tat, die ein Mensch begehen kann, das Glücklichsein ist? Zumindest vertritt Patch Adams diese Meinung. Er äußert weiter, es würde kein bisschen mehr Mühe kosten, jeden Tag glücklich zu sein, als jeden Tag unglücklich zu leben (vgl. Adams/Mylander, 1999: 107). Für Adams ist Liebe die Grundlage, um glücklich zu sein. Lachen, Spaß und Spiel sind die Medien, welche ihr Ausdruck verleihen (vgl. Adams/Mylander, 1999: 130). Buddha sagt: „Es gibt keinen Weg zum Glück. Glücklichsein ist der Weg." Wie bei Humor hat es letztlich jeder Mensch selbst in der Hand, sich zu entscheiden, glücklich zu sein oder nicht. Wie Sie sich auch entscheiden mögen, Paul Watzlawick gibt Ihnen die perfekte „Anleitung zum Unglücklichsein" (Watzlawick, 1983). Glückliche Menschen sollten diese Anleitungen nicht allzu ernst nehmen. Wer unglücklich werden möchte, darf Watzlawicks Anweisungen gerne wörtlich nehmen. Entschließen Sie sich dazu, glücklich zu sein, wird Ihnen das Leben wahrscheinlich deutlich einfacher erscheinen. Charles Dickens fragte dazu einmal: „Gibt es eine bessere Form, mit dem Leben fertigzuwerden, als mit Liebe und Humor?" Für mich ist ein psychiatrischer Alltag ohne Humor unvorstellbar.

Spricht man von ganzheitlicher Pflege oder ganzheitlichen Behandlungsansätzen, sollte man dazu auch Humor als ernst zu nehmende Methode zählen. Humor und Ernst? Interessant, oder? Humor ist definitiv eine ernste oder ernst zu nehmende Sache. Leider wird er in der Psychiatrie bisher (noch) nicht ernst genug genommen. Warum das so ist, erfahren Sie im Laufe des Buches. Ich plädiere daher für eine humorvolle Ernsthaftigkeit im Umgang mit psychisch erkrankten Menschen. Dies zeigt Nähe, Verbundenheit und Menschlichkeit.

Mich hat das Phänomen „Humor" schon immer fasziniert und ich lache leidenschaftlich gerne, auch am Arbeitsplatz. Von Kolleginnen und Kollegen auf Fortbildungen oder Kongressen höre ich immer wieder, dass sie sich mehr Humor in ihren Einrichtungen und Institutionen wünschen. Da ich von der Kraft und positiven Wirkung des Humors überzeugt bin und diese tagtäglich erleben darf, denke ich, dass die psychiatrische Pflege durchaus ein paar „verrückte" Menschen benötigt, die mutig mit ihren Ideen und Ansichten vorangehen und bereit sind, die psychiatrische Pflege zu verbessern, zu verändern und menschlicher zu machen. Dies ist einer der Beweggründe, warum ich mich entschlossen habe, dieses Buch zu schreiben. Aber auch, weil ich mich nicht beschweren darf, wenn sich in der psychiatrischen Pflege nichts zum Positiven ändert, wenn ich stillschweigend dabei zusehe und nichts dagegen tue. Wie sagte William Shakespeare einst so schön: „Beklage nicht, was nicht zu ändern ist, aber ändere, was zu beklagen ist."

Gerne möchte ich Ihnen hiermit Mut zusprechen, die Dinge nicht einfach so hinzunehmen, sondern Probleme als Chancen zu sehen und sie anzupacken. Veränderung ist möglich, man muss nur einen Anfang machen! Ich bin der Meinung, dass Humor zur Grundhaltung eines jeden in der psychiatrischen Pflege tätigen Menschen gehören sollte. Statt ihm die Türe vor der Nase zuzuschlagen, sollte sein Einsatz stets herzlich willkommen sein. Ich hoffe, dass Sie am Ende dieses Buches genauso begeistert von Humor, seiner Vielfältigkeit und seinen unterschiedlichsten Einsatzmöglichkeiten in der psychiatrischen Pflege sind, wie ich.

2. Lachen ist die beste Medizin

Lachen ist wie Aspirin, es wirkt nur doppelt so schnell.
(Groucho Marx)

Immer wieder hört man heutzutage, dass Lachen verschiedenste positive Auswirkungen auf die Physiologie des Menschen haben soll. So hilft es beispielsweise sehr gut in der Schmerztherapie, es regt den Stoffwechsel an, unterstützt die Muskelentspannung, aktiviert und stärkt unsere Abwehr- und Selbstheilungskräfte, verbessert die Sauerstoffaktivität im Gehirn, setzt Glückshormone frei oder fördert die Verdauung. Aber nicht nur das: Lachen kann durchaus auch positive Effekte auf die Psyche haben. Es kann Erleichterung schaffen oder negative Denkmuster durchbrechen. Iren Bischofberger beschreibt einige kognitive und emotionale Wirkungen von Humor. Therapeutisch wirksamer Humor ermöglicht es, Gesundheitsbeeinträchtigungen ins Leben zu integrieren, die eigene Persönlichkeit oder Krankheit besser zu akzeptieren, negativen Stress abzubauen, Unannehmlichkeiten zu vermindern, sich Ablenkung zu verschaffen, die Perspektive zu wechseln und er hilft zur besseren Kontrolle in angsteinflößenden Situationen. Humor ist ein Ausdruck von Offenheit, innerer Harmonie und ein Zeichen des Vertrautseins (vgl. Bischofberger, 2008a: 49 ff.). Patch Adams (Adams/Malander: 1999: 80) kommt zu der Überzeugung, „daß Humor lebenswichtig für die Heilung von individuellen, kommunalen und gesellschaftlichen Problemen ist“. Waleed A. Salameh beschreibt einige Vorteile des Lachens, das eng mit Humor verbunden ist: Lachen ist in der emotionalen Persönlichkeitsdimension von Vorteil, da es dazu anregt, Gefühlen freien Raum zu geben. In der kognitiven Persönlichkeitsdimension ist es von Vorteil, da es kreatives und problemlösendes Denken stimuliert. Lachen kann als Motivationsverstärker angesehen werden und ist ein ökonomischer Kommunikationsmodus. Es hält sich an unverwüstliche Kohärenz und Kontinuität des Lebens und lehrt einen Menschen, sich selbst und seine Probleme nicht so ernst zu nehmen. Die Lachreaktion kann aus physiologischer Sicht als kleine Fitnesseinheit gelten. Lachen und Humor können auch als natürliche Impfstoffe gegen Stress angesehen werden (vgl. Salameh, 2007: 40–44).

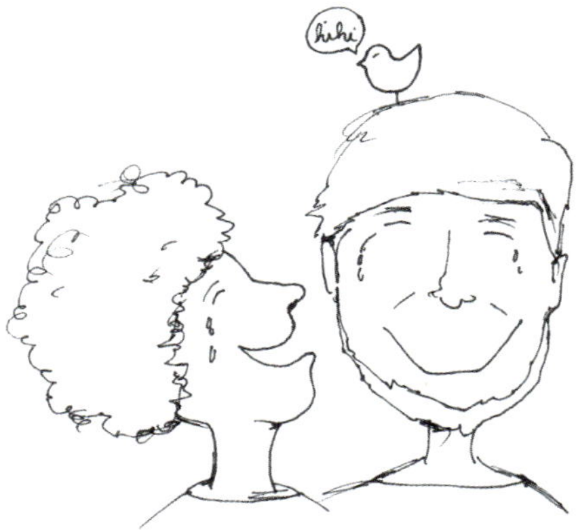

2.1 Lachen im Gehirn

Studien über Humor und Lachen gibt es nicht sonderlich viele. Barbara Wild fasst insgesamt 14 Studien der Hirnforschung mit Einsatz der funktionellen Magnetresonanztomographie (fMRT) in Zusammenhang mit Humor und Witzen zusammen. Diese Studien zeigen Aktivierungen in unterschiedlichen Bereichen des Gehirns (vgl. Wild, 2012b: 28–43). Es gibt also nicht das Humorzentrum im Gehirn, vielmehr werden unterschiedliche Regionen aktiviert. Dass unser Gehirn überaus komplex ist, brauche ich sicher nicht zu erwähnen. Deshalb ist es auch bei Humor im Gehirn eine komplexe Sache. Wild beschreibt die verschiedenen Bereiche im Gehirn, welche beim Wahrnehmen eines Witzes aktiviert werden und den verschiedenen Anteilen des Vorgangs zugeordnet werden können. Beim Erstaunen über Inkongruenz zeigt sich Aktivität im Grenzgebiet zwischen Schläfenlappen, Scheitellappen und Hinterhauptlappen (temporo-parieto-okzipital). Erkennen wir eine Pointe, wird das in der Bildgebung durch Aktivierung der Außenseite des linken Stirnhirns sichtbar. Die emotionale Beurteilung zeigt sich in der Aktivierung der Vorder-

und Mittelseite des Stirnhirns. Kommt es zu Erheiterung durch einen Witz, werden verschiedene Teile des limbischen Systems, *Amygdala*, *Hypothalamus*, *Hippocampus* und *Nucleus accumbens* aktiviert. Die Aktivierung der Gesichtsmuskeln erfolgt im Hirnstamm durch den *Nervus facialis*. Echtes und willkürliches Lachen lassen sich somit in der Bildgebung unterscheiden. Während das echte Lachen das emotionale System aktiviert, wird das willkürliche Lachen vom motorischen Cortex gesteuert (vgl. Wild, 2012b: 34f.).

Im Jahre 2003 geriet Humor unter der Überschrift „Humor macht high" mehrfach in die Schlagzeilen. Mobbs et al. (2003) fanden an der Universität in Stanford in einer Studie heraus, dass Humor die gleiche Hirnregion (*Nucleus accumbens*) wie beispielsweise Kokain (oder auch Geld oder Sex) anregt. Dort wird beim Lachen vermehrt Dopamin freigesetzt, was unter anderem unsere emotionalen Reaktionen, unsere Stimmung und die Glücksgefühle steuert. Sie sehen also: Lachen macht glücklich!

Cubasch schreibt, Hippokrates habe vor über 2000 Jahren schon darauf hingedeutet, dass Lachen vom Gehirn käme. Dies belegt die heutige Hirnforschung. Willibald Ruch spricht hierbei von einem „Lach- und Heiterkeitsnetzwerk". In diesem Netzwerk gibt es eine emotionale, eine kognitive und eine motorische Komponente. Man spricht von einem neuronalen Netzwerk, da diese drei Komponenten eng miteinander verknüpft sind. Wenn also eine Komponente aktiviert wird, kommen die anderen ebenso in Schwung (vgl. Cubasch, 2012: 27).

Beim Lachen wird neben anderen Botenstoffen auch das „Glückshormon" Serotonin freigesetzt. Neben seiner stimmungsaufhellenden Funktion wird diesem Neurotransmitter auch eine appetitsenkende Wirkung nachgesagt. Um es anders auszudrücken: Lachen kann somit durchaus auch ein Schlankmacher sein. Das Freisetzen von Endorphinen beim Lachen führt übrigens zu Schmerzlinderung.

2.2 Lachen, Schönheit und Spiegelneuronen

Lachen ist das perfekte Facelifting. Es sollen insgesamt 17 Gesichtsmuskeln beim Lachen in Bewegung gesetzt werden (beim Lächeln hingegen nur vier). Am ganzen Körper sind es je nach Art und Stärke des Lachens um die 80 der insgesamt 656 Muskeln, die dadurch in Bewegung kommen (vgl. Korp, 2014: 21).

> *Lachen ist ein gutes Mittel gegen Hängemundwinkel und gegen ein Doppelkinn. Die Augenmuskeln werden angespannt, Tränensäcke verschwinden. Es kommt zu einer besseren Durchblutung des Gesichtes – es erhält eine gesunde, strahlende Farbe und bekommt einen jugendlichen Teint. [...] Forscher haben herausgefunden, dass man sich nach einer Minute Lachen so gestärkt fühlt, wie nach einem 45-minütigen Entspannungstraining.* (Klapps, 2013: 115)

Eckart von Hirschhausen schreibt: „Kinder lachen 400mal am Tag, Erwachsene 20mal, Tote gar nicht. Da erkennt auch der statistische Laie eine Tendenz." (Hirschhausen, 2012b: 12). Diese Angaben über die Anzahl des Lachens entstammen allerdings dem Volksmund und es gibt bisher keine empirischen Belege dafür (vgl. Hirsch/Ruch, 2010: 5). Es steht aber bereits in der Bibel in Matthäus 18,3 geschrieben, dass wir Erwachsenen wie die Kinder werden sollen. Es kann also nur von Vorteil sein, das innere Kind in sich zu entdecken und auch einmal herauszulassen. Für Titze und Patsch (2014: 121) entsteht Humor, „wenn die Sphäre unseres inneren Kindseins mit einbezogen ist".

Eine Frage befasst sich damit, ob humorvolle Menschen länger leben würden. Laut einer Langzeitstudie von Svebak et al. (2010) hat Humor eine positive Auswirkung auf die Lebensdauer. Er und sein Team fanden in einer norwegischen Langzeitstudie heraus, dass humorvolle Menschen seltener krank wären und bis zu 20 % länger leben würden. Auch Abel und Kruger erforschten dieses Phänomen. Sie untersuchten in den USA Fotos von Baseballspielern aus dem Jahre 1952 und verglichen dabei das Lächeln mit der Lebensdauer. Spieler, die ein starkes Lächeln zeigten, lebten sieben Jahre länger als Spieler, die nicht lächelten (vgl. Abel/Kruger, 2010). Eckart von Hirschhausen widerspricht dieser Erkenntnis und argumentiert:

> *Der ultimative Gegenbeweis, dass besonders humorvolle Menschen länger leben, ist offenbar nicht möglich. Humorvolle sind öfter extravertiert und risikofreudig, leben also wilder, und sind zudem optimistischer, was dazu führen kann, nicht rechtzeitig zum Arzt zu gehen.* (Hirschhausen, 2012b: 14)

Unter Gläubigen war Lachen früher verpönt. Man ging davon aus, dass Gott Lachen nicht guthieße. Es gibt übrigens wirklich Theologen, die sich fragen, ob Jesus damals gelacht hätte. Da es in der Bibel keine niedergeschriebenen Anhaltspunkte dafür gibt, sind manche Theologen dieser Auffassung.

Ich kann zwar nicht für Jesus sprechen, aber wenn ich mir so manchen Menschen auf dieser Welt ansehe, muss Gott definitiv Humor haben. Und wenn Gott Humor hat, hat Jesus definitiv auch Humor. Davon bin ich fest überzeugt. Andernfalls könnte man hier durchaus auch eine Stelle aus der Bibel zitieren: „Ein fröhliches Herz tut dem Leibe wohl; aber ein betrübtes Gemüt lässt das Gebein verdorren." (Sprüche 17,22). Korp sieht die Sache mit dem Lachen Gottes folgendermaßen:

> *Manche behaupten, dass Gott lacht. Schließlich habe er den Menschen nach seinem Ebenbild erschaffen, und da seine Schöpfung lache, müsse er auch lachen. Das wirft allerdings Fragen auf. Beispielsweise, ob Gott unter Durchfall leiden oder bösartig wie der Mensch sein könne. Solche Überlegungen werden von Gläubigen geflissentlich ausgeblendet, denn schließlich sei auch die folgende Feststellung bezüglich Gottes Lachen nicht ganz ernst gemeint. Gott müsse ja Humor haben, würde er es sonst mit den Menschen aushalten?* (Korp, 2014: 186)

So wie bei der Frage nach der Lebensdauer oder dem Lachen Gottes stellt sich immer wieder auch die kontroverse Frage nach dem „tierischen Ernst". Meinungen, ob Tiere lachen können, gehen auch hier auseinander. Aristoteles war damals der Meinung, der Mensch sei das einzige Lebewesen, das lachen würde. Neuere Forschungsergebnisse belegen, dass es auch Tiere, beispielweise Schimpansen (Davila-Ross et al., 2015) oder Ratten (Panksepp/Burgdorf, 2003) gibt, die durchaus lachen würden. Das Lachen des Schimpansen mag man sich vielleicht noch vorstellen können, aber Ratten? Panksepp und Burgdorf (2003) schildern das Lachen der Ratten in einem Frequenzbereich von etwa 50 Kilohertz – also für das menschliche Ohr nicht hörbar.

Wir befinden uns jetzt also mitten in der Kategorie der Wissenschaft. Die Wissenschaft, die sich mit den verschiedenen Auswirkungen des Lachens auf Körper und Psyche beschäftigt, nennt man Gelotologie. Eine eigene Wissenschaft, die sich mit Lachen auseinandersetzt? Eigentlich nicht verwunderlich, forderte Erich Kästner doch früher schon das Errichten eines neuen Wissenschaftszweiges, der Lachkunde (vgl. Titze, 1995: 242). Der Begriff „Gelotologie" entstammt dem griechischen Wort *gélōs*, was Lachen bedeutet. Als ihr Begründer gilt William F. Fry, der in der Palo-Alto-Gruppe um Gregory Bateson gemeinsam mit anderen Forschern (u. a. auch Paul Watzlawick) verschiedene Untersuchungen startete. Die Wissenschaftler befassten sich großenteils mit paradoxen Kommunikationsweisen (vgl. Lotze, 2013: 47). Anlass dafür soll die Geschichte des amerikanischen Wissenschaftsjournalisten und Autoren Norman Cousins (1981) gewesen sein, der durch Lachen seine als unheilbar geltende Wirbelsäulenerkrankung erfolgreich selbst behandelte. Er entließ sich selbst aus dem Krankenhaus und zog in ein Hotel. Dort nahm er hohe Dosen an Vitamin C zu sich, sah sich lustige Filme an und versuchte, sich durch Lachen und eine humorvolle Einstellung selbst zu behandeln. Er schilderte dadurch erst eine gewisse Schmerzfreiheit und später sogar eine vollständige Heilung. Er hat sich also mehr oder weniger gesund gelacht und lebte – entgegen der ärztlichen Prognose – noch viele Jahre. Doch wie kann das sein? Heilung durch Lachen? Lotze (2013: 47) schreibt: Fry „fand durch Experimente heraus, dass die Katecholamine Adrenalin und Noradrenalin beim Lachen vermehrt ausgeschüttet werden und so Schmerzen reduzieren und wirksam Entzündungen hemmen". „Herzhaftes Lachen übt auf das neurovegetative System eine Schockwirkung aus, die das gesamte Herz-Kreislauf-System aktiviert." (Titze/Eschenröder, 2011: 21).

Lachen löst auch Widersprüche aus. Hirschhausen (2012b) schreibt dazu:

> *Im Lachen können Widersprüche bestehen bleiben, ohne dass sie aufgelöst zu werden brauchen. Unser Verstand will die Welt sortieren, die ist aber viel zu komplex um sich in gut/böse, rechts/links, richtig/falsch einteilen zu lassen. Es gibt drei Zustände der Seele, wo Widersprüche existieren dürfen: der Traum, die Psychose und der Humor. An der Nicht-Begreifbarkeit des Lebens kann man verrückt werden, man kann daran verzweifeln oder man kann darüber lachen. Lachen ist die gesündeste Art und überhaupt nicht oberflächlich. Im Lachen akzeptiert man die Doppelbödigkeit des Seins.* (Ebd.: 16)

Ich möchte nun gerne noch ein paar weitere interessante Fakten zum Thema „Lachen" aufführen, die Sie vielleicht dazu bewegen könnten, selbst wieder häufiger zu lachen. Gerhard Schwarz beschreibt sechs Dimensionen des konstruktiven Lachens, die man auf Grund verschiedener Untersuchungen bei den Vereinten Nationen aufgestellt hat:

- Lachen macht gesund.
- Lachen macht schön und erotisch.
- Lachen macht selbstsicher.
- Lachen macht erfolgreich.

- Lachen gibt Einfluss und Ansehen.
- Lachen löst Konflikte. (Vgl. Schwarz, 2008: 19)

Gesund, schön, erotisch, selbstsicher, erfolgreich, Einfluss und Ansehen haben, Konflikte lösen können? Das klingt doch perfekt – nur her damit! Habe ich Sie gerade beim Lachen erwischt? Schön!

Bressler und Balshine (2006) fanden übrigens in einer Studie heraus, dass Frauen Portraitbilder von Männern attraktiver fanden, als darunter ein witziges Zitat stand. Vielleicht macht Humor ja wirklich sexy. Wie denken Sie denn darüber?

Lachen lindert Schmerzen, es verbindet und steckt andere Menschen an. Also lachen Sie doch einfach mal wieder häufiger in Ihrer Umgebung, denn schließlich ist geteilte Freude doppelte Freude. Warum ist Lachen so ansteckend? Warum lachen wir, wenn unser Gegenüber beginnt, uns anzulachen? Dazu tragen unsere Spiegelneuronen bei. Diese Nervenzellen und ihre Funktion beschrieb erstmals der Italiener Giacomo Rizzolatti in den 1990er-Jahren. Joachim Bauer (2008) schreibt dazu:

> *Das System dieser besonderen Zellen sorgt dafür, dass ein Individuum das, was es bei einem anderen Individuum der gleichen Art wahrnimmt, im eigenen Organismus – im Sinne einer stillen Simulation – nacherlebt (dies ist der Grund, warum wir zum Beispiel Schmerz empfinden, wenn wir zusehen müssen, wie sich eine andere Person heftig verletzt, oder warum emotionale Stimmungen ansteckend sind).* (Ebd.: 72)

Hier haben Sie den Grund, warum wir Menschen beim Lächeln eines Babys automatisch zurücklächeln müssen. Lächle und die Welt lächelt zurück – haben Sie das schon einmal ausprobiert?

Ich kann mich noch sehr gut an einen ehemaligen Patienten erinnern, der immer wieder so herzhaft lachte, dass die komplette Station (Mitpatienten, Pflegepersonal, Ärzte, Psychologen und das Reinigungspersonal) einfach mit ihm lachen musste. Das war herrlich und zeigte die „Ansteckungsgefahr" eines ehrlichen, herzhaften Lachens und verbreitete eine äußerst angenehme, wohlige Atmosphäre, die manchmal noch Stunden nachhallte.

Berenbrinker und Karpawitz (2012) greifen die neueren Forschungen über die Spiegelneuronen (Fähigkeit des Imitierens des Beobachteten) auf und verbinden diese mit dem Thema „Humor":

> *In diesen neueren Forschungen haben wir die wissenschaftliche Erklärung, für unsere praktische Erfahrung, dass eine Humoraktion die Heilung unterstützen kann, wenn sie mit einem tiefen Gefühl der Freude verbunden wird. Freude öffnet die Tore zur Lebensenergie […] und mit Hilfe der Spiegelneuronen wird diese Lebensenergie auch in anderen angeregt. Die Selbstheilungskräfte können in viel stärkerem Maße aktiviert werden.* (Ebd.: 30)

Es soll übrigens 18 verschiedene Arten des Lächelns geben:

> *Paul Ekman hat insgesamt 18 verschiedene Arten des Lächelns beschrieben. Aber nur eine einzige davon aktiviert jenen Bereich des Gehirns, aus dem heraus die Empfindung von Glücksgefühlen gesteuert wird. Während alle anderen Affekte (z. B. Traurigkeit oder Ekel) mehrere Gesichtsmuskeln in Anspruch nehmen, sind beim echten Lächeln (= Duchenne-Lächeln) lediglich zwei Muskelstränge beteiligt: der Musculus zygomaticus major, der vom Jochbein zu den Mundwinkeln verläuft, sowie der Musculus orbicularis oculi, der sich ringförmig um die Augen schließt.* (Kunz/Titze, 2013: 36)

Die Autoren beschreiben weiter, dass es durch die Aktivierung dieser beiden Muskelstränge zur Beeinflussung derjenigen Blutgefäße kommt, die das Gehirn mit Sauerstoff versorgen. Daher würde das Gehirn lächelnder oder lachender Menschen besser mit Sauerstoff versorgt als bei traurigen oder ernsten Menschen (vgl. Kunz/Titze, 2013: 36). Fritz Strack und seine Kollegen untersuchten die Beeinflussung verschiedener Gesichtskontraktionen auf die Emotionen. In einem Experiment ließen die Forscher Testpersonen Stifte mit den Lippen und mit den Zähnen halten. Mit dem Stift zwischen Lippen und Zähnen sahen sie sich anschließend Cartoons an. Da beim Halten des Stiftes mit den Zähnen der *Musculus zygomaticus major* aktiviert wird, fanden die Probanden mit dem Stift zwischen den Zähnen die Cartoons lustiger, also diejenigen mit dem Stift zwischen den Lippen (vgl. Strack et al., 1988). Weitere Funktionen des Humors werden in Kapitel 4.3 aufgeführt.

Praxisbeispiel

Gerne möchte ich Sie am Ende dieses Kapitels an einem kleinen Selbstversuch im Stile von Norman Cousins teilhaben lassen. Sozusagen ein Praxisbeispiel, das ich am eigenen Körper erleben durfte. Wir Männer sind in Krankheitsphasen häufig dafür bekannt, dass wir schon bei kleinsten „Wehwehchen" das Leiden Christi nachahmen. Kein Wunder, dass in letzter Zeit immer mehr Witze über den „Männerschnupfen" und seine Auswirkungen im World Wide Web kursieren. Eines Tages hatte es mich also auch einmal wieder erwischt. Ich war gerade mit meiner Familie auf dem Rückweg von einer Hochzeit, als ich bemerkte, dass ich mich nicht gut fühlte. Das Fieber hatte einmal mehr zugeschlagen und lähmte meinen Körper. Zum Glück fuhr meine Frau an diesem Tag das Auto und unser kleiner Sohn konnte mit Videos auf dem Smartphone bei Laune gehalten werden. So konnte ich in aller Ruhe auf der Autorückbank vor mich hin vegetieren. Ich erinnere mich noch sehr gut an diese Situation und auch die Worte, die aus meinem Mund kamen: „Mehr Licht!" – Nein, natürlich kamen die bekannten letzten Worte Goethes nicht aus meinem Mund, vor allem, da ich ja nicht vorhabe, diese Erde in naher Zukunft schon zu verlassen. Nein, ich gedachte vielmehr, mich diesem ganzen Leid und Elend nicht hinzugeben und die Sache mit Humor anzugehen. So fing ich an, in meinem mitgeführten Witzebuch zu blättern und Witze zu lesen. Irgendwie fühlte sich das gut an. Zu Hause angekommen flüchtete ich mich, als wehleidiger Mann, natürlich sofort ins Bett. Dann erinnerte ich mich allerdings wieder an meinen Vorsatz mit dem Humor und ich sah mir die nächsten Stunden, auf dem Sofa liegend, zwei Komödien an. Nach einem Tag war das Fieber weg und ich benötigte dazu keinen pharmakologischen Beistand. Ich glaube, dass ich für meine Frau dieses Mal wesentlich erträglicher war als in anderen Fieberphasen.

Noch besser veranschaulichen lässt sich die Reaktion durch Lachen bei Schmerzen von Kindern. Stößt sich mein zweijähriger Sohn einmal wieder irgendwo den Kopf oder Fuß an und kommt weinend zu mir gerannt, ist In-den-Arm-Nehmen und gemeinsames Lachen die beste und schnellste Lösung gegen den Schmerz.

Reflexionsfrage

Wie häufig haben Sie eigentlich heute schon gelacht?

2.3 Lachen ist nicht gleich Lachen

An dieser Stelle müssen wir uns mit weiteren Fragen befassen: Ist Lachen immer die beste Medizin? Bewirkt Lachen immer nur positive Dinge? Oder: Ist Lachen immer Ausdruck von Glück, Freude und Heiterkeit? Man hört immer wieder von überlieferten Geschichten, dass Lachen früher als Foltermethode angewandt wurde und sich Menschen zu Tode lachten. Die Füße der gefesselten Folteropfer wurden mit Salz eingerieben und Ziegen leckten das Salz von ihren Füßen. Dadurch soll durch das Kitzeln ein so heftiger Lachanfall ausgelöst worden sein, dass die Menschen erstickten. Kann man sich also wirklich zu Tode lachen? Funktioniert das? Viele Forscher der heutigen Zeit sind der Meinung, dass dies nicht geht. Zumindest, dass man am Lachen nicht ersticken kann. Man geht eher davon aus, dass der damit verbundene Stress zu Herzinfarkten und somit zum Tod führte (vgl. Korp, 2014: 103). Ein weiteres Phänomen ist die Lachkrankheit Kuru, die eine Zeit lang zum Sterben von Teilen des Fore-Stammes in Papua-Neuguinea führte. Gekennzeichnet war die Erkrankung durch unkontrollierte Bewegungen und im Endstadium von einem lauten, hemmungslosen Gelächter, das schließlich im Tod endete (vgl. Moody, 1979: 66). Die Erkrankung soll sich durch Kannibalismus verbreitet haben. Die damaligen Stammesmitglieder verspeisten die Gehirne der von der Krankheit betroffenen Personen und erkrankten so womöglich selbst daran. Heutzutage gibt es die Erkrankung nicht mehr. In den Jahren 1962 und 1977 wurden in Tansania Lachepidemien beschrieben, die dazu führten, dass Schulen kurzzeitig geschlossen werden mussten. Betroffen waren vor allem junge Mädchen und Jungen. Letztendlich sprach man dabei von einer Massenhysterie, die sich dort verbreitet hatte. Es gibt auch andere, exogene Möglichkeiten, künstliches Lachen oder Heiterkeit herbeizuführen. Beispielsweise kann dies ab einem bestimmten Einfluss von Alkohol der Fall sein. Ebenso führt Cannabis zu einer heiteren Fröhlichkeit der Konsumenten. Lachgas hat seinen Namen auch nicht ohne Grund. Das pathologische Lachen ist ein weiteres Beispiel dafür, dass Lachen nicht nur Zeichen von ehrlicher Heiterkeit, Freude und Wohlbefinden ist. Ebenso kann man hier die Gelolepsie/Geloplegie aufführen, bei der es, ausgelöst durch beispielsweise eine massive Erheiterung und Lachen, zum Verlust des Muskeltonus kommt und man zu Boden stürzt. Es wird auch beschrieben, dass es bei Parkinson, Amyotropher Lateralsklerose (ALS) oder Multipler Sklerose (MS) zu unkontrolliertem Lachen kommen kann (vgl. Korp, 2014: 33). Vergiftungen können ebenfalls ein unnatürliches Lachen hervorrufen. Moody beschreibt Vergiftungen mit Mangan und Strychnin. Neben massiver Müdigkeit und schweren Kopfschmerzen kommt es bei der Manganvergiftung zu alptraumartigen Visionen. Auffällig ist dabei auch eine äußerst markante Gesichtsverzerrung, ein spaßig-dümmliches Grinsen, was man als Manganmaske bezeichnet. Strychnin regt das zentrale Nervensystem an, es kommt zu massiven Krämpfen, Atemstörungen und durch Blutstauung nehmen die Arterien eine intensiv blau-schwarze Farbe an. Bei Vergiftungen durch Strychnin zeigen die Betroffenen durch die Verkrampfung ebenso ein schreckliches Grinsen (vgl. Moody, 1979: 70 ff.).

In unserer heutigen Gesellschaft sind die aufgesetzte oder erzwungene Freundlichkeit und das damit verbundene Lächeln ein großes Problem, das sich negativ auf die Gesundheit auswirken kann. Besonders gefährdet sind also die „Dauergrinser" – Menschen, denen das ständige Lächeln vorgegeben wird. Dies fanden Zapf und Holz (2006) von der Frankfurter Johann Wolfgang Goethe Universität in einer Studie heraus. Der Ansatz, der Kunde müsse König sein und man solle dabei immer nett und freundlich bleiben und immer ein Lächeln auf den Lippen haben, egal, was einen an den Kopf geworfen wird, ist hier sehr problematisch. Besonders betroffen sind demnach beispielsweise Verkäufer und Verkäuferinnen, Mitarbeitende in Call-Centern oder Stewardessen. Durch dieses (aufgesetzte) Lächeln haben diese Personengruppen ein besonders hohes Burn-out-Risiko und neigen zu Herz-Kreislauf-Problemen, Bluthochdruck und Depressionen.

Lachen ist auch ein Mittel, um Scham zu verbergen. Das Auslachen anderer Menschen kann äußerst verletzend sein. Humor hat durchaus auch seine negativen Seiten. Hier wären die maladaptiven, aggressiven, verletzenden, kränkenden und verspottenden Anteile des „Humors" zu nennen. Für mich persönlich haben diese Dinge nichts mit dem Humor zu tun, wie ich ihn verstehe: positiv, wohlwollend, konstruktiv, freundlich, lebensbejahend, trotzend, heiter und liebevoll.

Abschließend lässt sich also sagen, dass (positiver) Humor und Lachen viele gute Dinge bewirken können. Lachen ist allerdings nicht immer nur Zeichen von Freude, Heiterkeit, Gesundheit und Lebenslust. Lachen ist also nicht immer die beste Medizin – zumindest nicht, wenn es sich nicht um freiwilliges, ehrliches, authentisches, fröhliches und wohlwollendes Lachen handelt. Es benötigt dringend mehr Forschung über die Themenbereiche Humor und Lachen sowie deren Auswirkungen auf den Menschen in verschiedensten Lebenslagen. Besonders sollten auch die Auswirkungen von Humor im psychiatrischen Setting genauer erforscht und publiziert werden. Hirschhausen bringt die Sache allerdings (leider) treffend auf den Punkt, indem er schreibt: „Solange Lachen aber nicht in Pillenform zu pressen ist, sind die großen Forschungsgelder schwer aufzutreiben." (Hirschhausen, 2012b: 14).

2.4 Wissenschaft und psychiatrische Pflege im Wandel

Wie man gut erkennen kann, ist die Wissenschaft ständig im Wandel und beschäftigt sich immer wieder mit neuen Dingen. Neben dem Wandel von „Irrenhäusern" zu psychiatrischen Kliniken hat sich auch die psychiatrische Pflege im Laufe der vergangenen Jahre einem deutlichen Wandel unterzogen. So wurden aus Wärtern die heutigen Pflegefachkräfte. Die psychiatrische Pflege wird sich auch künftig Schritt für Schritt weiterentwickeln und wandeln. Man sollte sich diesem Fortschritt nicht verschließen, mit dem Geist der Zeit gehen und sich mutig neuen Dingen und Herausforderungen stellen – vorausgesetzt, es geht in die richtige Richtung. Ein gesundes Hinterfragen ist dabei nie verkehrt. Äußerst wichtig sind das weitere Vorantreiben der Pflege (z. B. durch Pflegewissenschaft und -forschung), eine bessere Vernetzung von Theorie und Praxis, die kontinuierliche Aus-, Fort- und Weiterbildung und ein berufspolitisches Interesse der in der psychiatrischen Pflege tätigen Personen. Es liegt also an uns Pflegenden, unsere Zukunft selbst mitzugestalten. Packen wir es an! Warum sollten wir es anpacken? – Damit es uns vielleicht nicht so ergeht, wie dem Paar in folgender kleinen Geschichte:

> Ein junges Paar ist frisch verheiratet. Zum Weihnachtsfest wollen die beiden ein Kaninchen braten. Bevor sie das Kaninchen in den Schmortopf legt, schneidet die Frau die beiden Hinterläufe ab und legt sie extra in den Topf. „Warum machst du das?", fragt der Mann interessiert. „Das muss so sein. Meine Mutter macht das auch immer so." Daraufhin fragt der Mann seine Schwiegermutter, warum sie das tut. „Ich weiß nicht", antwortet die, „aber meine Mutter macht das auch so." Also fragt der Mann die Großmutter: „Warum legst du die Hinterbeine extra in den Topf?" „Ganz einfach", antwortet sie, „mein Schmortopf ist so klein, dass der ganze Braten nicht hineinpasst. (Niemeyer et al., 2009: 36)

Bestehende Strukturen oder Regelungen zu hinterfragen kann also durchaus sinnvoll sein.

Reflexionsfrage

Wie sieht es an Ihrem Arbeitsplatz mit seit langem bestehenden Strukturen und Regelungen aus – werden diese regelmäßig kritisch begutachtet und hinterfragt?

3. Ein Blick hinter die Kulissen

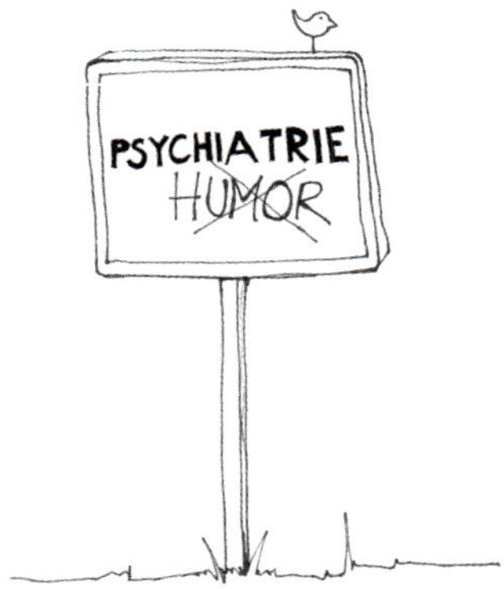

Ich glaube, dass wir den Humor
heute noch immer nicht ernst genug nehmen.
(Konrad Lorenz)

Wagt man einen Blick hinter die Kulissen psychiatrischer Institutionen, offenbaren sich einem dabei verschiedenste Ansichten. Mancherorts wird man sehr schnell fündig, woanders muss man sehr lange oder auch vergeblich nach Humor suchen. Hin und wieder hilft es einem vielleicht nur noch, sich den bekannten Satz von Otto Julius Bierbaum vor Augen zu halten: „Humor ist, wenn man trotzdem lacht." In den wenigsten Einrichtungen wird Humor die Beachtung geschenkt, die er eigentlich verdient. Warum ist dies so unterschiedlich und warum ist Humor (teilweise) so verpönt? Wenn Humor so eine positive, heilende Wirkung haben soll, wieso lassen ihn manche Einrichtungen oder Mitarbeiter einfach an der Klinikpforte stehen, sperren ihn aus oder legen ihn mit dem Mantel vor Dienstbeginn ab? – Und das obwohl sich sogar Sigmund Freud bereits 1905 umfassend mit dem Witz sowie seiner Beziehung zum Unbewussten (und später mit dem Humor) auseinandersetzte (vgl. Freud, 2012) und man sich des Humors und Lachens kostenfrei oder -günstig bedienen könnte.

Hirsch und Ruch kennen diese Problematik und schreiben: „Humor in der Medizin und Pflege hat sich dagegen anscheinend noch nicht durchgesetzt. Nicht umsonst spricht man vom ‚Patienten' (Leidenden) und nicht vom Menschen, der eine Erkrankung hat." (Hirsch/Ruch, 2010: 5). Thomas Holtbernd (2011) äußert sich dazu ähnlich:

> *Wenn es um Schutzbefohlene geht, kann man beim Umgang mit Humor eine gewisse Beißhemmung feststellen. Der Humor wird zwar als eine positive Kraft anerkannt, doch man möchte keine Gefahr eingehen, niemanden verletzen, nicht zu weit gehen. Die Sache mit dem Humor soll methodisch und didaktisch angegangen und womöglich durch Qualitätsstandards genormt werden. Gerade dies jedoch macht den Humor zu einem lahmen Gaul. Humor sprengt den Rahmen und kann daher am sinnvollsten jenseits gewohnter Muster, Regelwerke sowie Denkschemata angegangen werden. Es bedarf keiner Reglementierung, sondern einer klaren Orientierung an der Würde der Person. Es bedarf des Vertrauens in die natürliche Fähigkeit zur Kommunikation als Bindungspflege, d. h. als Mittel zum Herstellen und Aufrechterhalten einer verlässlichen und vertrauensvollen Beziehung.* (Ebd.: 178)

Trotz des Wissens über die positiven Auswirkungen und aller Publikationen darüber scheint das Thema noch immer nicht überall Einzug gehalten zu haben, geschweige denn herzlich willkommen zu sein. Viele Menschen lehnen Humor noch immer ab, besonders im psychiatrischen und psychotherapeutischen Bereich. Robinson (2002) schreibt dazu:

> *Auch in der Psychiatrie wird das Thema kontrovers behandelt: signalisiert Lachen Gesundheit oder Probleme? Keith-Speigel (1972) nennt drei Möglichkeiten:*
>
> *a) die lachende, scherzende Person demonstriert ein körperlich-geistiges Gleichgewicht,*
> *b) sie zeigt innere, tiefverwurzelte Probleme und*
> *c) sie geht auf gesunde Weise mit ihren Konflikten und Sorgen um, indem sie sie in eine Quelle des Vergnügens umwandelt.*
>
> *Wahrscheinlich treffen alle drei Möglichkeiten zu, und jede davon wurde ausgiebig diskutiert. Es gibt zahlreiche Belege dafür, daß Humor sich in angemessenem Bewältigungsverhalten äußert, ein Zeichen emotionaler Reife darstellt, als Katharsis-Auslöser, Abwehrmechanismus und Überlebenshilfe dient und damit im emotionalen Bereich von hohem therapeutischen Wert ist. Andere Autoren jedoch stellen die destruktiven Aspekte des Humors in den Vordergrund; sie betonen, er könne sadistische und masochistische Neigungen, Schuldgefühle und Ängste hervorrufen und werde in der Psychotherapie allzu leicht falsch verwendet.* (Ebd.: 38)

Es ist nicht verwunderlich, dass Humor beispielsweise in der Kinder- und Jugendpsychiatrie deutlich einfacher angewandt werden kann als in der Forensik. Kinder lachen meist viel und sind durch Humor häufig deutlich zugänglicher. In der Forensik kann einem aufgrund der Schwere der Taten der Menschen, die sich dort befinden, schnell das Lachen vergehen. Aber auch dort spielt die psychohygienische Komponente des Humors für Mitarbeiter eine wichtige Rolle. Ebenso die Möglichkeit, mit Humor manche Situation aufzulockern oder zu entschärfen. In der Psychotherapie streiten sich noch immer die Fachleute über den Einsatz von Humor. Farrelly und Brandsma schreiben, dass die Therapeuten in dem Rahmen, in welchem die Psychotherapie geschieht, meist von zu viel Ernsthaftigkeit umfangen sind. Das Lachen der Patienten zu Beginn der Behandlungsphase wird von Therapeuten häufig als unangemessen betrachtet, als eine Fassade oder ein Abwehrmechanismus, der durch Konfrontation neutralisiert werden muss, damit man schließlich zum ernsten Geschehen, der richtigen Therapie, kommen kann (vgl. Farrelly/Brandsma, 1986: 127). Manchmal wird Humor tatsächlich als Abwehr- und Schutzmechanismus herangezogen, wie wir im späteren Verlauf des Buches sicher feststellen werden. Dies gilt nicht nur für Patienten. Auch von professionellen Mitarbeitern wird Humor immer wieder als Abwehrmechanismus eingesetzt. Deshalb ist eine regelmäßige Selbstreflexion in der Psychiatrie von äußerster Wichtigkeit. Die beiden Mitbegründer des Deutschen Instituts für Provokative Therapie, Höfner und Schachtner (2013: 48) berichten von Ansichten verschiedener Personen, die besagen, dass Humor in der Psychotherapie genauso wenig verloren hätte, wie eine Ratte in einer Hotelküche, da die Psychotherapie eine ernste Sache wäre. So mancher ist dabei der Meinung, Humor in der Psychotherapie sei pathologisch, und ist überzeugt, dass „nur regredierte Einfaltspinsel es fertigbringen, angesichts des eigenen Elends in diesem Tal der Tränen zu lachen“ (Höfner/Schachtner, 2013: 48). Glücklicherweise gibt es durchaus auch prominente Vertreter, die den Einsatz von Humor in der Psychotherapie als positiv beschreiben. Dazu zählt beispielsweise Albert Ellis (1977), der in seinem Artikel „Fun as psychotherapy“ einige Vorteile von Humor in der Psychotherapie beschreibt. Titze und Eschenröder führen diese Vorteile auf: Humor kann Menschen helfen, über sich selbst zu lachen und dadurch die eigene Verletzlichkeit und Fehlbarkeit zu akzeptieren. Er kann viele der selbstschädigenden Verhaltensweisen von Patienten in einer nicht bedrohlichen, akzeptablen Weise aufklären. Ebenso liefert er neue Daten und potenziell bessere Lösungen, oft in einer dramatischen, kraftvollen Art. Er vermindert Eintönigkeit/Monotonie und übermäßige Ernsthaftigkeit der wiederholten didaktischen Darstellung verschiedener Punkte, die für eine effektive Therapie als wesentlich erscheinen. Humor hilft Menschen, eine objektive Distanzierung zu entwickeln, indem sie an einer humorvollen Distanzierung des Therapeuten teilnehmen. Ebenso unterbricht Humor dramatisch und unsanft alte, dysfunktionale Gedankenmuster des Patienten und eröffnet somit auch die Möglichkeit für neue, effektivere Muster des Denkens, Fühlens und Verhaltens. Paradoxerweise hilft er vielen Menschen, entgegen ihren üblichen Gewohnheiten zu denken oder zu handeln. Humor ermöglicht ihnen, Dinge zu tun, die sie sich vorher nicht zutrauten, sich beispielsweise angstfrei zu verhalten. Weiter dient er als eine Ablenkung, welche zumindest zeitweise oder kurzfristig selbstabwertende oder hasserzeugende Ideen unterbrechen kann. Er kann Menschen die Absurdität, den Realismus, die Fröhlichkeit und Erfreulichkeit des Lebens zeigen. Und schließlich entlarvt er wirksam menschliche Überheblichkeit, welche eine eigenständige Störung darstellt (vgl. Titze/Eschenröder, 2011: 107 f.).

Hirsch (2001) äußert sich zum Humor in der Psychiatrie folgendermaßen:

> *Wird in einer Psychotherapie-Stunde gelacht oder gelächelt, so ist dies eine Äußerung, die nicht achtlos beiseite geschoben oder übergangen werden sollte. Warum wurde gelacht? Wieso gerade jetzt? Wie wurde gelacht? Was löst dieses im Patienten, im Therapeuten aus? Hat sich das Kind im Patienten mit dem des Therapeuten getroffen? Darf es lachen? Ist es eine Wiederholung einer früheren Kränkung? Müssen neurotische Impulse abgewehrt oder verdrängt werden oder ist es Ausdruck des „gesunden Anteils“ der Psyche? Ist es ein freudiges Strahlen in den Augen des Patienten, welches auf das des Therapeuten wartet? Wie der Therapeut auf Lachen reagiert, ist für den Patienten von Bedeutung. Findet die Therapie quasi auf einer Spielwiese statt, auf der auch gelacht werden darf oder „gehört sich das nicht“ und wird durch Deutungsangebote „verernstet“. Grundsätzlich ist es ein Angebot des Patienten an den Therapeuten, welches dieser aufgreifen und mit dem Patienten entschlüsseln sollte. Vielleicht reicht es einfach, sich mit dem Patienten über diesen Impuls zu freuen und [ihn] nicht zu sehr zu zerpflücken. Manchmal führt gerade ein scheinbar nebensächliches Lachen zu einem zentralen Trauma, welches ohne Beachtung weiter verdrängt bliebe.* (Ebd.: 96)

Hirsch ist auch aufgefallen, dass das Wort „Humor" in kaum einem Lehrbuch oder Lexikon der Psychotherapie zu finden ist (vgl. Hirsch, 2001: 99). Dass es bei Lehrbüchern der psychiatrischen Pflege ähnlich ist, scheint dadurch nur logisch. Humor ist in allen Bereichen der psychiatrischen Pflege möglich. Die Frage stellt sich nur immer nach dem Wo, Wann und Wie. Um hier beide Seiten zu betrachten und den Vergleich mit der Ratte in der Hotelküche nicht einfach stehen zu lassen, möchte ich einen weiteren bildlichen Vergleich anführen. Siegel (2005) vergleicht Humor mit einem kleinen, hässlichen Frosch:

> *So gesehen ist Humor im Pflege- und Gesundheitswesen mit dem kleinen hässlichen Frosch im Märchen zu vergleichen. Die einen finden ihn hässlich und in dieser Umgebung deplatziert, aus diesem Grunde beschäftigen sie sich auch nicht weiter mit ihm. Andere finden ihn interessant und entdecken in der Auseinandersetzung mit ihm ungeahnte Möglichkeiten: aus dem Frosch kann zur Freude aller ein herrlicher Prinz werden.* (Ebd.: 35)

Ich glaube, das trifft den Nagel auf den Kopf. Wie wir bereits aus dem Märchen wissen, lohnt es sich, den Frosch zu küssen. Es lässt sich also schnell erkennen, dass Humor und der Umgang damit auch im 21. Jahrhundert noch immer ein heißes Eisen ist. In der psychiatrischen Pflege kann das verschiedene Gründe haben. Zum einen kommt es auf den Träger und die Leitung einer Institution sowie deren Verständnis, Bezug und Haltung zum Thema „Humor" an. Haben Sie schon einmal erlebt, dass das Wort „Humor" in einem Klinik- oder Pflegeleitbild auftaucht? Eher selten, oder? Wenn doch, beglückwünsche ich Sie herzlich. In der Klinik, in der ich arbeite, wird jede Woche per E-Mail eine „Wocheninfo" an die Klinikmitarbeiter versendet. Dort finden sich verschiedene aktuelle Informationen, wichtige Termine, Geburtstage oder Dienstjubiläen von Mitarbeitern. Ganz am Ende dieser Wocheninfo befindet sich immer ein Witz oder eine kleine humorvolle Geschichte. Dies findet bei den meisten Mitarbeitern äußerst positiven Anklang. Herrschen ein starkes Hierarchiedenken und kontinuierliche Spannungen im Team, ist häufig wenig Raum für Humor. Oder wie sieht es bei Ihnen mit Autonomie, Selbstentfaltung, Individualität oder Zufriedenheit am Arbeitsplatz aus? Fehlen diese Dinge, kann das häufig ein absoluter Humorkiller sein. Rolf Dieter Hirsch äußert, dass Ratschläge, Anweisungen, Verordnungen, Besserwisserei und Omnipotenzgefühle den Humor hemmen (vgl.

Hirsch, 2012b: 250). Manchen Mitarbeitern ist es wenn, dann überhaupt nur möglich, zum Lachen in den Keller zu gehen – sofern es überhaupt einen in der Einrichtung gibt. Werden einem von Leitungsebene keine Steine in den Weg gelegt, kommt es immer noch auf die einzelnen Mitarbeiter und deren Grundhaltung und Einstellung an. „Man muß aufhören, sich selbst im Weg zu stehen, der zu befreiendem Humor und Lachen führt." (Salameh, 2007: 221). Häufig liegt es daran, dass man ein falsches Verständnis von Humor hat. Viele verstehen Humor als Ausdrucksform, jemanden lächerlich zu machen oder Dinge nicht ernst zu nehmen. Hierbei helfen die Auseinandersetzung mit dem Humor und das Verfassen einer eigenen Humordefinition. Es liegt aber auch an der Scheu oder Angst der einzelnen Mitarbeiter, etwas falsch machen zu können oder unprofessionell zu wirken. Dies ist eine verzerrte Denkweise, denn Humor und Professionalität müssen sich keinesfalls ausschließen. Fehler macht man immer wieder, das ist der Schwachpunkt, der jedem Menschen innewohnt. Wir können einfach nicht perfekt sein, so sehr wir uns auch manchmal danach sehnen und unsere Anstrengungen diesbezüglich ins Unermessliche zu steigern versuchen. Alles vergebens! Und das ist absolut nicht schlimm. Fehler sind bekanntlich dazu da, um daraus zu lernen. Die Voraussetzung einer gewissen Fehlerfreundlichkeit erleichtert einem die Arbeit enorm. Wer gezielt mit der menschlichen Komponente des Humors arbeitet, weiß um diese Fehlerfreundlichkeit. Ein anderer, seltsamer Aspekt ist, dass die meisten Menschen im privaten Umfeld gerne lachen. Ebenso würden sich die meisten Menschen als humorvoll beschreiben oder behaupten, sie hätten einen guten Sinn für Humor. Humorvoll zu sein oder als humorvoll zu gelten scheint also durchaus eine positive Charaktereigenschaft zu sein. Alfred Adler schrieb dazu, dass heitere Menschen eher Interesse wecken, offener sind und gefühlsmäßig als sympathischer eingestuft werden. Durch ihre Grundzüge empfindet man schnell ein Gemeinschaftsgefühl. Sie versprühen in der Gemeinschaft Heiterkeit, verschönern das Leben und machen es lebenswerter (vgl. Adler, 2005: 220). Somit muss die Frage gestellt werden, warum viele Menschen diese Heiterkeit nur zu Hause und nicht bei der Arbeit ausstrahlen und positiv einsetzen? Wenn einem privat Humor und Lachen Spaß bereiten und glücklich machen, wieso sollten sie also nicht auch am Arbeitsplatz Raum finden? Ist es dann nicht eher unprofessionell den Humor sofort kategorisch auszuschließen? Verbietet es uns das Über-Ich? Auf meinem Weg zur Arbeit fahre ich immer an einer Mauer vorbei, auf der verschiedene Graffitis zu sehen sind. Dort steht auch der Schriftzug: „Mein Über-Ich lacht heimlich über mich“ (Abb. 3-1). Mich bringt dieser Spruch immer wieder zum Schmunzeln. Aber wäre es nicht besser, wenn das Ich über das Über-Ich lachen würde? Scheinbar nicht immer ganz so einfach. Immerhin scheint das Phänomen „Humor“ in der Ausbildung von Gesundheits- und KrankenpflegerInnen immer mehr Einzug zu halten und wird dort mittlerweile in vielen Einrichtungen beachtet und gelehrt. Ein weiterer Stolperstein sind die vielen verschiedenen Charaktereigenschaften der in der psychiatrischen Pflege tätigen Menschen. Meist sind in Teams die verschiedensten Charaktertypen vorhanden, welche die unterschiedlichsten Voraussetzungen mitbringen. Das ist prinzipiell zunächst nicht falsch, so können unterschiedliche Ansichten und Meinungen zu einer konstruktiven Auseinandersetzung führen und verschiedene Blickwinkel zum Vorschein kommen. So ist das Thema „Humor“ ein immer aufs Neue gemeinsam zu diskutierendes und auszulotendes Thema, welches immer in Bewegung bleiben, aber niemals komplett ausgegrenzt werden sollte. Es gilt herauszufinden, was Humor überhaupt für einen persönlich darstellt, was er ausdrückt und wie er sinnvoll und gewinnbringend im psychiatrischen Alltag eingesetzt werden kann. Man sollte sich mit diesem Thema konstruk-

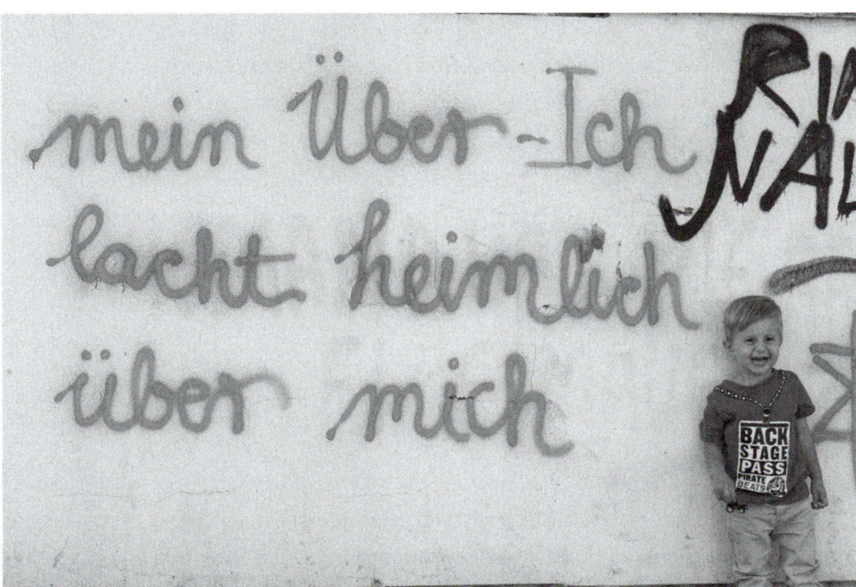

Abbildung 3-1: Etwas zum Schmunzeln ... (Foto: Jana Gutmann)

tiv auseinandersetzen. Dabei ist zu bedenken, dass nicht jeder Mensch dazu gemacht ist, Humor bedenkenlos einzusetzen. Deshalb sollte der Einsatz von Humor stets freiwillig sein und keinem Mitarbeiter aufgezwungen werden. Dies könnte nur zu Problemen führen.

Es gilt auch, einige weitere Dinge beim Einsatz von Humor zu beachten, wie Sie im Verlauf dieses Buches sicher feststellen werden. Zuerst einmal ist es aber äußerst sinnvoll, selbst über eine gewisse Portion an Humor zu verfügen, um Humor auch ziel- und gewinnbringend am Arbeitsplatz einzusetzen.

Im Übrigen gibt es einen großen Unterschied zwischen Theorie und Praxis:

> *Es mag viele Therapeuten geben, die den Einsatz von Humor und Lachen in der Therapie theoretisch bejahen, aber von Gemütslähmung oder zumindest -trägheit befallen werden, sobald es gilt, Humor und Lachen in ihrer täglichen Therapiearbeit praktisch anzuwenden, weil sie einfach nicht wissen, wie sie dies anstellen sollen. Jedenfalls sind wir schon von vornherein nicht in der Lage, andere in Sachen Humor zu belehren, solange wir nicht mit uns selbst humorvoll umgehen können.* (Salameh, 2007: 172)

René Schweizer (2012) bringt abschließend zum Umgang mit Humor einige interessante Sichtweisen auf den Punkt:

> *Der Humor, der als Gegengewicht zum Ernst gedacht ist, nimmt in der offiziellen Welt, im Alltagsgeschehen heute einen stiefmütterlichen Platz ein. Er ist auch heute noch mehr geduldet als anerkannt. Und so verblüffend und außerordentlich ungewohnt das klingen mag: Hier liegt des Pudels Kern. Wären die Welt und die Beziehung der Menschen zueinander auf dem Gleichgewicht von Ernst und Humor aufgebaut – es gäbe kaum noch Kriege, kaum noch Misstrauen, kaum noch ein Aneinandervorbeireden. Der Humor muss in allen seinen Erscheinungsformen und Schattierungen strategisch gegen die Vormachtstellung des Ernstes eingesetzt werden. Er muss zur Waffe werden, zum Greenpeace des Lachens.* (Ebd.: 75)

Bevor wir in Kürze darauf zu sprechen kommen, wann, wo und wie man Humor in der psychiatrischen Pflege einsetzen kann, müssen wir uns im folgenden Kapitel erst einmal damit auseinandersetzen, was Humor eigentlich genau ist. Schließlich sollten wir ja bestens darüber Bescheid wissen, worüber wir gerade sprechen.

4. Humordefinitionen – äußerst humorlose Angelegenheiten

Definitionen wären eine gute Sache,
benutzten wir nicht Worte, um sie zu treffen.
(Jean-Jacques Rousseau)

Das Wort „Humor" kennen mit Sicherheit die meisten Menschen. So geht man davon aus, dass jeder Mensch definieren oder umschreiben könnte, was Humor eigentlich ist. Startet man dabei einen Selbstversuch, merkt man sehr schnell, dass dies gar nicht so einfach ist. Als Nächstes wird einem dann auffallen, dass die Definition meist wenig Humorvolles in sich hat. Gruntz-Stoll beschreibt für mich sehr treffend, dass Humor zu umschreiben eine denkbar humorlose Angelegenheit ist. Er geht sogar noch einen Schritt weiter, in dem er sagt, dass Humor offenbar genau das ist, was abhandenkommt, wenn er definiert werden soll (vgl. Gruntz-Stoll, 2012: 14). Humordefinitionen sind also meist trocken-spröde Angelegenheiten. Seltsam, denn betrachtet man die Herkunft und Bedeutung des Wortes, ist es doch alles andere als das. Das Wort an sich stammt aus dem Lateinischen *umor* und bedeutet etwa so viel wie Feuchtigkeit, Flüssigkeit oder Saft. Gemeint waren damit früher die vier Körpersäfte (Blut, Schleim, schwarze und gelbe Gallenflüssigkeit), welche später in der Temperamentenlehre den Sanguiniker, den Phlegmatiker, den Melancholiker und den Choleriker darstellten. Waren die Körpersäfte (lat. *humores*) in einem ausgeglichenen Verhältnis, sprach man von gutem Humor und man war ein ausgeglichener, fröhlicher Mensch.

Um aufzuzeigen, wie komplex die Sache mit dem Humor sein kann, möchte ich gerne ein paar verschiedene Definitionsversuche vorstellen.

Der Duden beschreibt Humor als die Fähigkeit bzw. Gabe eines Menschen, der Unzulänglichkeit der Welt und der Menschen, den Schwierigkeiten und Missgeschicken des Alltags mit heiterer Gelassenheit zu begegnen, sie nicht so tragisch zu nehmen und über sie und sich lachen zu können (vgl. Duden, 1982: 316).

In Peters Lexikon Psychiatrie, Psychotherapie, Medizinische Psychologie findet man unter anderem folgendes:

> *Geistige Grundgestimmtheit, die vor allem eine Haltung der reifen Persönlichkeit zum Ausdruck bringt. Mit einem inneren Lächeln werden die Unzulänglichkeiten des Daseins überwunden, die stets vorhandene Gegensätzlichkeit zwischen Ideal und Wirklichkeit überbrückt, das Große und Ernsthafte auf ein menschliches Maß verkleinert und das Kleine, Vernunftwidrige noch in seiner menschlichen Bedeutung anerkannt. Im Humor werden die Unvollkommenheiten des Lebens durchschaut, aber dennoch bejaht.* (Peters, 2000: 249)

Erich Kästner sagte einmal: „Der Humor rückt den Augenblick an die richtige Stelle. Er lehrt uns die wahre Größenordnung und die gültige Perspektive. Er macht die Erde zu einem kleinen Stern, die Weltgeschichte zu einem Atemzug und uns selber bescheiden." (Kästner, zit. in Siegel, 2005: 67).

Da wünscht man doch glatt jedem Menschen etwas mehr Humor, auf dass er bescheidener werde, oder? Stellen Sie sich einmal vor, wie das unser Leben verändern würde. Ganz so einfach ist es natürlich nicht, aber Humor zu haben und vor allem über sich selbst lachen zu können, zeugt von einem Reifeprozess der Persönlichkeit und würde uns allen sicher nicht schaden.

Der Philosoph Ludwig Wittgenstein formuliert es kurz und schmerzlos: „Humor ist keine Stimmung, Humor ist eine Weltanschauung." (Wittgenstein, zit. in Korp, 2014: 42).

Arno Dopychai (1988) beschreibt Humor folgendermaßen:

> *Humor ist eine durch Lebenserfahrung gewonnene, aber auch stets von neuem zu erringende, grundlegende Haltung dem eigenen Leben und der Welt gegenüber. Das Dasein wird in unvoreingenommener Heiterkeit positiv und voller Freude aufgenommen, dabei bleibt der humorvolle Mensch jedoch kritisch und realistisch, denn er weiß um die Ambivalenzen des Lebens. Aber er ist auch selbstkritisch: er ist sich seiner Grenzen und insgesamt seiner Endlichkeit bewusst und akzeptiert sie. Aus alledem wächst die für den Humor so eigentümliche, umfassende Toleranz, die aber nicht rein kontemplativ ist,*

sondern durchaus mit Aktivität verbunden sein kann. Ohne religiöse Verankerung ist Humor jedoch undenkbar, denn erst vor einem solchen Horizont erhält alles Dasein Wert und Sinn. (Ebd.: 59)

Dopychai bringt hier interessanterweise eine religiös-spirituelle Komponente mit ins Spiel, auf die wir im Laufe des Buches auch noch zu sprechen kommen werden.

Für Willibald Ruch (2012) hat Humor unter anderem ...

[...] mit einem persönlichkeitsbedingten kognitiv-emotionalen Stil der Verarbeitung von Situationen bzw. des Lebens, der Welt im Allgemeinen zu tun, der charakterisiert ist durch die Fähigkeit, auch negativen Situationen (Gefahren, Ich-Bedrohungen etc.) positive Seiten abzugewinnen, sich nicht aus der Ruhe bringen zu lassen, ja sogar darüber lächeln zu können, das heißt zumindest ansatzweise mit „Erheiterung" zu reagieren". (Ebd.: 23 f.)

Ruch (2012) spricht davon, dass es in der Forschung keinen einheitlichen Gebrauch des Wortes „Humor" gibt. Er spricht von einer Unterscheidung des Begriffsgebrauchs: der Ästhetik und dem angloamerikanischen Bezugssystem. In der Ästhetik ...

[...] ist das Komische (also das, was uns zum Lachen bringt bzw. amüsiert) eine Kategorie wie andere Qualitäten (z. B. das Tragische) auch. In diesem Kontext wird Humor – verstanden als Gabe des Menschen, der Unzulänglichkeit der Welt und der Menschen, den Schwierigkeiten und Missgeschicken des Alltags mit heiterer Gelassenheit zu begegnen – abgegrenzt von anderen Arten des Komischen, wie z. B. Satire, Nonsens oder Witz als Fähigkeit, einen komischen Effekt erzielen zu können. In diesem System ist Humor gutmütig (und kann nicht feindselig sein) und steht im Gegensatz zum Witz (als eher geistige Gabe), welcher spitz, pointiert und aggressiv sein kann. (Ebd.: 10)

Im angloamerikanischen Bezugssystem wird laut Ruch (2012) ...

[...] Humor als ein Sammelbegriff für alle Phänomene des Komischen (des Lächerlichen) verstanden, inklusive der Fähigkeit, nicht ernste inkongruente Kommunikationen wahrzunehmen, richtig zu interpretieren und zu genießen

> *(**humor appreciation**), aber auch zu erzeugen (**humor creation**) und vorzutragen (**humor performance**). Bei diesem „engeren" Humorbegriff ist Humor immer mit dem Erleben von Lustigem verknüpft. Hier kann Humor feindselig sein und ist nicht an das Erfahren von Widrigkeit gebunden, welche erfolgreich bewältigt wird.* (Ebd.: 10)

Falkenberg et al. (2013) verstehen Humor nach den Arbeiten und Ausführungen von Ruch (1998) und McGhee (2010) als ...

> *[...] ein Bündel von komplexen Verhaltensweisen, die sich einerseits aus bestimmten überdauernden Charaktereigenschaften und andererseits aus der aktuellen Stimmung und Situation ergeben. Hierzu zählen beispielsweise die Fähigkeit, eine heitere Gelassenheit auch im Angesicht von Belastungen aufrechterhalten zu können, sowie die Fähigkeit, sich selbst nicht so ernst zu nehmen und Freude am Spiel, an Blödsinn und Komik zu haben.* (Falkenberg et al., 2013: 4)

Für Hirsch (2012a) ist Humor ...

> *[...] ein so vielseitiges Phänomen und kann schon von daher kaum exakt definiert werden. Er kann laut und deftig, still und sich an eigenen Unzulänglichkeiten und denen der Welt ergötzend sein. Immer ist er lebensbejahend, triumphierend, kritisch, lebendig, respekt- aber nicht würdelos, trotzend und gesundheitsfördernd. Konkret bedeutet Humor, ein fröhliches bewusstes und unbewusstes buntes Chaos zu schaffen, voller Widersprüche und Absurditäten, sich dabei wohl zu fühlen, sich zu erkennen, von Beschämungen zu befreien und das Leben so zu genießen, wie es ist.* (Ebd.: 99)

Für den deutschen Journalisten, Theater- und Literaturkritiker Ludwig Börne ist Humor keine Gabe des Geistes, sondern des Herzens.

In der positiven Psychologie wird Humor als eine von insgesamt 24 Charakterstärken mit aufgeführt.

Humor entzieht sich also jeglicher einheitlichen Definition. Humor muss man erfahren und erleben. Jeder Mensch muss selbst für sich erkennen, entscheiden und definieren, was für ihn Humor ist. Sieht man sich in der Welt um, bemerkt man, dass es wirklich sehr viele verschiedene Menschen und Persönlichkeiten gibt. Deshalb kann man schlussfolgern, dass Humor eine sehr vielseitige Angelegenheit ist, die von der Erziehung, Sozialisation, Prägung, den eigenen Persönlichkeitsmerkmalen, der aktuellen Lebenslage sowie der persönlichen Einstellung zum Leben beeinflusst wird, kulturabhängig ist und somit auch die verschiedensten Gesichter haben kann. Beim kulturabhängigen Aspekt stellt sich allerdings die Frage, was wer genau unter Humor versteht. Wenn jemand aus einem anderen Kulturkreis (das gilt im Übrigen auch für Menschen aus dem gleichen Kulturkreis) nicht über meine Scherze lacht, muss das noch lange nicht bedeuten, dass er keinen Sinn für Humor hat. Vielleicht versteht er darunter einfach etwas anderes. Das beste Beispiel hierfür ist der trockene britische Humor, mit dem nicht jeder Mensch etwas anfangen kann. Humor ist eine Gabe, ein Geschenk des Himmels und äußerst vielfältig. Für mich reiht sich Humor nahtlos in die Tugenden Glaube, Liebe und Hoffnung ein. Mit diesen Tugenden können wir eine bessere Welt schaffen. Humor ist eine Einstellung und Haltung, eine Charaktereigenschaft und -stärke. Wer sich den Schwierigkeiten des Lebens mit Humor entgegenstellt, handelt in einer Form der Weisheit.

Humor zählt für mich zu den zentralen Schlüsselqualifikationen psychiatrisch Tätiger und ist ein Qualitätsmerkmal psychiatrischer Pflege. Humor in der Psychiatrie gehört für mich daher genauso dazu, wie das Amen in der Kirche.

Reflexionsfrage
Was ist für Sie Humor und wie sähe Ihre persönliche Humordefinition aus?

4.1 Abgrenzungsbegriffe

In unserem Sprachgebrauch verwenden wir die Begrifflichkeiten Lachen, Humor, Heiterkeit, Komik, Witz(igkeit) oder Spaß häufig synonym. Im Folgenden möchte ich versuchen, diese etwas voneinander abzugrenzen. Beginnen möchte ich dazu mit der Erkenntnis von Sindermann (2009):

> *Humor hat keine eigenen Stilelemente und Ausdrucksprinzipien, mit deren Hilfe allein er identifiziert werden könnte. Damit ist die Frage, warum es so leicht zu einer Verwechslung mit irgendwelchen Ausdrucks- und Äußerungs-*

> *formen kommen kann, schon halb beantwortet: Wenn er sich darstellt, so stellt er nichts dar, was allein er selbst wäre. Wenn sich der Humor darstellt, so kommt er im Gewand anderer Phänomene daher.* (Ebd.: 23)

Viele Menschen setzen Humor mit Lachen gleich, allerdings kann das Lachen nur als eine Begleitäußerung dessen dargestellt werden. Man findet etwas humorvoll, lustig oder komisch und dies bewegt einen zum Lachen. „Es ist eine unwillkürliche körperliche Reaktion, die reflexartig ist und Folge eines emotionalen Prozesses, den Ruch Erheiterung nennt. Beim Lachen kommt es zu Vokalisationen, die sich stark auf die Atmung und die Muskulatur (Mimik und Gestik) auswirken." (Lotze, 2013: 44). Lachen kann neben dem unkontrollierten Reflex allerdings auch bewusst hervorgerufen werden und ist gekennzeichnet durch seine charakteristischen Laute (Haha, Hoho, Hihi, Hehe ...). Lachen, oder zumindest das Lächeln, ist ein angeborenes menschliches Ausdrucksverhalten, das wir bereits im Säuglingsalter ausführen. Humor ist meiner Meinung nach zwar auch angeboren, entfaltet sich jedoch erst im Laufe unseres Lebens. Während wir also bereits frühzeitig lachen, muss sich das Verständnis für Humor erst entwickeln. Das Lächeln wird oft als Vorform des Lachens oder eine mildere Form angesehen. Beim Lachen beobachtet man meist einen geöffneten Mund und es werden mehr Muskeln beansprucht als beim Lächeln, das meist mit geschlossenem oder nur leicht geöffnetem Mund beobachtbar ist. Lachen und Lächeln sind also Teil der Humorreaktion. Sie können aber auch Ausdruck von Verlegenheit, Scham oder Aggression sein, müssen also nicht immer nur mit etwas Lustigem oder Humorvollem einhergehen.

Ein weiterer Abgrenzungsbegriff wäre die Komik. Der Humor kann als Teil des Gesamtkonstrukts des „Komischen" angesehen werden (vgl. Lotze, 2013: 26). Das Wort „komisch" ist im Deutschen doppeldeutig. Es meint zum einen etwas Lustiges, zum anderen aber auch etwas Befremdliches (vgl. Korp, 2014: 55). Für Bachmaier wird Komik inszeniert, resultiert also aus einer Handlung. Humorvoll zu sein ist dagegen eine Haltung und Eigenschaft (vgl. Bachmaier, 2003: 10). Das Komische wiederum lässt sich vom bloßen Witz unterscheiden. Für Freud verhält sich das Komische sozial anders als der Witz. Das Komische begnüge sich nur mit zwei Personen: eine Person, welche das Komische findet und eine zweite, an der das Komische gefunden wird. Eine dritte Person, der das Komische zugetragen würde, verstärke zwar den komischen Vorgang, würde aber nichts Neues hinzufügen. Beim Witz benötige es laut Freud drei Personen für den lustbringenden Vorgang. Der Witz wird für Freud gemacht, während die Komik gefunden wird (vgl. Freud, 2012: 193). Im Jahre 1927 schrieb er:

> *Der Humor hat nicht nur etwas Befreiendes wie der Witz und die Komik, sondern auch etwas Großartiges und Erhebendes, welche Züge an den beiden anderen Arten des Lustgewinns aus intellektueller Tätigkeit nicht gefunden werden. Das Großartige liegt offenbar im Narzißmus, in der siegreich behaupteten Unverletzlichkeit des Ichs.* (Freud, 2012: 254)

Alfred Kirchmayr unterscheidet folgendermaßen: „Der Witz hat mehr mit dem Verstand zu tun und der Humor mit dem Herzen. Und beide spielen mehr oder weniger ernstheiter mit den Problemen des Lebens. Denn ohne Probleme und Konflikte gäbe es weder Witze noch Humor – und auch keine Psychotherapeuten!“ (Kirchmayr, 2013: 222).

Er beschreibt den Witz weiter: „Das Wesen des Witzes liegt in der spielenden Betrachtung der Dinge des Lebens. Der Witz entsteht durch kindliches Spiel mit der Sprache, mit Worten und Gedanken, mit Normen und Selbstverständlichkeiten.“ (Kirchmayr, 2012: 54). Der Witz ist also genau genommen eine kurze Erzählung, dessen überraschende Pointe uns zum Lachen bringt (vgl. Korp, 2014: 68).

Beschreibt man eine Person als witzig, lacht man gerne über ihre Aussagen oder Verhaltensweisen. Der Begriff der Witzfigur ist hingegen negativ besetzt. Als Witzfiguren werden meist Menschen bezeichnet, die man nicht ernst nehmen kann bzw. nicht ernst nimmt und über die man lacht.

Praxisbeispiel

Apropos Witz. Ich wurde einmal auf unsere Station mit gerontopsychiatrischem Schwerpunkt hinzu gerufen, da einer verwirrten Patientin dringend Blut abgenommen werden sollte. Aufgrund der Verwirrung und der damit verbundenen motorischen Unruhe gestaltete sich dies sehr schwierig. Ich bemerkte, dass die Dame einen schwäbischen Akzent hatte. Ich fragte sie also, ob sie denn den Witz mit den zwei Schwaben und der Gletscherspalte kennen würde. Sie hielt inne, schaute mich an und sagte: „Nein, erzählen Sie mal“. Also fing ich an zu erzählen:

„Zwei Schwaben machten einmal eine Wanderung auf einem hohen Berg. Plötzlich fiel einer der beiden in eine Gletscherspalte und kam nicht mehr heraus. Der andere rief zu ihm hinunter, dass er sofort Hilfe holen würde. Nach einiger Zeit kam die Hilfe in Form eines Hubschraubers. Die Rettungskräfte riefen die Gletscherspalte hinunter: ‚Hallo, wir sind vom Roten Kreuz.' Kurz darauf schallte es von unten hinauf: ‚Mir gäbet nix'" (hochdeutsch: Wir geben nichts). Schwäbische Bürger gelten als sehr knauserig und geizig und für das Rote Kreuz kommen ja immer wieder Menschen zum Geldsammeln und klingeln an den Häusern. In der Zeit, in der ich durch den Witz die Aufmerksamkeit der Patientin hatte, konnte in aller Ruhe Blut abgenommen werden. Im Übrigen lachte die Patientin herzhaft über diesen Witz und meinte: „Ja, so sind wir, wir Schwaben."

Heiterkeit als eine Stimmung oder ein Gefühl wird häufig durch Lachen, Komik oder Humor erzeugt. Hermann Hesse formulierte es einmal folgendermaßen: „[...] Heiterkeit ist weder Tändelei noch Selbstgefälligkeit, sie ist höchste Erkenntnis und Liebe, ist Bejahen aller Wirklichkeit, Wachsein am Rand aller Tiefen und Abgründe [...]. Sie ist das Geheimnis des Schönen und die eigentliche Substanz jeder Kunst." (Hesse, 2012: 483). Für Titze ist Erheiterung eine persönlichkeitsspezifische Disposition, die in engem Zusammenhang mit einer heiteren Grundstimmung steht. Die Erheiterung wirkt sich vielfältig auf den Menschen und seine Fähigkeiten aus. Titze zählt zu den Auswirkungsbereichen:

- eine optimistische Grundeinstellung
- Resilienz
- die Fähigkeit, Alltagsereignisse aus einer anderen (komischen) Perspektive zu sehen
- kognitive Flexibilität
- soziale Kompetenzen
- kommunikative Attraktivität
- die Aktivierung von persönlichen Ressourcen (vgl. Titze, 2013b: 25).

Dann wäre da noch der besagte Sinn für Humor. Was bedeutet das eigentlich genau? Was ist Sinn für Humor? Hat man ihn oder hat man ihn nicht? Oder ab wann hat man einen ausgeprägten Sinn für Humor? Vera Robinson (2002: 147) äußert, es gäbe bisher keine einheitliche, präzise Definition für diesen Begriff. Der Sinn für Humor umfasse „einerseits die Bereitschaft und Fähigkeit, über sich selbst und die eigenen Fehler und Schwächen zu lachen und sich ein bestimmtes Maß an Menschlichkeit zuzugestehen, andererseits aber auch die Fähigkeit, Humor zu verstehen, zu würdigen und zu schaffen". Ob der Sinn für Humor angeboren ist oder nicht, also ob man ihn hat oder eben nicht, darüber sind sich Fachleute uneinig. Für Kataria (2002: 15) ist Sinn für Humor „die Fähigkeit eines Einzelnen, eine gegebene Situation in einer lustigeren und humorvolleren Weise wahrzunehmen, in Beziehung zu setzen und zu erfahren. Sinn für Humor ist nicht angeboren. Er ist vielmehr eine Fähigkeit, die durch Übung erworben werden kann". Kataria beschreibt, dass nicht immer der Sinn für Humor zum Lachen führt, aber das Lachen dabei behilflich sein kann, einen Sinn für Humor zu entwickeln (vgl. Kataria, 2002: 16). Hirsch vertritt folgende Meinung: „Humor bzw. der Sinn für Humor ist eine Persönlichkeitseigenschaft, die je nach Sozialisation mehr oder weniger ausgeprägt ist." (Hirsch, 2013: 10). Er geht sogar noch einen Schritt weiter und bezeichnet es als Vorurteil, zu glauben, dass man Sinn für Humor entweder hat oder eben nicht. Es ist also falsch, zu glauben, dass der Sinn für Humor nicht erlernbar wäre (vgl. Hirsch, 2013: 13). McGhee geht davon aus, dass der Sinn für Humor angeboren ist (vgl. McGhee, 2012: 198). Auch ich gehe davon aus, dass der Sinn für Humor jedem Menschen innewohnt und wir uns in einem Kontinuum zwischen keinem Sinn für Humor und einem stark ausgeprägten Sinn für Humor befinden. Innerhalb dieses Kontinuums gibt es einige Faktoren, welche Einfluss auf den aktuellen Standpunkt nehmen können (**Abb. 4-1**, S. 56). Faktoren mit Einfluss auf unseren Sinn für Humor können unsere Prägung, die Erziehung, die Sozialisation und ebenso das damit verbundene Lernen am Modell sein. Weitere Einflussfaktoren sind:

- die aktuelle Lebenslage (äußere Stressoren: z. B. Gesundheitszustand, Familiensituation, soziales Netzwerk, Wohngegebenheiten, Einkommens- und Vermögenssituation, Situation am Arbeitsplatz, Teilhabe in der Gesellschaft, Bildung – daraus ergibt sich auch unsere Stimmung)
- unsere Persönlichkeitsmerkmale und somit auch die Genetik
- unsere Einstellung zum Leben (z. B. Zufriedenheit, Dankbarkeit, Sinnhaftigkeit, Spiritualität).

Werden uns Spaß und Humor in der Kindheit vorgelebt, haben wir dadurch einen erleichterten Zugang. Fehlt diese Prägung in jungen Jahren, können

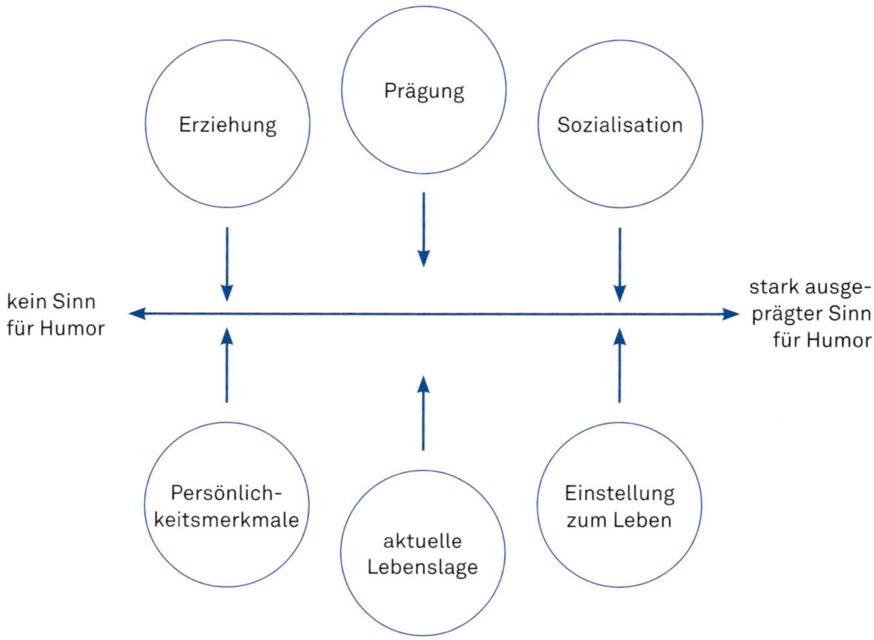

Abbildung 4-1: Sinn für das Humorkontinuum (Quelle: Eigenerstellung)

wir uns im Laufe des Lebens trotzdem damit auseinandersetzen und diese verschüttete Quelle wieder auffrischen und ihr zu neuem Fluss verhelfen. Wir können diesen Prozess beeinflussen, indem wir uns selbst (immer wieder) dafür entscheiden. Unser Sinn für Humor ist immer gewissen Schwankungen unterworfen. Es gibt Situationen, in denen er uns komplett fehlt. In anderen Zeiten haben wir wiederum einen stark ausgeprägten Sinn für Humor. Wichtig ist das Trainieren unseres Sinnes für Humor, damit es uns gelingt, in schwierigen, scheinbar aussichtslosen Situationen diesen Sinn wieder zu reaktivieren und einzusetzen. Die Kunst ist es, sich den Sinn für Humor in Krisenzeiten zu bewahren. Wichtig ist allerdings auch anzuerkennen, dass wir uns in einem Kontinuum befinden und es normal ist, in manchen Situationen weniger Sinn für Humor zu besitzen. Vergessen sollten wir dabei nicht, dass wir uns jederzeit für eine humorvolle Haltung gegenüber der Situation oder dem Leben entscheiden können. Für Lucien Israel ist das Fehlen von Humor ein Symptom, das es, wie andere Symptome auch, aufzuheben gilt (vgl. Israel, 1990: 33).

Was macht eigentlich einen guten Sinn für Humor aus? Haben Sie einen guten Sinn für Humor, kann dieser nach McGhee an folgenden Eigenschaften festgemacht werden:

1. Sie schätzen den Humor anderer Menschen wert.
2. Sie verhalten sich selbst humorvoll.
3. Sie können den Humor im Alltag sehen.
4. Sie können über sich selbst lachen.
5. Sie können Humor in stressigen Situationen einsetzen. (Vgl. Falkenberg et al., 2013: 30 f.).

Als Letztes gilt es hier noch den Spaß zu benennen. Das Wort kommt aus dem italienischen *spasso* und bedeutet Vergnügen. Wenn etwas Spaß macht, bereitet es einem Freude und man tut es gerne. Für Patch Adams ist Spaß angewandter Humor (vgl. Adams/Mylander, 1999: 79).

4.2 Humorstile

> *Zur Unterscheidung von Gutem und Schlechtem bedarf der Verständige keines anderen Menschen.* (Sokrates)

Rod A. Martin unterscheidet vier verschiedene Humorstile. Er benennt dabei zwei adaptive (positive) Humorstile: sozialen/verbindenden Humor und selbststärkenden/selbstaufwertenden Humor sowie zwei maladaptive (negative) Humorstile: aggressiven Humor und selbstentwertenden Humor (vgl. Martin, 2007: 211). Moody (1979) trennt diese Formen ebenfalls und äußert sich dazu sehr anschaulich:

> *Ebenfalls im Kontext dieser menschlichen Beziehungen gewinnt die Unterscheidung zwischen lachen* **mit** *und lachen* **über** *ihre Bedeutung. Beim grausamen Lachen, beim Lachen* **über** *jemand, schließen wir ihn aus dem Netz von Liebe, Verständnis und Hilfe aus; wenn wir* **mit** *ihm lachen, hüllen wir ihn darin ein.* (Ebd.: 131)

Eng mit dem maladaptiven Humor verbunden ist die Schadenfreude. Wer kennt es nicht, sich dabei zu ertappen, wenn man sich über so manches Missgeschick seiner Mitmenschen amüsiert. Schadenfreude hat verschiedene

Ausprägungen. Häufig ist sie erst einmal ein Reflex, welcher automatisch abläuft. Hat man eine übermäßige Lust und Freude daran, andere Menschen auszulachen, spricht man von Katagelastizismus (griech. *katageláo* = auslachen). Solchermaßen veranlagte Menschen sind immer auf der Suche, Witze auf Kosten anderer zu machen und sich darüber zu amüsieren. Sie sehen daran nichts Falsches, andere auszulachen. Sie sind der Meinung, dass sich jeder Mensch dagegen wehren kann und täte er es nicht, sei er selbst schuld (vgl. Ruch/Proyer, 2009, Proyer/Ruch, 2010).

Ich denke, es ist selbstverständlich, dass man sich in der psychiatrischen Pflege (und sicher nicht nur dort) im Umgang mit seinen Patienten nur des positiven Humors bedienen sollte. Negativer Humor, Sarkasmus, Zynismus, Hohn oder Spott können massive Schäden anrichten, Menschen verletzen und Vertrauen zerstören. Rassistischer und sexistischer Humor sollte (selbst wenn er nur als Witz gemeint ist) vermieden werden. In diesem Buch ist beim Einsatz von Humor stets der positive, wohlwollende Humor gemeint. Zu beachten wären auch schwarzer Humor und Galgenhumor, auf die später näher eingegangen werden soll. Und noch eine weitere Frage muss man sich stellen: Kann aggressiver Humor vielleicht nicht doch manchmal auch nützlich sein? Harald-Alexander Korp nimmt sich dieser Frage an und äußert, Auslachen sei nicht gleich Auslachen. Damit ist gemeint, dass das erste (reflexartige) Auslachen nicht unbedingt böse gemeint, sondern ein normaler Reflex ist. Erst wenn man bewusst, gezielt bösartig über jemanden lacht und ihn damit verletzen möchte, kann man von aggressivem Humor sprechen. Allerdings entfaltet dieser aggressive Humor manchmal durch seine Ventilfunktion (z. B. als Ersatz für körperliche Gewalt) eine konstruktive oder reinigende Wirkung. Wichtig sind dabei aber immer die eigene Reflexion der Geschehnisse und die Erkenntnis über die Wirkung (vgl. Korp, 2014: 47 f.). Die Funktion des Abwehrmechanismus, um besser im Leben klarzukommen, wird im weiteren Verlauf näher beschrieben. Für Salameh steht fest: Wenn Humor von Herzen kommt, wird er früher oder später sein Ziel – Kopf und Herz anderer Menschen – erreichen (vgl. Salameh, 2007: 175).

4.2.1 Ironie? Na super … – An alle Zyniker: Jetzt nur nicht sarkastisch werden

Ironie ist das Körnchen Salz,
das das Aufgetischte überhaupt erst genießbar macht.
(Johann Wolfgang von Goethe)

Wie sieht es eigentlich mit der Ironie im psychiatrischen Alltag aus? Hier gibt es ebenfalls unterschiedliche Meinungen. Viele lehnen die Ironie im psychiatrischen Alltag kategorisch ab, andere räumen ihr in bestimmten Situationen und angemessener Dosierung einen Platz ein.

Farrelly und Brandsma (1986) gehen sogar noch einen Schritt weiter und sehen in der Ironie das Potenzial als therapeutisches Mittel im Umgang mit den Patienten:

> *Sokratische Ironie setzt eine Vorspiegelung von Unwissenheit voraus. Dabei können durch geschickte Fragen des Patienten nicht nützliche Annahmen deutlich gemacht werden. Eine andere Form benutzt die Worte, um etwas anderes auszudrücken, als es ihrer wörtlichen Bedeutung entspricht, und mit dramatischer Ironie wird die Nichtübereinstimmung zwischen der aktuellen Situation und der gewünschten Situation deutlich. Aufgezeigt wird der Unterschied zwischen dem Ergebnis, das der Patient erwartet und den wahrscheinlich wirklich eintretenden Ereignissen. Diese letzte Form ist besonders wirkungsvoll, um den negativen Lohn für eine sich selbst bekämpfende Verhaltenssequenz, die der Patient nicht aufgibt, wahrnimmt oder im ganzen Kontext überhaupt nicht deutlich herauszustellen versteht [sic!].*
> (Ebd.: 148)

Klar sein sollte, dass der Einsatz von Ironie immer mit äußerster Vorsicht und immer in dem Bewusstsein geschehen sollte, dass die Ironie nicht (sofort) verstanden werden könnte. Eine gefestigte, vertrauensvolle Beziehung sollte dabei selbstverständlich als Grundlage vorhanden sein. Ich glaube, dass viele (Fach-)Personen Ironie häufig mit Sarkasmus und Zynismus gleichstellen, was meiner Ansicht nach ein großer Fehler ist. Ironie an sich ist zuerst einmal nur Stilmittel, welches aber im Sarkasmus auch verletzend eingesetzt werden kann. An sich meint die Ironie das Gegenteil von dem, was gesagt wird. Auch Über- und Untertreibungen bergen ironisches Potenzial. Sie „weichen ab von einem neutralen, objektivierenden Stil." (Müller, 1995: 164). Ich sehe die Ironie deutlich abgeschwächter und entschärfender als den Sarkasmus. Sie zeigt sich angriffslustig und möchte das Gegenüber provozieren. Ziel der Ironie kann es sein, Kritik zu äußern, Ärger und Unmut über bestimmte Situationen herauszulassen, bestehende Missstände anzusprechen, aufzudecken sowie zur Reflexion anzuregen. Man möchte den Gesprächspartner zum Nachdenken anregen und ist für konstruktive, reflektierende Gespräche bereit. Man trägt also durch die ironische Aussage Optimismus und Hoffnung für Veränderung in sich, was eine deutliche Abgrenzung zu Sarkasmus und Zynismus darstellt. Sarkasmus kann mit blankem Hohn oder Spott verglichen werden, der das bewusste Verletzen oder Lächerlichmachen des Gegenübers zum Ziel hat. Der sarkastische Mensch ist meist ein Pessimist, während der Zyniker ein Nihilist ist. Zynismus ist durch eigene Verbitterung, bösartig-verletzende Aussagen und Geringschätzung anderer gekennzeichnet. Es ist eine Haltungsweise und Charaktereigenschaft. Blickt man bei sarkastischen und zynischen Menschen hinter die Kulissen, zeigt sich neben der Verärgerung meist eine große Hilflosigkeit. Manchmal scheinen die Grenzen zu den eben genannten Begriffen zu verschwimmen und somit ist das eine nicht immer gleich vom anderen zu unterscheiden. Bewusst eingesetzte, kränkende, verletzende oder lächerlich machende Worte haben in der Behandlung von psychisch kranken Menschen nichts verloren. Um noch einmal auf die Ironie und das Zitat von Goethe zurückzukommen: Ich glaube, dass die Ironie mit ihrer Doppeldeutigkeit es manchmal vereinfacht, Situationen anzusprechen und zu entschärfen. Man muss sich dabei allerdings stets der Gefahr bewusst sein, dass das Gegenüber die Ironie missversteht. Obwohl Ironie häufig mit einem bestimmten Tonfall einhergeht, kann es dennoch zu Missverständnissen kommen. Die Devise, von sich auf andere zu schließen, ist dabei ein Fehler. Jeder Mensch ist unterschiedlich und es bedarf verschiedener Voraussetzungen, um Ironie richtig zu verstehen. Beispielsweise sollte ein Kontextbezug herstellbar sein, damit Ironie nicht missverstanden wird und eine Integration von semantischem Wissen ist erforderlich (vgl. Rapp/Mutschler, 2012: 67). Metzner äußert, dass das Verständnis für Ironie für das Erkennen und Unterscheiden von psychischen Störungen und Diagnosen hilfreich sein kann. Es hilft beispielsweise, zwischen einer Dissoziation und einer akuten Psychose zu unterscheiden, denn der Mensch mit Psychose kann die Ironie nicht erkennen (vgl. Metzner, 2015: 69). Bei einigen psychischen Störungen (z.B. Schizophrenie, Autismus-Spektrum-Störungen oder Demenz) kann es zu einer Störung des Ironieverständnisses kommen, was bis zur Unmöglichkeit, Ironie zu deuten und zu verstehen, führen kann. Rapp und Mutschler äußern zum positiven Einsatz folgendes: „Im Idealfall stärkt Ironie die Allianz zwischen Sprecher und Adressat und stellt – ähnlich wie Metaphern – eine gute Möglichkeit dar, Dinge ‚durch die Blume' zu sagen." (Rapp/Mutschler, 2012: 75). Dieser Meinung kann ich mich nur anschließen. Ironie im psychiatrischen Bereich ist selbstverständlich keine leichte Sache und sollte gut durchdacht sein. Dies ist für mich aber keinesfalls ein grundsätzlicher Ausschlussgrund. Mit Selbstironie sieht es im psychiatrischen Bereich schon etwas anders aus. Mit ihr wird es ermöglicht, sich selbst nicht so wichtig zu nehmen und sich manchmal selbst auf den Arm zu nehmen. Dies ist eine wichtige Komponente, um einem Burn-out vorzubeugen (s. Kap. 13.1). Sie wird schon eher akzeptiert und ist weitaus besser in den psychiatrischen Alltag integriert.

4.2.2 Schwarzer Humor und Galgenhumor

Galgenhumor ist die Kunst,
sich den Ast zu lachen, auf dem man sitzt.
(Wolfgang Neuß)

Unter schwarzem Humor versteht man eine Humorform, die viele Menschen ablehnen oder zumindest kontrovers diskutieren. Manche bezeichnen den schwarzen Humor auch als geschmacklos. Gegenstand sind meist makabre oder tabuisierte Themen. Oft werden Tabus dabei verharmlost oder es wird sich darüber lustig gemacht. Vera Robinson (2002) äußert dazu:

> *Als die Welt sich den Gefühlen nicht länger verschließen konnte, die vom grimmigen Gesicht des Todes, von Spannungen zwischen den Rassen, von der Bedrohung des Althergebrachten und vom Wandel der Sexualmoral ausgelöst wurden, und infolgedessen der triviale, seichte und harmlose Humor der 50er Jahre nicht mehr genügte, entstanden die grotesken absurdistischen Fiktionen des schwarzen Humors.* (Ebd.: 80)

Korp führt eine Unterscheidung der beiden Humorformen auf: „Im Gegensatz zu Galgenhumor nimmt schwarzer Humor außer dem eigenen Leid auch das Leid anderer aufs Korn. Dies kann für die eigene Situation entlastend sein." (Korp, 2014: 50). Unter Galgenhumor versteht man eine Humorform, in der man selbst in einer prekären Lage oder peinlichen Situation ist und sich dabei selbst belächelt oder verspottet. Man versucht also der schwierigen, bedrohlichen, traumatischen oder ausweglosen Lage mit einer Art von Humor zu begegnen, über die nicht alle Menschen lachen können. „Freuds Grundannahme, daß der Witz verdrängte Impulse und Angst befreie und Lachen eine Konversion unangenehmer Gefühle in angenehme bewirke, untermauert unser Verständnis des Galgenhumors." (Robinson, 2002: 79). Dem bayerischen Räuber Mathias Kneißl wird nachgesagt, am Tag seiner Hinrichtung am Galgen gesagt zu haben: „Die Woch fangt scho guat o" (Diese Woche fängt schon gut an). Dieses Beispiel wird häufig als Paradebeispiel des Galgenhumors (Gesagtes auf dem Weg zum Galgen) aufgeführt und gehörte zu Sigmund Freuds Lieblingsgeschichten.

Vera Robinson (2002: 86) stellt sich die Frage „ob der Galgenhumor, den Patienten und Pflegekräfte untereinander gebrauchen, auch für den Umgang zwischen Pflegepersonal und Patienten geeignet ist". Sie äußert dazu, es laufe dabei auf eine Gewissensfrage hinaus. Zum einen baue er beispielsweise die eigenen Ängste ab, aber nicht zwangsläufig auch die der anderen Person. „Dies gilt natürlich ganz besonders, wenn die andere Person das Opfer des für den Galgenhumor ursächlichen tragischen Geschehens ist." (Robinson, 2002: 86). Abschließend äußert sie sich zu diesem Thema und beantwortet die oben gestellte Frage folgendermaßen:

> *Der Bereich des Galgenhumors ist bei weitem noch nicht erschöpfend erforscht. Möglicherweise ist er für den Umgang zwischen medizinischem Personal und Patienten wenig geeignet. Sind Pflegekräfte oder Patienten aber unter sich, können sie einen unübersehbaren Nutzen aus diesem Bewältigungsmechanismus ziehen. Aus diesem Grunde darf er nicht aus dem klinischen Alltag verbannt werden. Man sollte aber stets genau darauf achten, wessen Bedürfnisse wann und in welcher Situation befriedigt werden. Und vielleicht gibt es sogar Momente, in denen es angebracht ist, daß Pflegekräfte und Patienten Galgenhumor als ihr gemeinsames Interaktionsmuster wählen.* (Ebd.: 87)

Greift jemand zu Formen wie dem schwarzem Humor oder Galgenhumor, gilt es somit herauszufinden, was dahintersteckt. Sind es Pessimismus, Resignation und möglicherweise ein Schrei nach Hilfe oder ist der Galgenhumor

Zeichen einer wiedergewonnenen Kraft und ein Bewältigungsmechanismus? Manchmal dienen diese Formen des Humors durchaus als Schutzfunktionen oder gar Überlebensstrategien – vor allem für Menschen, die schwere Schicksalsschläge im Leben hinnehmen mussten. Man sollte also nicht vorschnell urteilen, sondern die Dinge achtsam unter die Lupe nehmen. Hier lässt sich das „Trotzdem" des Humors genauer beleuchten. Der Humor schafft es, die schwierige Situation zu erkennen, aber sich darüber hinwegzusetzen. Oder um es nach Viktor Frankl (1987) zu beschreiben: „[...] trotzdem Ja zum Leben sagen". Manchmal hilft einem dabei das Trotzende, das dem Humor innewohnt.

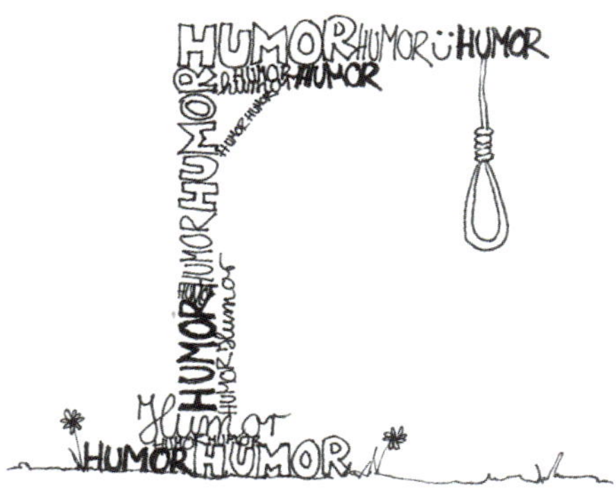

4.2.3 Trockener Humor

> *Humor ist wie Sekt: der trockene ist immer der beste.*
> (Werner Roß)

Trockener Humor? Eigentlich ein Widerspruch in sich oder haben Sie auch trockene Flüssigkeiten zu Hause? Nimmt man allerdings den Sekt als Beispiel, kann dies mit dem „trockenen" durchaus funktionieren. Unter trockenem Humor wird folgendes verstanden: Die lustige, humorvolle Äußerung wird (häufig) nicht als solche erkannt, da sie nicht von Emotionen begleitet wird. Jemand verzieht also keine Miene, wenn er etwas erzählt, was andere erheitert. Da der Humor häufig nicht als solcher erkennbar ist, können viele Menschen auch wenig damit anfangen. Den Briten wird beispielsweise ein trockener Humor zugesprochen, was man gut an der Fernsehserie „Little Britain“ erkennen kann. Auch Loriot oder Monty Python sind Paradebeispiele für trockenen Humor.

4.3 Funktionen von Humor

Humor ist die Fähigkeit, heiter zu bleiben, wenn es ernst wird.
(Ernst Penzoldt)

Vera Robinson beschreibt drei verschiedene Funktionen von Humor. Dazu zählen sowohl soziale als auch psychologische Funktionen. Außerdem dient er zur Erleichterung der Kommunikation (vgl. Robinson, 2002: 46–65). Ich möchte in Tabelle 4-1 die Gedanken von Vera Robinson weiter aufgreifen und einen Bezug zur psychiatrischen Pflege herstellen.

Wenn man Humor mit Lachen in Verbindung bringt, können die drei genannten Funktionen noch um die physiologische Funktion erweitert werden, denn Humor bringt einen Menschen zum Lachen. Martin (2001) zeigt eine

Tabelle 4-1: Humorfunktionen (Quelle: vgl. Robinson, 2002: 46–65)

Humorfunktion	Beschreibung
Kommunikative Funktionen	Im psychiatrischen Alltag haben wir häufig mit schwierigen, problematischen, emotionalen und ernsten Dingen zu tun. Ein Lächeln, eine flapsige Bemerkung oder ein Augenzwinkern können manchmal den Einstieg in ein Gespräch deutlich erleichtern und verschlossene Türen öffnen. Humor schafft Beziehung und es kann schnell ein Gefühl von Vertrautheit entstehen, was im psychiatrischen Alltag von äußerster Wichtigkeit ist. Humor kann es erleichtern, schwierige Dinge anzusprechen. Er kann aber auch dazu beitragen, dass eigene Gesicht zu wahren. Dies gilt sowohl für die psychisch erkrankten Menschen als auch für die professionellen Helfer. Mit Humor lassen sich schwierige Dinge oder Gefühle durch die Blume sagen – die bitteren Pillen, die zu schlucken sind, können versüßt werden (vgl. Farrelly/Brandsma, 1986: 154). Es kann also etwas Ernstes humorvoll kommuniziert und vom Gegenüber trotzdem als solches verstanden werden. Humor ist einladend, vereinfacht und erleichtert die Kommunikation, ohne dabei an Ernsthaftigkeit zu verlieren.

Humorfunktion	Beschreibung
Soziale Funktionen	Kommt ein Patient in eine psychiatrische Einrichtung, ist er fernab seines sozialen Umfeldes und seiner gewohnten Umgebung. Er ist in seiner Privatsphäre eingeschränkt und die sozialen Bindungen und gewohnten Verhaltensweisen sind sehr häufig beeinträchtigt. Er muss sich erst einmal neu orientieren und in der fremden Umgebung zurechtfinden. Humor kann dabei äußerst hilfreich sein, um einen gelungenen Einstieg zu ermöglichen, soziale Bindungen aufzubauen, Angst vor dem Unbekannten zu nehmen und somit auch Spannungen zu vermindern. Er schafft es, Nähe und Vertrauen herzustellen oder Verlegenheit und soziale Konflikte aufzulösen. Humor verbindet und ist ein Zeichen professioneller Nähe. Er kann Einzelnen oder der Gruppe das Gefühl geben, in scheinbar unkontrollierbaren Situationen doch ein gewisses Maß an Kontrolle auszuüben. Dadurch wird es ermöglicht, Emotionen an- und auszusprechen und die sozialen Beziehungen aufrechtzuerhalten. Humor kann in Teams und Gruppen ein Zusammengehörigkeitsgefühl schaffen und positiv beeinflussen. Immer wieder wird Humor gerne als «soziales Schmiermittel» beschrieben (vgl. Adams/Mylander, 1999; Moody, 1979; Titze/Eschenröder, 2011).
Psychologische Funktionen	Humor stellt einen wichtigen Bewältigungsmechanismus dar. Er kann Ängste, Stress und Spannungen abbauen und dient als Ventilfunktion für Ärger oder Wut. Er erleichtert es, sich selbst nicht so ernst/wichtig zu nehmen und kann spielend einfach zu einem Perspektivwechsel verhelfen. Humor kann allerdings auch als Abwehrmechanismus gesehen werden. Mit Humor lassen sich Dinge oder Gefühle vermeiden und man kann vor der Realität flüchten (Verdrängung). Hierbei gilt es zu beachten, ob diese Flucht oder das Vermeiden (in diesem Moment) eventuell eine hilfreiche, schützende Komponente in sich trägt. Bei schwarzem Humor oder Galgenhumor muss man sich dieselbe Frage stellen. Manchmal hilft einem Humor, besser mit schicksalhaften, traumatischen Situationen umzugehen. Er schafft die Möglichkeit, der Erkrankung und dem Erlebten etwas von seiner Bedrohlichkeit und Todernstigkeit zu nehmen. In manchen Fällen kann er durchaus auch als Überlebensstrategie gesehen werden. Manchmal sind überzogene Albernheiten allerdings auch ein Zeichen von Regression. Humor hat aber auch die Fähigkeit, die Selbstheilungskräfte zu aktivieren und zu stärken. Zum einen ist Humor also eine wichtige Ressource und erlernbare Bewältigungsstrategie und zum anderen dient er als psychohygienische Komponente.

Übersicht verschiedener Studien zum Thema „Lachen“ und dessen Auswirkungen auf den Körper. Bischofberger nennt einige physiologische Auswirkungen von Lachen auf den Körper (Tab. 4-2). Einige Untersuchungen belegen zudem, dass durch initiierten Humor die Schmerztoleranz gesteigert wird (vgl. Martin, 2001; McGhee, 1999; Zweyer et al., 2004). Für Hirsch und Ruch

Tabelle 4-2: Physiologische Auswirkungen von Lachen auf den Körper (Quelle: mod. n. Bischofberger, 2008a: 53)

Organe	Mögliche physiologische Auswirkungen von Lachen auf den Körper
Herz	Durch Lachen kann es zu einer Blutdruck-, Puls- und Zirkulationssteigerung kommen. Fry (1994) fand heraus, dass der Blutdruck nach dem Lachen unter das vorherige Niveau fallen kann (hypotoner Effekt). Lachen kann eine kardioprotektive Wirkung haben (Clark et al., 2001).
Lunge	In der Lunge kann es zu einer verbesserten Sauerstoffsättigung und einem erhöhten Abatmen von Kohlenstoffdioxid kommen. Es kann ebenso zu einer Verminderung der Feuchtigkeit und des Residualvolumens führen (Filipelli et al., 2001; Brutsche et al., 2008).
Skelettmuskulatur	Im Abdomen, Nacken, Thorax und in den Schultern kommt es beim Lachen zur Erhöhung der Muskelanspannung und Durchblutung. In der nicht benötigten Muskulatur kommt es zu erhöhter Entspannung (Fry, 1994).
Haut	Im Biofeedback lässt sich eine erhöhte Leitfähigkeit messen. Die Temperatur erhöht sich durch Lachen ebenfalls (Langevin/Day, 1972).
Hormone	Beim Lachen kommt es zur Erhöhung der Neuroendorphine und Katecholamine sowie zur Verminderung der immunschwächenden Hormone (Harrison et al., 2000; Toda et al., 2007).
Gehirn	Im Gehirn lassen sich eine erhöhte Aufmerksamkeit, eine erhöhte Aktivität des autonomen Nervensystems sowie eine verbesserte Sauerstoffzufuhr erkennen (Fry, 1994).
Immunsystem	Lachen stärkt das Immunsystem. Durch Lachen zeigen sich eine verbesserte humorale und zelluläre Immunantwort sowie die Erhöhung des Immunglobulin A im Speichel (Berk, 1994, 1996, 2001; McClelland/Cheriff, 1997).
Tränen	Fry beobachtete, dass es einen Unterschied zwischen emotionalen Tränen und Tränen beim Zwiebelschneiden gibt. Bei emotionalen Tränen kommt es zu einem Toxinabbau, während Tränen beim Zwiebelschneiden fast nur physiologisches Wasser enthalten (Fry, 1994).

ändern sich das Humorverständnis, die Humorproduktion sowie die Funktion des Humors im Laufe des Lebens. Für sie sind diese Punkte wesentlich durch sprachliche, kognitive und soziale Fähigkeiten, welche für die einzelnen Lebensabschnitte dargestellt werden, bestimmt (vgl. Hirsch/Ruch, 2010: 6).

4.4 Humortheorien

Es gibt's nichts Praktischeres als eine gute Theorie.
(Immanuel Kant/Kurt Lewin – dieses Zitat wird beiden Personen zugeschrieben)

Genauso trocken und humorlos wie das Reden oder Schreiben über den Humor manchmal ist, können auch Humortheorien sein. Allerdings zielen sie auch nicht darauf ab, lustig, humorvoll oder unterhaltsam zu sein, sondern sie wollen weiter bei der Einordnung des Humors behilflich sein (vgl. Bischofberger, 2008a: 38). Theoriewissen ist wichtig für die Praxis. Auf die Kombination von Beidem kommt es sicherlich an. Das bedeutet: Theoretisches Wissen praktisch erproben. In der Literatur finden sich verschiedene Humortheorien, die in Tabelle 4-3 aufgelistet und erklärt werden.

Tabelle 4-3: Humortheorien (Quelle: Eigenerstellung) *(Fortsetzung n. S.)*

Theorie	Beschreibung
Psychophysiologische Theorien	Diese Theorien werden auch als Entlastungs- oder Befreiungs-/Erleichterungstheorien bezeichnet. Wie man schon am Namen erkennen kann, geht es dabei um die befreiende und erleichternde Wirkung des Humors. Dazu zählen z. B. der Abbau von Stress, Spannung, Ängsten oder Frustrationen sowie die Befreiung von Wut, Scham oder sozialen Konflikten (vgl. Robinson, 2002: 21). Humor dient dabei als Ventil, erleichtert den Umgang mit schwierigen Situationen und kann zu Entspannung führen.
Überlegenheitstheorien	Manche Autoren, wie Titze und Eschenröder, geben der Überlegenheit noch den Zusatz der Aggression und sprechen von «Überlegenheits- und Aggressionstheorien», welche die feindseligen und entwertenden Komponenten des Humors betonen (vgl. Titze/Eschenröder, 2011: 48). Gegenstand dieser Theorien ist das Lachen über andere Menschen, deren Fehler und Missgeschicke, aber auch das Lachen über sich selbst (vgl. Bischofberger, 2008: 39). Dazu können die bösartige Ironie, Sarkasmus oder Zynismus gezählt werden.

Tabelle 4-3: *Fortsetzung*

Theorie	Beschreibung
Soziale Theorien	Soziale Theorien gelten als Gegenstück zu den Überlegenheitstheorien und betonen die sozial verbindenden Aspekte des Humors (vgl. Titze/Eschenröder, 2011: 48). Hierzu zählen die adaptiven Humorstile als Gegenstände. Humor verbindet, schafft ein Zugehörigkeits- und Gemeinschaftsgefühl, lässt schnell Vertrauen entstehen, nimmt Ängste und Anspannungen.
Inkongruenztheorien	Die Inkongruenztheorie geht u. a. auf Immanuel Kant und Arthur Schopenhauer zurück. Titze und Eschenröder beschreiben, dass die Inkongruenztheorien sich einerseits auf die besonderen Merkmale des Reizmaterials, welches Erheiterung auslöst, konzentrieren, andererseits aber auch die kognitive Verarbeitung von Information beschreiben (vgl. Titze/Eschenröder, 2011: 53). Es erfordert also ein Element der Komik und es muss etwas Unerwartetes, Überraschendes, eine Ambivalenz, eine Diskrepanz oder ein Konflikt zwischen den bestehenden Vorstellungen und dem Empfundenen vorliegen, was zu einer Absurdität führt und dadurch Lachen auslöst (vgl. Robinson, 2002: 19). Ein klassisches Beispiel hierfür wäre die Situationskomik.
Spieltheorie	Die Spieltheorie verweist darauf, dass Humor immer auch eine spielerische Komponente beinhaltet. Fry (1963) erforschte die Zusammenhänge zwischen Spiel, Humor und Lachen. Für ihn beinhalten laut Robinson (2002: 20), sowohl Humor als auch Spiel «eine interpersonale kommunikative Interaktion, beide haben mit dem Gleichgewicht zwischen Spontaneität und Wohlüberlegtheit zu tun und beide beinhalten Manipulationen auf einer abstrakten Ebene». McGhee (2012: 201) geht davon aus, «dass Humor das unausweichliche evolutionäre Ergebnis einer generellen Prädisposition zum Spiel ist».

5. Humor und Gesundheitsförderung

Die Gesundheit ist zwar nicht alles, aber ohne Gesundheit ist alles nichts.
(Arthur Schopenhauer)

Bevor man sich mit Gesundheitsförderung beschäftigt, sollte man sich zunächst genauer mit dem Begriff der Gesundheit auseinandersetzen. Laut WHO (1946) ist Gesundheit bekanntermaßen ein Zustand des vollkommenen körperlichen, geistigen und sozialen Wohlbefindens und nicht nur die Abwesenheit von Krankheit und Gebrechen. Gesundheit umfasst also mehrere Komponenten. Dazu zählen sicher auch Freude, Zufriedenheit, Glück und ein Lebenssinn. Interessant wäre demnach herauszufinden, wie viele Menschen laut WHO-Definition wirklich „gesund" wären. Sind Sie nach dieser Definition gesund? Einfacher ist es sicherlich, sich der Ansicht von Aaron Antonovsky anzuschließen. Für Antonovsky (1997) ist Gesundheit kein Zustand, sondern ein Prozess. Der Mensch befindet sich während seines Lebens durchgehend in einem „Gesundheits-Krankheits-Kontinuum", ist also nie vollkommen gesund oder vollkommen krank. Für Benner und Wrubel liegt diese Definition ihren Vorstellungen hinsichtlich Gesundheit am nächsten. Sie äußern, Gesundheit müsse als phänomenologische Definition das Sein, aber auch das Werden einbeziehen. Dies beinhaltet eine integrierte Sicht von Gemüt, Geist und Körper sowie das Einbeziehen situativer Möglichkeiten (vgl. Benner/Wrubel, 1997: 195). Die beiden Autoren bevorzugen den Begriff des Wohlbefindens, „weil er die gelebte Erfahrung von Gesundheit widerspiegelt [...]" (Ebd.: 195).

Lauterbach (2015) schreibt:

Gesundheit ist kein Zustand, sondern ein Prozess, der lebenslang in einer achtsamen Haltung gestaltet wird. In diesem Verständnis wirken alle Dimensionen von Gesundheit untrennbar zusammen:

- *die körperliche Gesundheit (Bewegung, Ernährung, Regeneration u.a.),*
- *die psychische Gesundheit (Denken, Fühlen, Haltungen u.a.),*
- *die soziale Gesundheit (Beziehungen, Wertschätzung, Verbundenheit u.a.) und*
- *die spirituelle Gesundheit (Sinnfragen, Lebensziele, über mich als Einzelwesen hinausreichende Dimensionen, Transpersonalität u.a.).* (Ebd.: 21)

Aus der Definition der WHO heraus entstand die Ottawa-Charta zur Gesundheitsförderung (WHO, 1986). Gesundheitsförderung zielt laut Ottawa-Charta auf einen Prozess ab, der Menschen mehr Selbstbestimmung über die eigene Gesundheit ermöglichen und sie damit zur Stärkung der Gesundheit befähigen soll. In Tabelle 5-1 finden Sie die verschiedenen Handlungsstrategien der Ottawa-Charta mit einigen Gedanken zur Umsetzung im psychiatrischen Pflegealltag.

Laut Ottawa-Charta der WHO (1986) erfordert aktives, gesundheitsförderndes Handeln folgende Prinzipien:

1. Entwicklung einer gesundheitsfördernden Gesamtpolitik
2. Schaffung gesundheitsfördernder Lebenswelten
3. gesundheitsbezogene Gemeinschaftsaktionen unterstützen
4. persönliche Kompetenzen und Fähigkeiten entwickeln
5. Gesundheitsdienste neu orientieren.

Der International Council of Nurses (ICN) verabschiedete bereits 1953 den Ethikkodex für Pflegende (ICN, 2012). Seitdem wurde die Fassung regelmäßig überarbeitet. An dieser Stelle ist es sinnvoll, einen Blick auf die zuletzt überarbeitete Fassung aus dem Jahre 2012 zu werfen. Niedergeschrieben sind die vier grundlegenden Aufgaben von Pflegenden:

- Gesundheit fördern
- Krankheit verhüten
- Gesundheit wiederherstellen
- Leiden lindern.

Es werden dort vier weitere Grundelemente aufgeführt, die den Standard ethischer Verhaltensweisen bestimmen. Diese vier Elemente sollen als Rahmen für Verhaltensnormen dienen (vgl. ICN, 2012):

1. Pflegende und ihre Mitmenschen
2. Pflegende und die Berufsausübung

Tabelle 5-1: Handlungsstrategien der Ottawa-Charta (Quelle: Eigenerstellung)

Strategie	Ansatzpunkte zur Umsetzung
Interessen vertreten	Verschreiben wir uns dem gesundheitsfördernden Handeln, ist es unsere Aufgabe, alles Mögliche dafür zu tun, unsere Patienten bei der Gesundheitsförderung zu unterstützen. Wir setzen uns für sie ein und erarbeiten gemeinsam mit ihnen (und dem multiprofessionellen Team) Lösungsmöglichkeiten und -strategien. Gesundheitsschädigende Faktoren sollten dabei ausgeschaltet werden. Hierbei müssen wir uns auch konstruktiv gemeinsam mit dem Thema „Recovery" auseinandersetzen. Wir übernehmen (z. B. als Bezugspflege) die Anwaltschaft für unsere Patienten für den Zeitpunkt, in dem sie selbst nicht (ausreichend) für sich sorgen können. Zu nennen wäre hier ebenfalls der Einsatz gegen die Stigmatisierung psychisch kranker Menschen in der Öffentlichkeit. Unterstützend und sinnvoll können dabei die Mitgliedschaft und Mitarbeit in Interessenverbänden, Gremien und Berufsverbänden sein. Diese setzen sich mit berufspolitischen und ethischen Themen ihres Fachbereichs auseinander.
Befähigen und Ermöglichen	Wir sollten im Sinne des Empowerment versuchen, die Autonomie des psychisch kranken Menschen bestmöglich zu stärken und zu fördern. Die Ressourcenaktivierung ist dabei ein zentraler Aspekt. Wir sollten dabei nach dem Motto „So viel wie nötig, so wenig wie möglich" handeln. Im psychiatrischen Bereich ist es sehr wichtig, dem Patienten Zugang zu Informationen zu ermöglichen. Dies kann mithilfe von Gesprächen, Psychoedukation oder Infobroschüren erfolgen. Auch der Zugang zum Internet sollte Patienten nicht ausnahmslos verwehrt werden. Ziel ist es, das größtmögliche Gesundheitspotenzial zu erreichen. Die Partizipation der Betroffenen kann dabei eine wichtige Rolle spielen. Betroffene sollten in alle Prozesse einbezogen werden und es sollte nicht über sie, sondern mit ihnen gesprochen werden. Die Ansichten und Meinungen der Betroffenen sind zu respektieren und zu akzeptieren.
Vermitteln und Vernetzen	Eine gute Vernetzung im Gesundheitssektor und darüber hinaus ist ein äußerst wichtiger Baustein zur Gesundheitsförderung in unserer Gesellschaft. Es sollten dabei Personen aus allen Lebensbereichen mit ihren unterschiedlichen Sichtweisen einbezogen werden. Es wird eine koordinierte Zusammenarbeit von Personen in Regierung, Sozial- und Gesundheitswesen, dem Wirtschaftssektor, verschiedenen Berufs- und Interessenverbänden, lokalen Einrichtungen, Betroffenenverbänden, Bürgerinitiativen und den Medien benötigt, um ziel- und gewinnbringend gemeinsam zu arbeiten und die derzeitige Situation dauerhaft zu verbessern.

3. Pflegende und die Profession
4. Pflegende und ihre Kolleginnen.

Wenn wir die verschiedenen Grundsätze und Handlungsbereiche der Ottawa-Charta und des ICN-Ethikkodex, an dem wir uns als Pflegende orientieren, betrachten, dürfte es uns sehr schwerfallen, Humor in unserer täglichen Arbeit einfach auszuklammern. Wird Humor als möglicher gesundheitsfördernder Aspekt wahrgenommen, sollte er auch zum Einsatz kommen. Humor kann ein wesentlicher Bestandteil der Gesundheitsförderung sein und ist eine wichtige Ressource psychisch kranker Menschen. Er kann die Resilienz fördern und das Leben positiv beeinflussen. Auch eine ethische Auseinandersetzung mit dem Thema ist durchaus wichtig. So hat der Verein HumorCare e.V. bereits ethische Richtlinien dazu verfasst (s. Anhang, Kap. 21.4).

Die salutogenetische Komponente von Humor, Humor als Möglichkeit zur Resilienzförderung sowie sein Bezug zu Empowerment und Recovery sollen im weiteren Verlauf näher betrachtet werden.

5.1 Salutogenese – Humor als Ressource entdecken

Suche nicht nach Fehlern, suche nach Lösungen.
(Henry Ford)

Aaron Antonovsky beschäftigte sich seit den 1970er-Jahren mit dem Phänomen der Salutogenese, was zu Deutsch etwa mit Gesundheitsentstehung (lat. *salus* = Wohlergehen/Gesundheit und griech. *genesis* = Entstehung) übersetzt werden kann. Er ging den Fragen nach, wie Gesundheit entsteht und was genau Menschen gesund hält. Die Salutogenese sah er als Gegenstück zur Pathogenese an. Er beschreibt ein Gesundheits-Krankheits-Kontinuum, in dem sich jeder Mensch bewegt und kritisierte dabei die pathogenetische Herangehensweise. Antonovsky (1997: 36) beschreibt das Kohärenzgefühl als „eine globale Orientierung, die ausdrückt, in welchem Ausmaß man ein durchdringendes, andauerndes und dennoch dynamisches Gefühl des Vertrauens hat“. Für ihn gehören dazu drei verschiedene Komponenten: Verstehbarkeit, Handhabbarkeit und Bedeutsamkeit:

- *Verstehbarkeit* ist die kognitive Fähigkeit, bestimmte Zusammenhänge im Leben logisch herzustellen.

- Mit *Handhabbarkeit* ist gemeint, Ressourcen zu erkennen, um sich den verschiedenen Anforderungen zu stellen. Die Anforderungen und Aufgaben lassen sich also bewältigen.
- *Bedeutsamkeit* befasst sich mit der Sinnfrage: Aufgaben und Anforderungen haben einen Sinn (vgl. Antonovsky, 1997: 34 ff.).

Für unser Arbeitsfeld, die psychiatrische Pflege, sollte der salutogenetische Gedanke immer mehr zu einer Selbstverständlichkeit werden: Nicht zuerst – und vor allem schwerpunktmäßig – auf die Defizite eines psychisch kranken Menschen sehen, sondern herausfinden, was den Menschen eigentlich gesund hält. Für Andreas Knuf ist ressourcenorientierte Arbeit weniger eine Frage der Technik, sondern eine Frage der Haltung. Ressourcenorientierte Arbeit zeigt sich für ihn auf drei verschiedenen Ebenen: Zum einen ist die Haltung der Fachpersonen ressourcenorientiert. Sie setzen verschiedene Methoden ein, um den Betroffenen zu helfen, ihre persönlichen Ressourcen wahrzunehmen und zu nutzen. Ebenso schaffen sie in ihren Einrichtungen eine Atmosphäre, in der Wachstum der Betroffenen möglich wird und wo sie sich selbst entfalten können (vgl. Knuf, 2011: 29 f.).

Praxisbeispiel

Zu uns auf Station kommt in regelmäßigen Abständen eine Patientin mit chronischer Schizophrenie. Sie kommt häufig in einem sehr wüsten, wahnhaft-psychotischen Zustand, da sie in den meisten Fällen ihre Neuroleptika eigenmächtig absetzt und dem Alkohol nicht abgeneigt ist. Die ersten Tage gestalten sich dementsprechend oft äußerst schwierig mit ihr. Allerdings ist diese Frau eine sehr humorvolle Person, welche nie um einen Witz verlegen ist. Genau damit kann man sie häufig in schwierigen Zeiten gut erreichen. So ist es uns neben der Kontinuität (gleiche Aufnahmestation, ihr bekannte Bezugspersonen), welche sie in der Behandlung erfährt, auch durch das Nutzen ihres Sinnes für Humor als Ressource möglich, sehr schnell ein vertrautes Verhältnis aufzubauen und somit die Behandlungsdauer meist sehr gering zu halten. Vor einiger Zeit erzählte sie mir übrigens einen Witz, der angeblich von ihr stammen soll: „Treffen sich zwei Soßen. Sagt die eine zur anderen: „Wollen wir nicht mal was zusammen unternehmen? Ich bin noch ungebunden."

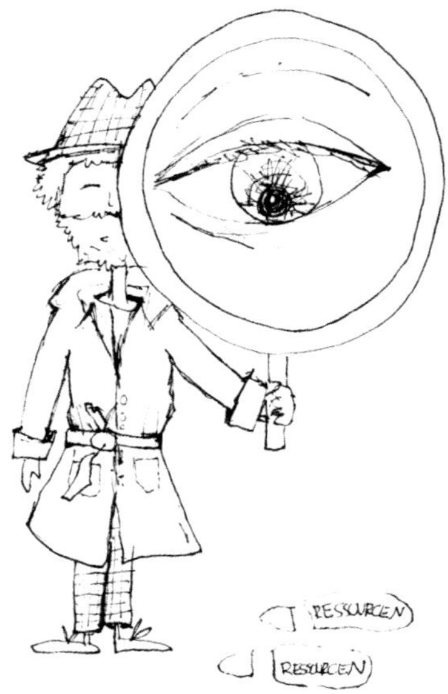

Die Salutogenese sollte keinesfalls nur einseitig betrachtet werden, denn sie kann sowohl dem Betroffenen als auch den Pflegekräften zugutekommen. In einem krankmachenden Milieu beispielsweise leidet schließlich nicht nur der Betroffene. Da wir Pflegekräfte diejenigen Personen sind, welche gemeinsam die meiste Zeit mit den Patienten verbringen, sollten wir uns auch um ein förderliches Milieu kümmern und uns dafür einsetzen. Wir Pflegenden sollten uns regelmäßig darüber Gedanken machen, was uns guttut und uns gesund hält. Die Psychohygiene ist dabei ein wesentlicher Punkt, über den man sich Gedanken machen und über den man im Gespräch sein sollte. Auch Sinnhaftigkeit und Spiritualität sind wichtige Faktoren, die nicht außer Acht gelassen werden dürfen. Lachen und Humor spielen in der Gesundheitsentstehung eine tragende Rolle: Lachen macht glücklich – Humor macht glücklich. Lachen ist gesund – Humor ist gesund. Mit Humor lassen sich die meisten Dinge im Leben leichter nehmen. Er schafft es sogar, dass man sich selbst auf den Arm nehmen kann – sich selbst also nicht so wichtig nimmt. Dies ist von zentraler Bedeutung, um beispielsweise einem Burn-out vorzubeugen. Humor liebt es, geteilt zu werden. Humorvolle Menschen sind gerne in Gesellschaft und ziehen sich sozial weniger zurück. Sie schaffen es, dem Leben ein Schnippchen zu schlagen. Humor fördert die Kreativität und die Lebenslust. Somit trägt er einen enormen Teil zur Gesunderhaltung bei.

Reflexionsfrage
Was hält Sie persönlich gesund?

5.2 Resilienz fördern

Die Kunst ist, einmal mehr aufzustehen, als man umgeworfen wird.
(Winston Churchill)

Der Begriff „Resilienz“ ist dem lateinischen Wort *resilire*: zurückspringen, abprallen und dem Englischen *resilience* (Widerstandsfähigkeit) entlehnt worden. Die Widerstandsfähigkeit eines Menschen ist eine wichtige und wertvolle Ressource im Umgang mit psychischen Krisen. Man kann sie von klein auf in sich tragen aber auch im Laufe des Lebens erlernen und trainieren. Man versteht darunter die Fähigkeit, Krisen nicht nur zu überstehen, sondern durch die Bewältigung gestärkt aus der Krise hervorzugehen (vgl. Gruhl et al., 2011: 304). Ein zentraler Aspekt dabei ist das Einbeziehen von Ressourcen als Bewältigungsstrategie. „Es ist nie zu spät, sich neue Ressourcen anzueignen und sich in seinem Umfeld weiterzuentwickeln.“ (Thomet/Richter, 2012: 26). Resiliente Menschen werden sinnbildlich häufig mit einem Stehauf-Männchen verglichen. Gruhl schreibt ihnen drei Grundhaltungen (Optimismus, Akzeptanz, Lösungsorientierung) und vier Fähigkeiten (sich selbst regulieren, Verantwortung übernehmen, Beziehungen gestalten und Zukunft gestalten) zu (vgl. Gruhl, 2011: 23ff.). Sie äußert dabei zum Thema „Humor“: „Resiliente Menschen sind in der Lage, sich selbst und alles, was das Leben ihnen beschert, mit Humor zu betrachten. Lachen befreit und schafft wohltuenden Abstand zu kleinen und großen Ärgernissen des Alltags und relativiert ihre Gewichtigkeit und Tragweite.“ (Gruhl, 2011: 122). Metzner schreibt dazu: „Wie die Forschung zeigt, erfahren besonders widerstandsfähige (resiliente) Menschen jedoch mindestens dreimal so viele positive Gefühlszustände wie negative!“ (Metzner, 2015: 66). Probleme, Konflikte und Krisen gehören zum Leben dazu – für jeden Menschen. Entscheidend ist allerdings, wie wir damit umgehen. Lassen wir uns gleich aus der Bahn werfen oder nehmen wir Herausforderungen an und versuchen, das Beste daraus zu machen? Mit einer humorvollen Grundhaltung kann man Herausforderungen deutlich leichter angehen als mit perfektionistischen Grundzügen. Dies ist häufig zum Scheitern oder zumindest zum Stolpern verurteilt und erschwert unser Leben enorm. Michael Titze sagte einmal: „Nur eines sollten wir perfektionieren: unseren Mut zur Unvollkommenheit." (Titze/Patsch, 2014: 53). Titze und Lambrecht beschreiben den humorvollen Menschen als jemanden, der sehr flexibel ist und nicht nach der vollkommenen Lösung sucht. Auf der Suche nach Lösungen für Probleme sucht er Wege abseits der Schnellstraßen des Lebens. Bei drohender Staugefahr nimmt er die Ausfahrt und er nimmt auch in Kauf, auf unebenen, holprigen Straßen zum Ziel zu gelangen. Menschen, die diese Bereitschaft zu etwas Unvollkommenem nicht besitzen, geraten häufig in die Zwickmühle und laufen Gefahr, immer wieder enttäuscht zu werden (vgl. Titze/Lambrecht, 2013: 52).

Neben dem Aneignen neuer Ressourcen kann auch die Erinnerung an frühere Zeiten, Erlebnisse oder Bewältigungsmechanismen eine wertvolle Ressource sein. Wie war es früher in meiner Familie? Über welche Dinge wurde damals gemeinsam gelacht? Humor ist eine der wichtigsten Ressourcen des Menschen. Er ist die Gehhilfe, die uns stützt und uns das Aufstehen und Laufen erleichtert.

5.3 Empowerment und Recovery

Man muss das Unmögliche versuchen, um das Mögliche zu erreichen.
(Hermann Hesse)

Empowerment bedeutet im Deutschen etwa so viel wie Selbstbefähigung oder Selbstermächtigung. „Empowerment meint also die Zurückgewinnung von Stärke und Einfluss betroffener Menschen auf ihr eigenes Leben und steht für eine Emanzipation der Betroffenen." (Knuf, 2011: 8). Gemeint sind alle Maßnahmen in Zusammenhang damit, Menschen zu mehr Autonomie zu verhelfen. Ziel ist es, dass der Betroffene die Verantwortung für sein Tun und Handeln (wieder) eigenmächtig übernehmen kann. Es bedeutet allerdings auch, hinter dem Patienten zu stehen, wenn er sich für Wege entscheidet, die einem professionell Pflegenden so manchen Bauchschmerz bereiten. Man darf dies ruhig beim Betroffenen ansprechen, sollte aber trotzdem versuchen, ihn größtmöglich zu unterstützen. Auch mit der Unterstützung ist es bei uns Pflegenden so eine Sache. Wir neigen manchmal dazu, unsere Patienten überzubehüten. Die Unterstützungsdevise bei Empowerment lautet allerdings: So viel wie nötig und so wenig wie möglich. Wesentliche Bestandteile des Empowerments in der psychiatrischen Pflege müssen demnach die Suche und der Rückgriff auf die Ressourcen der Betroffenen sein. Es liegt mit an uns Pflegenden, nicht sichtbare, verschüttete oder vergessene Ressourcen bei unseren Patienten wieder zu wecken und zu stärken. Das heißt, auf eine gemeinsame Reise mit dem Patienten zu gehen und ihn auf seiner Suche zu unterstützen.

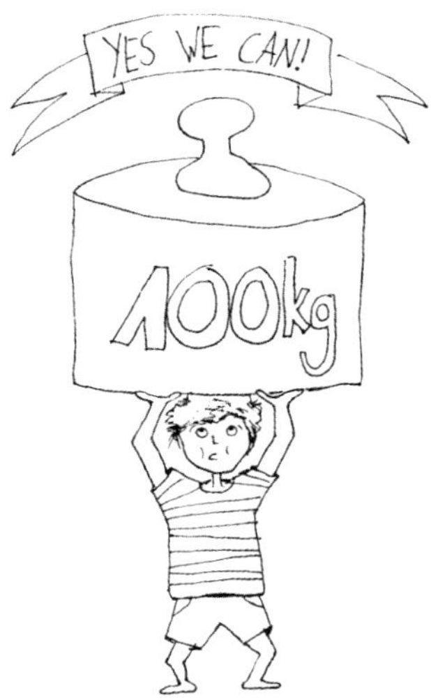

Hilde Schädle-Deininger (2006) führt einige Grundlagen des Empowerment auf:

- *Die Fähigkeit, eigene Entscheidungen treffen zu können*
- *Über einen Zugang zu Informationen und Ressourcen zu verfügen*
- *Verschiedene Handlungs- und Wahlmöglichkeiten haben*
- *Als Individuum das Gefühl zu haben, etwas zu bewegen*
- *Veränderungen im eigenen Leben und im sozialen Umfeld in Angriff nehmen*
- *Sich als Teil einer Gemeinschaft und sich nicht allein zu fühlen*
- *Kritisch denken und Beeinflussung durchschauen*
- *Zorn, Wut und Aggression erkennen und äußern*
- *Neue Fähigkeiten erwerben, die für den Einzelnen selbst wichtig sind*

- *Seine Rechte erkennen*
- *Rückmeldungen geben können und Kritikfähigkeit erlangen*
- *Ein positives Selbstbild entwickeln*
- *Stigmatisierung entgegenwirken und überwinden*
- *Die Einstellung, dass aus jeder Krise gelernt werden kann*
- *An die ständige Weiterentwicklung glauben.* (Ebd.: 172)

Flückiger und Wüsten beschreiben die „Ressourcenorientierte Gesprächsführung“ etwas genauer. Die beratende Person kann dabei die Aufmerksamkeit auf verschiedene Blickwinkel richten und somit dem Gegenüber andere oder neue Perspektiven aufzeigen. Da psychisch kranke Menschen (und nicht nur diese) häufig eher defizitfokussiert sind, muss man als beratende Person aus diesem negativen Denksystem des Patienten ausbrechen (vgl. Flückiger/Wüsten, 2009: 17). Humor mit seinen unterschiedlichsten Facetten eignet sich dabei sehr gut, um solche Denksysteme und -blockaden zu durchbrechen und neue Perspektiven zu ermöglichen. Hierbei ist wichtig, dass Humor und Lachen trotz der Schwere einer Erkrankung als Ressource gefunden und hergenommen werden kann.

Knuf (2011) führt einige Fragen auf, die man im Alltag schnell und einfach einsetzen kann. Diese Fragen können ebenso gut auch in die pflegerische Anamnese eingebaut werden. Sie dienen zur Ressourcenorientierung und sollten individuell auf den einzelnen Patienten abgestimmt werden.

- *Wann haben Sie zum letzten Mal gedacht: Jetzt wird alles wieder besser?*
- *Wann haben Sie sich in letzter Zeit gut gefühlt?*
- *Wann ging es Ihnen das letzte Mal nicht ganz so schlecht?*
- *Was können Sie besonders gut?*
- *Worauf sind Sie stolz?*
- *Welche Hobbies haben Sie? Welche Hobbies hatten Sie früher?*
- *Von welchem dieser Hobbies haben Sie schon mal überlegt, es wieder aufzunehmen?*
- *Was macht Ihnen Spaß? Was hat Ihnen früher Spaß gemacht?*
- *Was war Ihr schönstes Erlebnis in der letzten Zeit? Was war Ihr schönstes Erlebnis in Ihrem Leben?*
- *Zu welcher Tageszeit geht es Ihnen am besten?*
- *Was würden Sie gerne mal wieder erleben? Wie war das damals für Sie, als Sie das getan haben?*

- *Welches war die beste Zeitspanne in Ihrem Leben?*
- *Was ist Ihnen in dieser Zeit alles gelungen?* (Ebd.: 27)

Humor kann als eine Möglichkeit gelten, dem Patienten zu mehr Autonomie zu verhelfen. Vor allem durch seine manchmal paradoxe Art und Weise schafft er es, Sichtweisen zu ändern und wertvolle Ressourcen freizulegen. Humor bringt Farbe ins Spiel, ermutigt zu Fehlerfreundlichkeit und kann als Gegenspieler des Perfektionismus gesehen werden. Man könnte beim Einsatz von Humor in der Behandlung auch von humorvollem Empowerment sprechen.

Reflexionsfrage
Wie unterstützen Sie Ihre Patienten, damit diese ihre Autonomie wiedererlangen und stärken können?

5.3.1 Was ist eigentlich Recovery?

Unter Recovery versteht man einen Prozess der „Wiedergesundung" oder „Wiedergenesung". Ob damit eine völlige Ausheilung oder einfach nur ein professioneller Umgang der Betroffenen mit der Erkrankung gemeint ist, hängt von der jeweiligen Definition ab. William A. Anthony beschreibt Recovery als einen zutiefst persönlichen und einmaligen Prozess der Veränderung der eigenen Einstellungen (Haltung), Werte, Gefühle, Ziele, Fertigkeiten und/oder Rollen. Es ist der Weg, ein befriedigendes, hoffnungsvolles und beitragendes Leben auch unter Einschränkungen der Erkrankung zu ermöglichen. Recovery beinhaltet die Entwicklung einer neuen Lebensbedeutung, eines Sinns in einem Überwindungsprozess der katastrophalen Auswirkungen der psychischen Erkrankung (vgl. Anthony, 1993: 13; Amering/Schmolke, 2012: 25).

Andreas Knuf (2011) führt ein Recovery-Modell von Ralph und der Recovery Advisery Group (2004) auf, in dem sechs Wege zur Gesundung beschrieben werden:

1. Verzweiflung
2. Erwachen
3. Erkenntnis: Gesundung ist möglich
4. Umsetzung

5. entscheidendes Engagement für die eigene Gesundung
6. Wohlbefinden und Empowerment. (Vgl. Knuf, 2011: 14)

Für Patricia Deegan ist Recovery weder ein Resultat noch ein Endprodukt. Es bedeutet auch nicht, dass man geheilt oder stabil in der Gemeinschaft ist. Recovery bedeutet oft eine Wandlung des Selbst, bei der man einerseits eigene Grenzen akzeptiert und andererseits eine neue Welt von Möglichkeiten entdeckt. Das ist das Paradoxe an Recovery: Im Akzeptieren dessen, was wir nicht tun oder sein können, beginnen wir zu entdecken, wer wir sein und was wir tun können. Recovery ist ein Prozess. Recovery ist eine Art zu leben. (Vgl. Deegan, 1996: 13).

Ein schönes Beispiel von Recovery beinhaltet folgende Geschichte:

Ein Mann suchte einen Psychiater auf und sagte ihm, er werde jede Nacht von einem über 30 Meter langen Drachen mit drei Köpfen besucht. Er war ein Nervenbündel, konnte nicht mehr schlafen und war am Rande eines Zusammenbruchs. Sogar an Selbstmord hatte er schon gedacht. „Ich glaube, ich kann Ihnen helfen", sagte der Psychiater, „aber ich muß Sie warnen, es wird ein oder zwei Jahre dauern und 3000 Dollar kosten."

„3000 Dollar!", rief der Mann. „Vergessen Sie es! Ich werde einfach nach Hause gehen und mich mit dem Drachen anfreunden." (Mello, 2004: 30)

Mike Slade beschreibt in seinem Leitfaden „100 ways to support recovery" zwei verschiedene Bedeutungen des Wortes. Auf der einen Seite „klinische Recovery", eine Idee, die aus Erfahrungen von Gesundheitsexperten entstand, und zum anderen „persönliche Recovery", die auf persönlichen Erfahrungen von Betroffenen beruht. Die aufgeführte Definition von Anthony (1993) liegt der persönlichen Recovery zugrunde (vgl. Slade, 2009: 4). Recovery kann also verschiedene Dinge bedeuten und ist individuell zu betrachten. In der psychiatrischen Pflege Tätige sollen die Betroffenen auf ihrem Weg unterstützen. Die Devise dabei lautet: „So viel wie nötig, so wenig wie möglich." Der Betroffene soll so autonom wie möglich bleiben, auch wenn uns Pflegenden dies manchmal schwerfällt und wir häufig den Gedanken des „Machens" und „Schaffens" in uns tragen. Das kann durchaus auch hilfreich sein, aber wir sollten eigentlich eher Hilfe zur Selbsthilfe geben. Manchmal ist es in einer Behandlung allerdings auch notwendig, dass wir

Fachkräfte für unsere Patienten Entscheidungen treffen. Es kann vorkommen, dass Menschen manchmal zeitweise nicht für sich selbst sorgen können und Fachpersonen dann die Führung übernehmen und im Sinne des Wohles des Patienten in das Geschehen eingreifen müssen (vgl. Slade, 2009: 8).

Hat man im Leben keinen Humor mehr, ist dies ein finsterer Zustand. Nicht umsonst sagt uns der Volksmund, es sei wichtig, niemals den Humor zu verlieren. Humor kann Hoffnung auf Besserung geben und dazu dienen, die Situation besser zu akzeptieren. Man kann auch lernen, humorvoll zu scheitern. Werden Niederlagen oder Rückschläge mit Humor genommen, können sie von den Betroffenen einfacher verarbeitet werden. Humor ist daher ein Zeichen von Recovery. Entscheidend dabei ist der lebensbejahende und trotzende Aspekt von Humor. Anstatt zu verzagen, sich zurückzuziehen und in seinem Elend zu vergehen, entscheidet man sich mit Humor bewusst dagegen. Das ist für mich ein Teil von Recovery. Humor kann einem psychisch kranken Menschen helfen, das Zepter wieder in die eigene Hand zu nehmen und nach vorne zu sehen sowie neue Sichtweisen und Entscheidungsmöglichkeiten eröffnen. Humor ist eben, wenn man trotzdem – oder vielleicht auch trotzend – lacht! Humor kann also als ein wesentlicher Baustein der Selbstbefähigung und Wiedergenesung gesehen werden und sollte in der psychiatrischen Pflege auch bewusst dafür eingesetzt werden. Hirsch (2012b) schreibt dazu:

> *Eine Aufgabe des Helfers ist es, den Sinn für Humor Kranker oder Pflegebedürftiger zu wecken, zu fördern oder zu rehabilitieren, um die Genesung zu fördern. Die Pflege und Behandlung dürfte ihren Zweck verfehlen, wenn Lebensfreude und damit auch die Lebensqualität nicht vermehrt wird sowie Kreativität sich nicht entfalten darf. Der Kranke oder Pflegebedürftige bedarf des mit ihm im Humor schwingenden, lächelnden Herzens des Helfers.* (Ebd.: 251)

Eckhard Lotze (2013) richtet seine Aussage direkt an Pflegende:

> *Für den Kontext der Pflege ist es wichtig, die Tatsache zu berücksichtigen, dass menschliche Entwicklung trotz Krankheit nicht aufhört. Sie kann vielmehr durch Krankheits- bzw. Bewältigungserfahrungen sogar gefördert werden, Menschen wachsen auch an den Herausforderungen einer Krankheit.*

> *Die Aufgaben der Pflege bestehen dementsprechend darin, Kompetenzerfahrungen trotz Einschränkungen möglich zu machen und einen individuellen Bewältigungsstil zu unterstützen.* (Ebd.: 80)

Er führt dabei einen weiteren wichtigen Punkt auf: Individualität. Häufig ist der psychiatrische Alltag durch Regeln gegliedert. Regeln sind nicht zwingend etwas Schlechtes. Es bedarf ihrer in der Psychiatrie durchaus und manchen Menschen tut eine gewisse Grundstruktur, an die sich alle Mitarbeiter halten, sehr gut. Vor allem im Umgang mit Menschen, die an Persönlichkeitsstörungen (z. B. emotional instabile Persönlichkeit vom Borderline-Typus) leiden, ist eine einheitliche Linie des Pflegeteams sehr wichtig, um beispielsweise Spaltung zu vermeiden. In den meisten Fällen muss die Fachkraft individuell entscheiden, was welchem Patient guttut. Schließlich ist jeder Mensch einzigartig. Hält man sich strikt an Regeln oder Standards, kann es rasch geschehen, dass man den Menschen aus dem Blickfeld verliert. Wichtig dabei können individuelle, neu getroffene, gemeinsame Absprachen im Team sein, sodass jeder auf dem gleichen Stand ist. Man sollte nicht nur auf genormten, standardisierten Vorgehensweisen beharren, sondern diese kritisch reflektieren und den großen Zutatenkorb der psychiatrischen Interventionsmöglichkeiten ausnutzen. Humor sollte selbstverständlich in diesem Zutatenkorb Platz erhalten und gleichwertig neben anderen Interventionsmöglichkeiten bereitliegen.

Die Suche nach dem Sinn kann durch Humor erleichtert werden. Heitere Gelassenheit ist dabei sinnvoller als ernsthafte Verbissenheit. Humorvolle Menschen sind offener und haben einen erweiterten Blick. Werden Situationen oder Gegebenheiten mit Humor genommen, besteht die Möglichkeit, weniger enttäuscht zu werden. Also: Humor macht Sinn!

Reflexionsfrage
Welche Bedeutung hat Recovery in Ihrem Arbeitsumfeld?

5.3.2 Auf der Suche nach dem Sinn

Hoffnung spielt bei Empowerment und Recovery eine zentrale Rolle. Laut Václav Havel ist sie nicht die Überzeugung, dass etwas gut ausgeht, sondern die Gewissheit, dass etwas einen Sinn hat, egal wie es ausgeht. So gesehen haben Hoffnung und Sinn etwas Gemeinsames. Um es im Sinne der Recovery-Bewegung zu sagen: Hoffnung macht Sinn! Man könnte es auch andersherum sehen: Wenn man den Eindruck hat, dass etwas einen Sinn hat, macht es Hoffnung. Sinn bedeutet, dass etwas Ordnung hat und dass etwas Größeres dahintersteht, das diesen Sinn stiftet. Dies gibt das Gefühl von Sicherheit und somit stiftet Sinn Hoffnung! Ich bin der Meinung, dass alle Menschen in ihrem tiefsten Inneren auf der Suche nach Sinn sind, nach Halt, nach etwas, das ihr Leben aus- und erfüllt. Die Hoffnung auf Etwas kann uns dabei antreiben und am Leben erhalten. Sie ist wie ein Lebenselixier. Bekanntermaßen ist die Hoffnung auch das, was zuletzt stirbt. Deshalb ist es in der psychiatrischen Arbeit von großer Bedeutung, sich auf die Suche nach dem Sinn (des Lebens, der Erkrankung, der Handlungen etc.) zu machen. Betrachten wir den Menschen dabei als ganzheitlich, wird sich uns ein bio-psycho-sozial-spirituelles Wesen offenbaren. Die Spiritualität ist ein Teilbereich, den es in Zukunft stärker zu berücksichtigen gilt. Wie bereits von einigen Personen gefordert, ist es durchaus sinnvoll, das „Bio-psycho-soziale Modell" um die Spiritualität zu erweitern (Abb. 5-1), um der Ganzheitlichkeit gerechter zu werden. Der Glaube hat die Kraft, Berge zu versetzen, deshalb sollte man

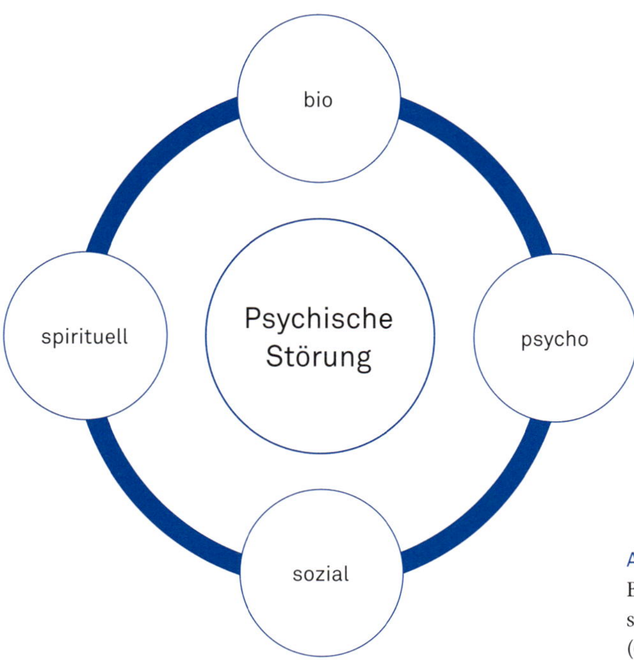

Abbildung 5-1: Bio-psycho-sozial-spirituelles Modell (Quelle: Eigenerstellung)

diese Kraft in der Behandlung nicht außen vor lassen und sie besser mit einbeziehen. Wir Pflegende sollten unsere Patienten auf dem Weg der Sinnfindung unterstützen und begleiten. Frankl (1987) schreibt zu diesem Thema:

> *Wir müssen lernen und die verzweifelnden Menschen lehren, daß es eigentlich nie und nimmer darauf ankommt, was wir vom Leben noch zu erwarten haben, vielmehr lediglich darauf: was das Leben von uns erwartet! Zünftig philosophisch gesprochen könnte man sagen, daß es hier also um eine Art kopernikanische Wende geht, so zwar, daß wir nicht mehr einfach nach dem Sinn des Lebens fragen, sondern daß wir uns selbst als die Befragten erleben, als diejenigen, an die das Leben täglich und stündlich Fragen stellt – Fragen, die wir zu beantworten haben, indem wir nicht durch ein Grübeln oder Reden, sondern nur durch ein Handeln, ein richtiges Verhalten, die rechte Antwort geben. Leben heißt letztlich eben nichts anderes als: Verantwortung tragen für die Erfüllung der Aufgaben, die jedem einzelnen das Leben stellt, für die Erfüllung der Forderung der Stunde. Diese Forderung, und mit ihr der Sinn des Daseins, wechselt von Mensch zu Mensch und von Augenblick zu Augenblick. Nie kann also der Sinn menschlichen Lebens allgemein angegeben werden, nie läßt sich die Frage nach diesem Sinn allgemein beantworten – das Leben, wie es hier gemeint ist, ist nichts Vages, sondern jeweils etwas Konkretes, und so sind auch die Forderungen des Lebens an uns jeweils ganz konkrete.* (Ebd.: 124 f.)

Die Frage nach dem Sinn des Lebens beschäftigt uns Menschen wahrscheinlich, seitdem wir zu reflektiertem Denken fähig sind. Eine pauschale und allgemein anerkannte Antwort darauf hat sich bisher nicht gefunden. Trotzdem begegnet uns diese Frage in unserem Alltag in der psychiatrischen Pflege ständig. Entweder, weil Patienten sich diese Frage stellen, an ihr nagen oder gar an ihr verzweifeln, oder sie stellt sich uns, wenn wir uns fragen, was denn normal ist, und ob es sinnvoll ist, jemanden auf den Weg in die „Normalität" zurückzuführen. Nicht immer wird die Frage wirklich im Kern gestellt, es gibt auch Varianten, wie zum Beispiel die Frage: Wie kann ich Sinn in dieser aktuellen schwierigen Situation sehen? Auch diese Frage beschäftigt uns Menschen seit langem: der Sinn im Leid.

Die Psychologie der Neuzeit stellt sich dieser Frage ebenso. Eine sehr nüchterne und lebensnahe Antwort darauf findet Viktor Frankl (1994). Er spricht von drei Wegen der Sinnerfüllung:

- *schöpferische Werte:* Zum einen kann Sinnerfüllung durch schöpferisches Tun oder Arbeit erlangt werden. Jemand verwirklicht also etwas, vollbringt eine Tat oder schafft ein Werk.
- *Erlebniswerte:* Die zweite Möglichkeit entsteht durch bedeutsame Erfahrungen mit Menschen oder der Natur (Erleben von Liebe, Genuss oder Schönheit).
- *Einstellungswerte:* Der dritte Weg zur Sinnerfüllung besteht in einer Konfrontation mit Leiden oder Schicksalsschlägen (Verlust und Leiden annehmen und Leidensfähigkeit entwickeln). (Vgl. Kaluza, 2004: 46).

Sinn ist immer subjektiv. Ich glaube, dass jeder Mensch unterschiedlich Sinn in etwas sehen kann. Und ich halte es auch für wichtig, dass man als „Außenstehender", wie etwa als Krankenpfleger in der Psychiatrie, nicht darüber urteilen sollte, ob es auch wirklich einen Sinn hat oder sinnvoll ist, was der Patient mit Sinn gefüllt hat. Allein die Betrachtung unseres eigenen Lebens sollte uns da sehr vorsichtig werden lassen: Wie oft im Leben haben wir unsere Meinung darüber, was für uns sinnvoll oder sinnhaltig ist, geändert?

Reflexionsfrage
Haben Sie sich schon einmal gefragt, was der Sinn Ihrer Tätigkeit ist, oder welchen Sinn eine Erkrankung haben kann?

6. Beziehungsarbeit – das A und O in der psychiatrischen Pflege

Es muss von Herzen kommen, was auf Herzen wirken soll.
(Johann Wolfgang von Goethe)

Wie gelingt es uns in der Pflege, dem Patienten behilflich zu sein, Ressourcen zu wecken, wiederzuentdecken und den Recovery-Prozess zu durchleben? Indem wir eine Beziehung zu dem Menschen aufbauen. Somit ist psychiatrische Pflege im wesentlichen Beziehungsarbeit. Gewissermaßen findet im psychiatrischen Bereich ständig Beziehung statt, sei es ein kurzer Smalltalk auf dem Flur, das Ausgeben der Medikation oder die gemeinsame Mahlzeit. Man könnte fast behaupten, wir in der psychiatrischen Pflege Tätigen wären Profis der Beziehungsgestaltung – zumindest in den allermeisten Fällen. Christoph Müller hat über Humor in der Beziehungsgestaltung folgenden Satz definiert: „Wer in der psychiatrischen Pflege mit Witz und Humor arbeitet, hat sich explizit für Beziehungsarbeit entschieden." (Müller, 2008: 151). Ein weiteres Zitat von Gilmore führt uns vielleicht zu einer Erklärung der Wahrheit dieses Satzes: „Menschen humorvoll, spielerisch und würdevoll zu begegnen bedeutet, sie in ihrem Kern, in ihrem Wesen ernst zu nehmen und sie wertzuschätzen." (Gilmore, 2007: 7). Humor mit jemand zu teilen und sich darüber zu verstehen, bedeutet immer, sich auf den anderen einzulassen, sich in seine Gedankenwelt hineinzuversetzen und ihn somit wertzuschätzen. Zu einer optimalen Beziehungsgestaltung gehören selbstverständlich viele verschiedene Komponenten, die in der Behandlung ineinandergreifen. Wichtig ist die Auseinandersetzung mit den Eckpunkten der personenbezogenen Psychotherapie nach Carl Rogers (2013). Er stellt dabei die Begriffe „Empathie", „Kongruenz/Echtheit" und „Wertschätzung (bedingungsfreies Akzeptieren)" in den Mittelpunkt.

Empathie

Hierbei beschreibt Rogers die Fähigkeit, Erlebnisse und Gefühle des Gegenübers und deren persönliche Bedeutung präzise und sensibel zu erfassen und einfühlend zu verstehen. Der Therapeut fühlt sich dabei in die Welt und die aktuelle Situation des Klienten ein.

Kongruenz/Echtheit

Dies ist für Rogers der grundlegende Punkt unter den Einstellungen eines Therapeuten, welcher den positiven Verlauf der Therapie fördert. Offenheit und Transparenz in Bezug auf die eigenen Gefühle und Einstellungen spielen dabei eine tragende Rolle im Umgang mit dem Betroffenen. Der Therapeut ist er selbst und verleugnet sich nicht.

Wertschätzung (bedingungsfreies Akzeptieren)

Tiefe und echte Zuwendung fördern für Rogers den therapeutischen Prozess. Bedingungsfreies Akzeptieren meint für ihn einen Vorgang, in dem die Zuwendung frei von Bewertungen oder Beurteilungen der Gedanken, Gefühle und Verhaltensweisen des Gegenübers ist. Warme, entgegenkommende, nicht besitzergreifende Wertschätzung ohne Einschränkungen und Urteile (vgl. Rogers, 2013: 23ff.)

Für mich sind das wesentliche Elemente im Umgang mit psychisch kranken Menschen. Um dies etwas besser zu verdeutlichen, ein kleines Beispiel.

Praxisbeispiel

Vor einigen Jahren hatten wir einen älteren Herrn auf unserer Station. Er wurde von seiner Frau immer wieder in die Psychiatrie gebracht, wenn sie in Urlaub gehen wollte. Meist stellte sich das aber erst während der Behandlung heraus. Ein Kollege unterhielt sich eines Tages mit dem Patienten und scherzte dabei mit ihm. Unser damaliger Zivildienstleistender, der zu diesem Zeitpunkt gerade ein paar Tage auf unserer Station war, lauschte dem Gespräch aufmerksam. Er war mit einem nicht unterentwickelten Selbstbewusstsein ausgestattet und beanspruchte für sich, dass er seine neue Aufgabe als „Pfleger“ auf Anhieb perfekt zu erfüllen wusste. Später versuchte er im Stile meines langjährig in der Psychiatrie tätigen Kollegen eine Konversation im gleichen Stil mit dem Patienten zu starten. Der Patient unterbrach den Zivi sehr schnell, deutete auf den Kollegen und äußerte leicht verärgert: „Du

Grünschnabel, von diesem Mann kannst du noch sehr viel lernen.“ Psychisch kranke Menschen haben oft ein sehr sensibles Gespür für echten Humor oder fehlende Authentizität und Wertschätzung.

Mit den Erkenntnissen Carl Rogers liegt es an uns Pflegenden, unsere Patienten und Klienten wertzuschätzen und ihre Meinungen und Einstellungen zu akzeptieren und zu respektieren, auch wenn wir sie nicht immer teilen. Ihnen unseren Willen aufzuzwingen ist der falsche Lösungsansatz. Schließlich haben sie das Recht, ihre eigenen Entscheidungen zu treffen. Auch wenn es mir bei manchen Menschen im ersten Moment Bauchschmerzen bereitet, zeigt sich das häufig als vertrauensvolle Maßnahme und stärkt die Zusammenarbeit für weitere therapeutische Maßnahmen während des Aufenthalts oder eines zukünftigen Aufenthalts. Der Patient fühlt sich dabei ernst genommen und wertgeschätzt. Auch hierbei hilft Humor deutlich weiter. Nimmt man Entscheidungen mit Humor, ist es oft befreiender, die Dinge sind leichter zu ertragen und das mulmige Bauchgefühl kann etwas abgefedert werden.

Was sind weitere wichtige Grundhaltungen in der Betreuung psychisch kranker Menschen? Salameh (2007) fasst elf wichtige Beraterfaktoren zusammen.

Elf wichtige Beraterfaktoren nach Salameh

- Achtung
- Empathie
- Insistieren auf Konkretheit
- Konfrontation/Affirmation
- Authentizität
- Warmherzigkeit
- Selbstreferenz
- Geduld im Kontakt
- durchgeformte und klare Sprache
- ethische/juristische Verantwortlichkeit
- Humor (vgl. Salameh, 2007: 68–72).

Für die psychiatrische Pflege und somit für die Behandlung psychisch kranker Menschen spielen für mich weitaus mehr Grundhaltungen, Einstellungen und Faktoren eine entscheidende Rolle (Abb. 6-1, S. 90). Humor zählt für mich zu den Schlüsselqualifikationen psychiatrisch Pflegender. Schädle-Deininger (2006) definiert Schlüsselqualifikationen folgendermaßen:

> *Schlüsselqualifikationen sind die Einstellungen, Fähigkeiten und Strategien, die dabei helfen, Probleme zu lösen und neue Kompetenzen zu erwerben und sind im Verbindungszusammenhang von intelligentem Wissen im sozialen Lernumfeld zu sehen. Damit verbunden ist das Interesse des eigenständigen Lernens und der Verbesserung der eigenen Lernprozesse durch Erkenntnisse, Reflexion, Flexibilität, Fähigkeit zur Kommunikation und Zusammenarbeit, kreatives Denken und Grundhaltungen. Das bedeutet, dass Schlüsselqualifikationen nicht nur eine einzelne Fähigkeit meint, sondern ein Netzwerk von Kompetenzen.* (Ebd.: 30)

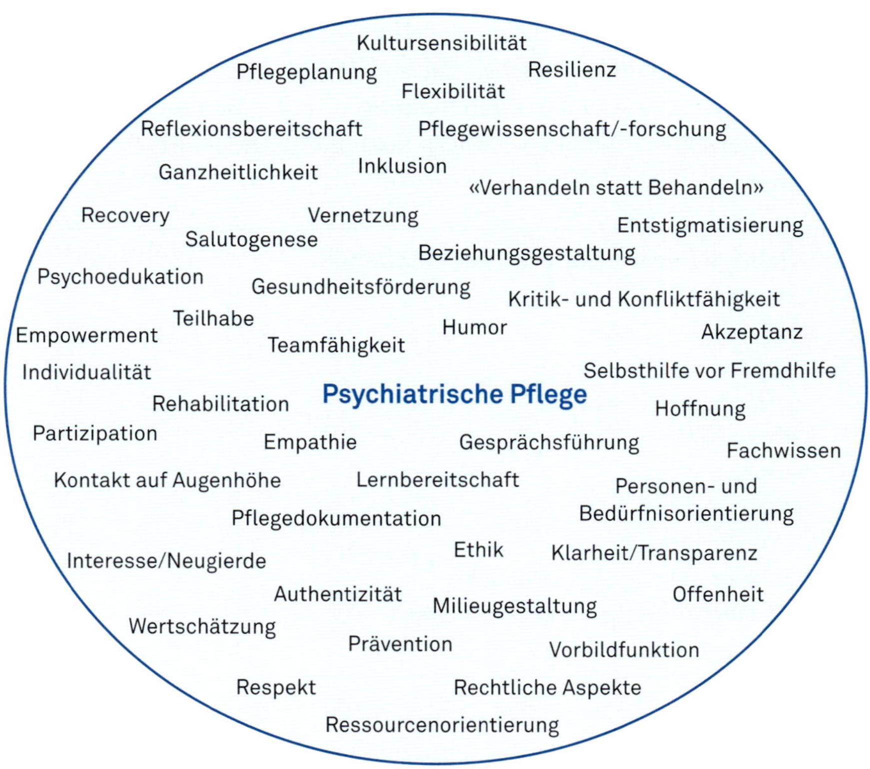

Abbildung 6-1: Einige Zusammenhänge hinsichtlich Basis, Grundhaltungen und Einstellungen der psychiatrischen Pflege (Quelle: Eigenerstellung)

Ohne Humor läuft die psychiatrische Pflege Gefahr, sich in der Ernsthaftigkeit und Schwere manchen Leidens zu verlieren. Das bedeutet nicht, dass Humor dazu dienen sollte, Dinge nicht ernst zu nehmen. Im Gegenteil! Mit Humor weiß man um den Ernst der Lage, schafft es aber, trotzdem einen Ausweg zu finden. Humor schlägt eine Brücke über Probleme und Leid. Begeht man diese Brücke, ist einem bewusst, dass sich darunter etwas verbirgt, was ohne die Brücke nicht überwindbar oder mit größeren Strapazen verbunden wäre. Man vertraut aber auf die Standfestigkeit der Brücke und dass sie einen sicher zum Ziel bringt. Die Brücke verbindet etwas. Humor verbindet und schafft Beziehung. Beziehungen leben vom wechselseitigen Geben und Nehmen. Dadurch entsteht ein Gleichgewicht (Abb. 6-2). Geben wir ständig nur, besteht die Gefahr, irgendwann auszubrennen. Nehmen wir nur, besteht die Gefahr von Unzufriedenheit, Ärger, Unverständnis oder Wut seitens des Gegenübers. Wichtig ist, die Waage immer wieder auszubalancieren. Manche Mitarbeiter stellen sich die Frage, was sie denn „nehmen" könnten? Ein freundliches Wort, eine nette Geste, ein Lächeln, ein Danke – all dies sind nur einige Beispiele und Kleinigkeiten, die wir tagtäglich von unseren Patienten erhalten. Manchmal sind unsere Augen und Ohren allerdings durch den Alltagstrott für diese Dinge verschlossen und wir nehmen sie nicht wahr. Es ist sehr wichtig, dass wir (wieder) lernen, diese Kleinigkeiten im Alltag wahrzunehmen und zu deuten. Oft gibt es im Alltag viele kleine Kraft- und Zufriedenheitsquellen, die wir nur nicht immer wahrnehmen. Ich

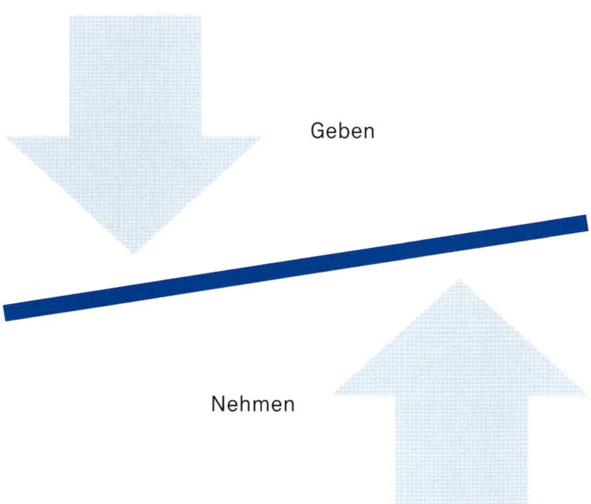

Abbildung 6-2:
Geben und Nehmen
(Quelle: Eigenerstellung)

bin davon überzeugt, dass man von psychisch kranken Menschen sehr vieles lernen kann. Jeder Mensch besitzt Talente und Gaben.

Eine andere Frage stellt sich nach unserer Motivation. Warum wollen wir geben oder helfen? „Wenn wir Positives beim Patienten bewegen wollen, muss zuerst uns etwas Positives bewegen.“ (Schädle-Deininger, 2006: 101). Deshalb ist es wichtig, sich immer wieder zu reflektieren und zu hinterfragen, warum man eigentlich in der psychiatrischen Pflege tätig ist. Was treibt uns an, unserer Arbeit nachzugehen und mit psychisch erkrankten Menschen zu arbeiten? Natürlich verdienen wir damit unser täglich Brot, aber dass wir in der psychiatrischen Pflege nicht reich werden, muss ich sicher niemandem erklären. Aber darauf kommt es bekanntermaßen auch nicht an.

Warum sollte es nun wichtig sein, ständig zu reflektieren und sich Gedanken über sich und seine Arbeit zu machen? Weil wir die Berufsgruppe sind, welche die meiste Zeit gemeinsam mit dem Patienten verbringt. Da sollte man wissen, was man tut und auch, warum man es tut, also verschiedene Interventionen gezielt einsetzen und auch begründen können. Nur so können wir beispielweise Gesundheits- und Krankenpflegeschüler während ihres Einsatzes in der Psychiatrie oder auch neue Kolleginnen und Kollegen in der Einarbeitungsphase gezielt schulen und an eine ganzheitliche, professionelle psychiatrische Pflege heranführen. Die Beziehungsgestaltung ist also von äußerster Wichtigkeit in unserem psychiatrischen Alltag. Zum Thema „Humor“ schreibt Lotze: „Es ist weniger die medizinische Diagnose, die die Angemessenheit von Humor in der pflegerischen Beziehung ausmacht, sondern die Qualität der Pflegebeziehung und die Qualität des Humors“ (Lotze, 2013: 19).

Reflexionsfragen

Welche Eigenschaften, Voraussetzungen und Faktoren gehören für Sie zu einer professionellen Beziehungsgestaltung in der psychiatrischen Pflege?

Was treibt Sie an, in der psychiatrischen Pflege zu arbeiten?

6.1 Kommunikation

Die Kommunikation ist viel wert.
Aber nicht alles ist wert, kommuniziert zu werden.
(Ernst Reinhardt)

Wir haben festgestellt, dass gute psychiatrische Pflege eine Beziehung zum Patienten einfordert. Beziehung funktioniert über Kommunikation. Somit ist es sinnvoll, nochmals einen gesonderten Blick auf die Kommunikation in der Psychiatrie und die Rolle des Humors zu werfen. Wie Watzlawick mehrfach äußerte, ist es unmöglich, nicht zu kommunizieren (vgl. Watzlawick et al., 2011: 58). Titze und Patsch formulieren: „Kommunikation ohne Humor ist wie ein Haus ohne Fundament" (Titze/Patsch, 2014: 145). Das sind nur zwei von vielen Aussagen oder Gründen, warum man sich immer wieder aufs Neue Gedanken über die eigene Kommunikation und ihre Auswirkung auf das Gegenüber machen sollte. Es kommt dabei sowohl auf die verbale als auch auf die nonverbale Kommunikation an. Zur verbalen Kommunikation zählen beispielsweise die Bausteine Wortwahl, Satzbau, Stimmlage, Sprechlautstärke, Sprechtempo, Pausen und Betonung. Zur nonverbalen Kommunikation zählen das Auftreten oder Aussehen eines Menschen (Dienstkleidung in der Psychiatrie kann übrigens auch ein Statement sein – s. Kap. 6.5), die Körperhaltung, Mimik, Gestik, Blickkontakt und das Nähe/Distanz-Verhalten. Für Kunz und Titze findet das Seelenleben im menschlichen Gesicht seinen eigentlichen Ausdruck (vgl. Kunz/Titze, 2013: 34). Es wird sehr häufig vergessen, dass über 90 % unserer Kommunikation nonverbal abläuft. Allein mit diesem Wissen sollten wir uns mehr damit befassen, wie wir auftreten und wie das beim Gegenüber wirkt. Um verschiedene Probleme in der verbalen Kommunikation zu vermeiden, eignet sich eine Auseinandersetzung mit den vier Seiten einer Nachricht nach Schulz von Thun (2011). Er beschreibt dabei den Sachaspekt, den Beziehungsaspekt, den Selbstoffenbarungsaspekt sowie den Appellaspekt. Die Nachricht einer Person kann also vier verschiedene Botschaften beinhalten. Anders herum kann aber ein Gegenüber die Nachricht auf vier verschiedenen Kanälen empfangen. Wir sollten in unserer täglichen Arbeit also den Umgang mit diesen vier verschiedenen Aspekten verinnerlicht haben, um uns viel Ärger und Stress zu ersparen und Missverständnissen vorzubeugen. Vor allem Berufsanfängern in der psychiatrischen Pflege sollte dieses Modell gleich zu Beginn nähergebracht und in seiner Wichtigkeit verdeutlicht werden, um ihnen den Einstieg in die psychiatrische Pflege zu erleichtern.

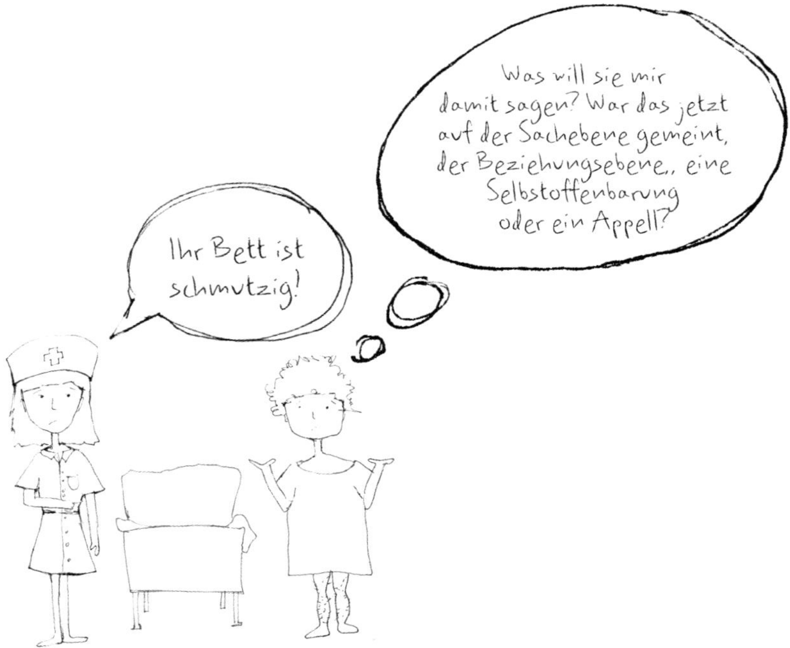
Was will sie mir damit sagen? War das jetzt auf der Sachebene gemeint, der Beziehungsebene, eine Selbstoffenbarung oder ein Appell?
Ihr Bett ist schmutzig!

Wir sollten in der Gesprächsführung authentisch und einfühlsam sein, Dinge offen und ehrlich ansprechen und auch emotionale Inhalte verbalisieren. Wichtige Kommunikationshilfen in der psychiatrischen Pflege sind dabei aktives Zuhören, offene Fragen und Ich-Botschaften. Es kann sinnvoll sein, sich mit der motivierenden Gesprächsführung und der gewaltfreien Kommunikation nach Rosenberg auseinanderzusetzen. Wir Pflegende in der Psychiatrie sollten eine große Bandbreite an Wissen und Interventionsmöglichkeiten haben, um auf die verschiedensten Situationen passend und fachgerecht reagieren zu können. Ebenso sollten wir in Konfliktgesprächen nicht nach dem Schuldigen, sondern nach Lösungen suchen. Humor in Gesprächen lässt schnell ein vertrautes Gefühl entstehen, denn Humor ist eine Sprache, welche die meisten Menschen verstehen. Ein sehr gutes Beispiel liefert dazu Patch Adams im Anhang dieses

Buches (s. Anhang, Kap. 21.2). Mancher Patient ist durchaus erst einmal positiv überrascht, wenn sich in psychiatrischen Einrichtungen von Seiten des Personals Humor findet, verbindet man mit psychischen Erkrankungen doch in erster Linie eher Sorge, Kummer, Leid oder Schwere. Lachen und Humor käme einem dazu erst einmal nicht in den Sinn. Da Humor ein Zeichen tiefster Menschlichkeit ist, kann so der Einstieg in eine Behandlung deutlich erleichtert werden. Es ist dabei sinnvoll, sich langsam anzunähern und die Humorfähigkeit und Humorvorlieben des Patienten zu erkunden statt gleich mit der Spaßkanonentür ins Haus zu fallen. Das kann böse nach hinten losgehen.

6.2 Professionelle Nähe

An der Wärme eines sonnigen Herzens
blühen verkümmerte Seelen zu neuem Leben wieder auf.
(Carl Sonnenschein)

Wir alle wissen, dass es zu einer tragfähigen Beziehung gehört, sich gegenseitig, aber auch sich selbst immer wieder zu reflektieren, um zu sehen, wo man gerade steht, was einem guttut, worauf man vielleicht besser achten oder welche Dinge man verändern sollte. Die Reflexion ist beim Einsatz von Humor eine unabdingbare Handlung. Man sollte sich immer wieder hinterfragen und evaluieren, ob der Einsatz von Humor angebracht war und was er beim Gegenüber bewirkt hat. Häufig fällt bei Reflexionen der Begriff „professionelle Distanz". Patch Adams befürwortet eher den Begriff „professionelle Nähe" (s. Anhang, Kap. 21.2). Ich kann mich dem nur anschließen, denn Distanz ist, wie das „Verrückt-Sein", ein häufig negativ besetzter Begriff. Ebenso könnte man von professioneller Fürsorge sprechen, die man im Rahmen der Patientenorientierung nicht ausschließen darf. Wichtig ist es, den Menschen dort abzuholen, wo er gerade steht. Man sollte sich aber definitiv im psychiatrischen Pflegealltag immer wieder Gedanken machen, wie man zu seinen Patienten steht, und eruieren, wie viel Nähe der einzelne Mensch benötigt oder ertragen kann. Schließlich ist jeder Mensch ein einzigartiges Individuum und jeder versteht unter den Begriffen „Nähe" und „Distanz" etwas anderes. Zudem hat jeder Mensch im Laufe seines Lebens verschiedene Erfahrungen gemacht und war unterschiedlichen Einflüssen ausgesetzt. So gilt es immer wieder aufs Neue herauszufinden, was das richtige Maß ist. In vielen Einrichtungen wird die „professionelle Distanz“ sehr groß geschrieben, denn dies gehöre (angeblich) zur Professionalität, es helfe, den nötigen Abstand zu halten und klar zu definieren, wer die Pflegekraft und wer der Patient ist. Oder anders gesagt: Wer oben und wer unten in der Nahrungskette steht. Nähe zulassen? In der psychiatrischen Pflege? Bei psychisch kranken Menschen? – Aber natürlich! Oder um es mit den Worten von Patch Adams zu sagen: „Zum Teufel mit der Übertragungsparanoia und der professionellen Distanz!“ (Adams/Mylander, 1999: 45). Es gibt selbstverständlich in einer professionellen Pflegebeziehung Grenzen, die nicht überschritten werden sollten. Zum einen sollte man über professionelle Nähe offen und ehrlich gemeinsam sprechen, um herauszufinden, wo Nähe benötigt wird oder wo besser etwas mehr Distanz (eine Regulierung im Rahmen der professionellen Nähe) gefordert wird. Die Grenzen gibt meist der Betroffene vor und diese Grenzen ändern sich im Laufe einer Behandlung häufig. Andererseits muss sich eine Pflegeperson manchmal mit einem gewissen Abstand, durch Regulierung der Nähe, selbst schützen. Damit meine ich nicht, dass man sich vor der Erkrankung schützen muss, die auf einen übergehen kann, sondern eher die gedankliche, emotionale Ebene. Man hat sehr häufig mit schweren Schicksalen zu tun und manchmal ist es notwendig, sich etwas davon abzugrenzen. Es gilt also in einem Vertrauensverhältnis diese Grenzen immer wieder gemeinsam neu zu setzen und selbstverständlich auch, sich mit seinen eigenen Gefühlen, Emotionen und Gedanken auseinanderzusetzen, sich selbst regelmäßig zu reflektieren und die Bereitschaft zu haben, sich von seinen Kolleginnen und Kollegen reflektieren zu lassen. Wichtig ist auch ein breites Fachwissen über psychische Störungen, denn nur so kann man beispielsweise Spaltungsversuche erkennen und erfolgreich damit umgehen. Es hilft auch, Verhaltensweisen zu deuten und zu verstehen und vermindert Missverständnisse im psychiatrischen Alltag. Eindeutigkeit in der Kommunikation und Gesprächsführung trägt ihr Gutes dazu bei. Ein Tabu in psychiatrischen Einrichtungen ist häufig das Berühren von Patienten, ausgenommen bei pflegerischen Verrichtungen, wie der Körperpflege, dem Ankleiden, dem Blutdruckmessen oder dem Händeschütteln, wobei letzteres für einige schon ein Problem darstellt. Warum sollte man nicht auch einmal den Patienten, den man eine gewisse Zeit seines Lebens, vielleicht in einer Krisenphase, begleitet hat, am Ende der Behandlung in den

Arm nehmen und ihm alles Gute wünschen? Ist das unprofessionell? Ich finde nicht. Im Gegenteil! – Diese emotionale und herzliche Anteilnahme zeigt für mich große Menschlichkeit, Ehrlichkeit, Authentizität, manchmal vielleicht auch Mut und ist für mich Teil einer professionellen Haltung des in der psychiatrischen Pflege tätigen Menschen.

> **Reflexionsfrage**
> Stellen Sie sich vor, Sie wären Patient in einer psychiatrischen Klinik. Was wäre Ihnen lieber: professionelle Nähe oder professionelle Distanz?

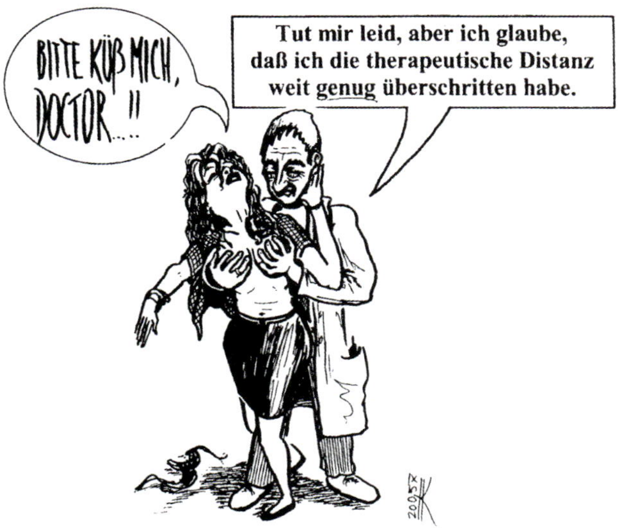
BITTE KÜß MICH, DOCTOR.....!!
Tut mir leid, aber ich glaube, daß ich die therapeutische Distanz weit genug überschritten habe.

6.3 Dialog auf Augenhöhe

Die Augen sind die Fenster der Seele.
(Hildegard von Bingen)

Sich mit „Ver-rückten" auf Augenhöhe begeben? Kein Problem! Zumindest, wenn man sich selbst als (positiv) verrückt bezeichnet. Für alle anderen ist es (leider noch immer) manchmal eine Herausforderung oder ein Wagnis, welches einzugehen sich jedoch absolut lohnt. In unserem Dienstzimmer hängt an der Pinnwand eine Postkarte, auf der zu lesen ist: „Man muss nicht verrückt sein, um hier zu arbeiten. Aber es hilft ungemein!" Ich gehe noch einen Schritt weiter. Ich bin der Meinung, dass man sich nicht nur mit Betroffenen auf Augenhöhe begeben sollte, sondern auch eine gleichberechtigte, partnerschaftliche Beziehung (im Rahmen der Behandlung) anstreben sollte. Hilde Schädle-Deininger betonte im Rahmen meiner Fachweiterbildung immer wieder, dass gelungene Beziehung vom gegenseitigen Geben und Nehmen lebt. Für Karpawitz und Berenbrinker (2013: 140) zeigt sich Humor „in einer menschlichen Einstellung gegenüber den Mitmenschen und lässt sich auch als ‚emotionale Intelligenzkompetenz' bezeichnen". Ich unternehme mit meinen Bezugspatienten gerne Spaziergänge in unserem Klinikpark. Die Gespräche in der Natur und im Gehen sind manchmal ganz anders als wenn man sich in den Klinikräumlichkeiten starr gegenübersitzt. Ebenso nehme ich immer an den Mahlzeiten der Patienten teil. Dies alles sind wichtige Teile einer förderlichen Milieugestaltung und Zeichen eines Gemeinschaftsgefühls. Die Patienten fühlen sich nicht minderwertig, sondern als ebenbürtige Gesprächs- und Austauschpartner, wie es in der psychiatrischen Pflege eigentlich sein sollte. Um es etwas provokativ zu sagen: Ich wage sogar zu behaupten, dass man bei Gesprächen am Essenstisch mehr erfährt, als wenn man den ganzen Tag in seinem Stationszimmer herumsitzt und Däumchen dreht.

Praxisbeispiel

Zu meiner Anfangszeit in der psychiatrischen Pflege wehte teilweise noch ein etwas anderer Wind auf einigen Stationen. Eines Nachtdienstes suchte die Dienstärztin ein Gespräch mit mir über einen Patienten. Ich konnte ihre Frage allerdings nicht zu ihrer vollen Zufriedenheit beantworten. Da sagte Sie: „Ok, dann muss ich jetzt wohl zum Äußersten gehen und mich mit dem Patienten unterhalten." Ich schaute sie an und fing an zu lachen. Da entgegnete sie: „Du lachst jetzt. Es gibt wirklich auf manchen Stationen Personen, die diese Meinung ernsthaft vertreten und für die ein Gang zum Patienten oder noch schlimmer, ein Gespräch mit dem Patienten, schon zum Alleräußersten gehören."

Diese Einstellung ist für mich in der Psychiatrie unvorstellbar. In der psychiatrischen Pflege geht es um den Menschen und der Mensch lebt bekanntlich von und in seinen Beziehungen. Eine psychiatrische Pflege ohne Kontaktaufnahme und Beziehungsgestaltung ist also unmöglich! Ich finde es immer äußerst hilfreich, wenn ich mir selbst vorstelle, wie ich behandelt werden möchte, wäre ich Patient in einer psychiatrischen Einrichtung. – Liebevoll, respektvoll und humorvoll! Psychisch kranke Menschen sind genauso Mensch wie jeder andere auch. Deshalb gilt für sie, wie auch für jeden psychisch gesunden Menschen, dieselbe Wertschätzung, der gleiche Respekt und die Achtung ihrer Würde und Menschenrechte. Es gibt leider immer noch Psychiatrien oder zumindest Stationen, in denen das Pflegepersonal eher eine Wächter- oder Wärterfunktion innehat und in weißer Dienstkleidung und mit erhobener Nase, den Schlüssel schwenkend durch die langen, kahlen Flure stolziert. Ich denke nicht, dass dies im Sinne der Menschlichkeit ist. Humor schafft es, unnützes Hierarchiedenken zu durchbrechen, vorausgesetzt man kann und möchte dies zulassen. Humor hat also etwas überaus Menschliches. Er zeigt, dass man als Fachpersonal Ecken und Kanten hat und auch einmal Fehler begeht. Nobody's perfect! Im Übrigen ist es völlig in Ordnung, sich eigene Fehler einzugestehen und bei den Betroffenen anzusprechen. Dies geht deutlich leichter von der Hand, wenn man sich auf Augenhöhe befindet. Oder wie gefällt es Ihnen, wenn Sie sich mit jemanden unterhalten und derjenige blickt ständig nur von oben auf Sie herab? Man bricht sich keinen Zacken aus der Krone, wenn man sich bei dem Patienten für falsch eingesetzten oder missverstandenen Humor entschuldigt. Im Gegenteil! Dies zeugt von persönlicher Reife und Stärke.

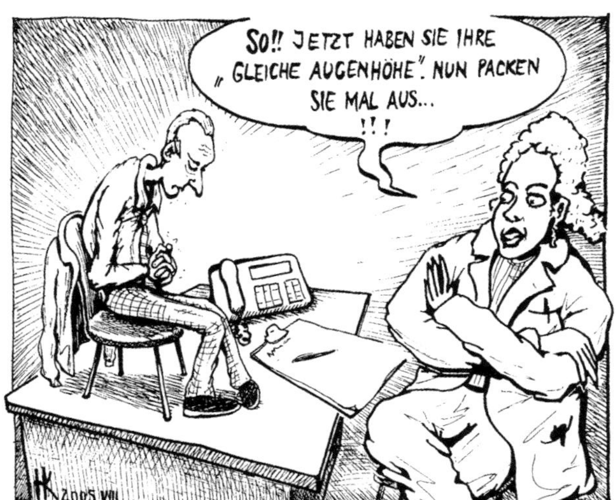
SO!! JETZT HABEN SIE IHRE „GLEICHE AUGENHÖHE". NUN PACKEN SIE MAL AUS... !!!
HK 2005 VIII

6.4 Humor öffnet Türen

Auch eine schwere Tür hat nur einen kleinen Schlüssel nötig.
(Charles Dickens)

Wir gehen also davon aus, dass gute psychiatrische Pflege bedeutet, eine tragfähige Beziehung mit dem Patienten aufzubauen – eine Beziehung auf Augenhöhe. Aber ich denke, wir alle haben Erfahrungen mit Patienten, bei denen sich dies nicht einfach gestaltet, man sprichwörtlich vor verschlossenen Türen steht. Wir müssen dann versuchen herauszufinden, wie man einen Zugang zu dem psychisch kranken Menschen findet, was ihn interessiert und wo man ansetzen kann. Jeder Mensch bevorzugt einen anderen Zugangsweg. Humor kann einer von vielen Wegen sein und in den unterschiedlichsten Situationen als Türöffner dienen, wie man sicher an vielen der Praxisbeispiele in diesem Buch erkennen kann. Humor öffnet aber auch andere Türen. Humor ist meines Erachtens mitunter ein wichtiger Faktor, warum es uns in der Klinik gelingt, die akutpsychiatrischen Stationen offen zu führen. Was für viele im akutpsychiatrischen Bereich Tätige unvorstellbar ist, seit der Psychiatrie-Enquete aber von immer mehr Menschen gefordert wird, ist bei uns an der Tagesordnung. Und das, obwohl wir selbstverständlich auch psychisch kranke Menschen mit Unterbringungsbeschlüssen aufnehmen. In Krisensituationen werden 1:1-Betreuungen geleistet, statt die Tür grundsätzlich geschlossen zu halten. Das ist natürlich teilweise anstrengend bzw. anstrengender, als die Tür einfach zu schließen. Sicherlich ist es aber wohl eher im Sinne der Betroffenen, als sie einfach nur wegzusperren, um es einmal provokativ zu sagen. Um so etwas zu realisieren, gehören mehrere Faktoren dazu. Ein wichtiger Aspekt dabei sind die Einstellung und Haltung der in der Einrichtung Arbeitenden. Auf unserer Station ist die humorvolle Grundhaltung der Pflegemitarbeiter ein zentraler Aspekt der Milieugestaltung, der sich äußerst positiv auswirkt und als solcher positiv von den Patienten wahrgenommen und wertgeschätzt wird. Viele Patienten äußern während ihres Aufenthalts, sie hätten sich Psychiatrie ganz anders (viel schlimmer) vorgestellt. Die negative Berichterstattung in den Medien und die überzogene Darstellung in Filmen sind dabei ebenfalls wenig hilfreich. Leider tragen manche Einrichtungen oder zumindest mancher Mitarbeiter heutzutage immer noch dazu bei, dass die Psychiatrie in einem negativen Licht gesehen wird. Dies gilt es zu ändern. Die Entstigmatisierung sollte zur Selbstverständlichkeit eines jeden in der psychiatrischen Pflege tätigen Menschen gehören.

Reflexionsfrage
Kennen Sie Situationen, in denen Humor Türen öffnet?

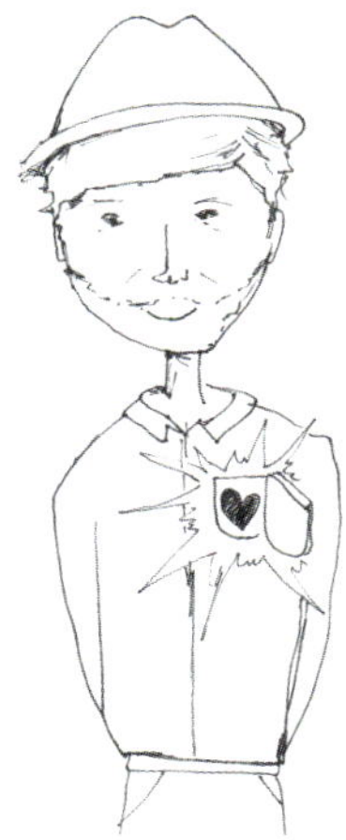

6.5 Milieugestaltung

Die Umgebung, in der der Mensch sich den größten Teil des Tages aufhält, bestimmt seinen Charakter.
(Antiphon)

Im bisherigen Verlauf tauchte immer wieder das Wort „Milieu“ auf. Da das Milieu ein äußerst wichtiges Element in der Behandlung psychisch kranker Menschen ist und es Humor nicht ausschließt bzw. ausschließen sollte, wollen wir es nochmalig gesondert betrachten. Schädle-Deininger (2005) definiert Milieu folgendermaßen:

Soziologisch wird unter Milieu die Gesamtheit der natürlichen, sozialen, kulturellen und wirtschaftlichen Konstellationen verstanden, die auf den einzelnen Menschen, auf soziale Gruppen oder auf eine Sicht aus- und einwirken.

> *Somit bietet das Milieu die Grundlage, auf der die Art und Weise zu denken, zu werten und zu entscheiden beruht und auch maßgeblich die eigenen Erfahrungen beeinflusst. Anders betrachtet ist Milieu das, was von einer Person oder einem Gegenstand an Gepräge ausgeht.* (Ebd.: 208)

Edgar Heim (1985) spricht von verschiedenen Milieutypen. Für ihn war es wichtig und sinnvoll, von dem Gedanken wegzukommen, es gebe nur ein wirksames Milieukonzept. Dazu schreibt er:

> *Wir müssen uns also von der Vorstellung lösen, daß es nur* **ein** *wirksames Milieukonzept geben könne. Ähnlich den Schulgründern der individuellen Psychotherapie gingen auch die Pioniere der Milieutherapie davon aus, daß das von ihnen postulierte Programm für alle Kranken gültig sei. Die entscheidende Frage, die es aber heute zu stellen gilt, lautet: Welches Milieu ist für welche Patienten in welcher Situation am besten geeignet?* (Ebd.: 168)

Heim führt fünf verschiedene Milieutypen auf:
1. strukturierendes Milieu
2. equilibrierendes Milieu
3. animierendes Milieu
4. reflektierendes Milieu
5. betreuendes Milieu.

Das strukturierende Milieu sieht er für Krisen- und Notfallabteilungen sowie akute Aufnahmestationen vor. Ein equilibrierendes Milieu ist für akute Aufnahmestationen, Tageskliniken, Nachtkliniken und Stationen für Menschen mit akuten Alkohol- und/oder Drogenproblemen geeignet. Ein animierendes Milieu eignet sich für Rehabilitationseinrichtungen, Übergangswohnheime, geschützte Wohngemeinschaften oder Werkstätten. Auf psychotherapeutischen Stationen wird eher ein reflektierendes Milieu angeboten, während Patienten mit gerontopsychiatrischem Schwerpunkt von einem betreuenden Milieu profitieren können (vgl. Heim, 1985: 173–178). Hier stellt sich vielleicht die Frage, was geschieht, wenn sich der Zustand eines Menschen während der Behandlung ändert und der Patient von einem anderen Milieu profitieren würde? Muss dann sofort die Station gewechselt werden? Was, wenn eine Station ihr Milieu nicht besonders benennt und differenziert oder kann ein Milieu nicht verändert oder angepasst werden? Muss der Patient dann sofort auf eine Station mit geeigneterem Milieu verlegt werden? Auch dazu äußert sich Heim (1985):

> *Zur optimalen Behandlung benötigt der Kranke nicht nur* **ein** *bestimmtes Milieu, sondern das Milieu müßte sich mit fortschreitendem Genesungsprozess ständig mit ihm zusammen wandeln, um ihm jenen Gegenpart zu bieten, den er gerade am meisten braucht. Es ist leicht einzusehen, daß dies nicht restlos zu verwirklichen ist; aber innerhalb eines definierten Milieus ist dem Team doch ein gewisser Spielraum gegeben. Akzente lassen sich so setzen, daß die gegebenen Wirkfaktoren entsprechend dem sich wandelnden Bedürfnis der Kranken „dosiert" werden.* (Ebd.: 180)

Das heißt also, dass überall ein gewisses Milieu vorherrscht (ob bewusst oder unbewusst), das jedoch immer auch in gewissen Punkten verändert oder angepasst werden kann und sogar sollte.

Ganz gleich, wie das Milieu nun heißt, für Humor kann und sollte in jedem Milieu Platz sein, denn er ist ein sehr wichtiger und positiver Milieufaktor. Heim beschreibt vier Wirkfaktoren in der Milieutherapie (Abb. 6-3). Unter Partizipation fallen die Unterpunkte: Mitentscheid, Mitverantwortung und Auto-

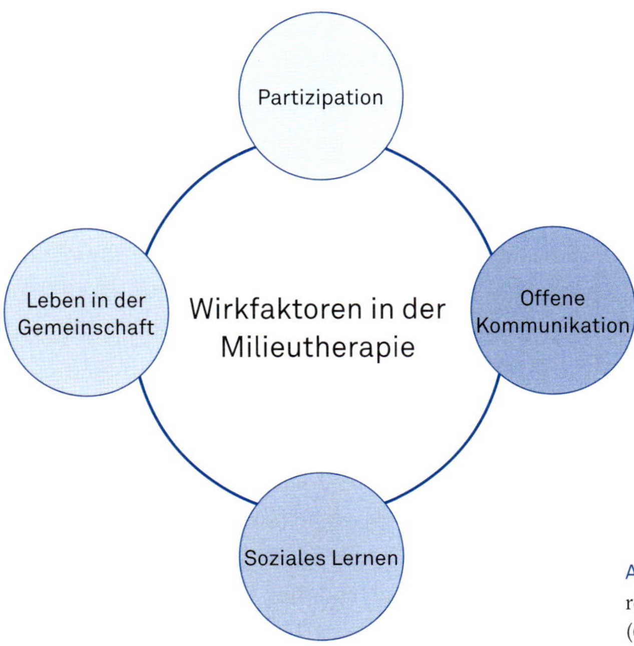

Abbildung 6-3: Wirkfaktoren in der Milieutherapie (Quelle: n. Heim, 1985)

nomie. Zu offener Kommunikation zählt Heim Informationsaustausch, Informationsklarheit und individuellen Ausdruck. Soziales Lernen beinhaltet Reflexion, Lernen am Modell und Aktivierung. Das Leben in der Gemeinschaft beinhaltet patientenzentrierte therapeutische Gruppen, gemeinschaftszentrierte Gruppen, funktionszentrierte Gruppen, koordinative Gruppen und personalzentrierte Gruppen (vgl. Heim, 1985: 171). Milieu hat also nicht nur etwas mit den baulichen (äußeren) Begebenheiten zu tun. Ein Milieuaspekt ist die Struktur. Diese kann anhand von Absprachen mit dem Personal getroffen und je nachdem strikt eingehalten oder wieder gelockert werden. Aktivierung benötigt der eine Patient mehr, der andere weniger. Auch das muss genauso wie die „Animation" oder Motivation individuell betrachtet werden. Bei rein körperlichen oder praktischen Bedürfnissen des Patienten fällt es uns in der Regel viel leichter, Anpassungen unserer Pflegetätigkeit vorzunehmen. Meist stellt es kein Problem dar, einen pflegebedürftigen Patienten auf einer dafür nicht primär vorgesehenen Station zu betreuen. So wäre es denkbar und vielleicht auch wünschenswert, dass unsere Anpassungsfähigkeit in der Pflege sich auch bei Gewährleistung eines für den Patienten geeigneten Milieus verbessert. Wichtig ist bei der Milieugestaltung sicher ein gewisser Wohlfühlfaktor, der eine Klinikbehandlung deutlich beeinflussen, aber auch die Mitarbeiter gesund halten kann. Oder glauben Sie, dass dunkle Räume, kahle Wände, fehlende Fenster, einsehbare Duschen oder festgeschraubte Metallbetten das Gesundungspotenzial Ihrer Patienten erhöhen?

Die Frage ist nun, wie Humor in die Milieugestaltung eingebracht werden kann. Milieu ist ja nicht allein das Aussehen und die Gestaltung einer Einrichtung. Milieu ist auch die Einstellung, die Haltung und das Rollenverständnis der Mitarbeiter sowie die Gestaltung von Beziehungen. Die Art und Weise, wie untereinander und mit den psychisch kranken Menschen kommuniziert wird, oder die Bezugspflege lassen sich ebenfalls zur Milieugestaltung zählen. Man muss sich auch den Fragen nach dem Tragen (oder eben Nicht-Tragen) von Dienstkleidung, dem Gestalten von Mahlzeiten oder den offenen oder geschlossenen Türen stellen. Eine geschlossene Tür kann ein Milieu stark beeinflussen und ist ein deutliches Statement. Da ich kein großer Befürworter von Dienstkleidung bin, möchte ich dazu gerne noch ein paar Gedanken darlegen. Hilde Schädle-Deininger fragt dazu etwas provokativ, warum sich Pflegende, obwohl sie doch die Spezialisten für die Bewältigung des Alltags wären, Distanz durch eine besondere Kleidung schaffen müssen, oder ob man sich mit der Dienstkleidung den Patienten vom Hals halten will. Sie stellt auch die Macht- und Autoritätsfrage, die damit vielleicht beantwortet werden soll oder mit der man sich deutlich vom Patienten abheben möchte, um nur keine Missverständnisse aufkommen zu lassen und vielleicht gar von einem Besucher mit einem Patienten verwechselt zu werden (vgl. Schädle-Deininger, 2005: 204). Sie geht sogar noch einen Schritt weiter:

> *Wenn wir derzeit davon ausgehen, dass der Verlauf einer psychischen Erkrankung auch davon abhängt, inwieweit der Lebensbezug erhalten wird und bleibt und gleichermaßen davon, dass die Krankheit verstanden und in das jeweilige Leben integriert wird, kann dies auf die Formel gebracht werden: Mehr Normalität macht gesünder. Dies gilt dann auch für alltägliche Begegnungen in adäquater Bekleidung, denn sie fördert dann, überspitzt betrachtet, die Gesundung beim psychisch kranken Menschen.* (Ebd.: 206)

In manchen Bereichen, wie der Gerontopsychiatrie, wo es viel um Struktur, Richtlinien und Orientierungspunkte für die Betroffenen geht und wo hilfsbedürftige ältere Menschen die „Krankenschwester“ eben häufig noch mit einem „weißen Kittel“ in Verbindung bringen, oder in Bereichen, in denen die Körperpflege oder Ausscheidung der Betroffenen eine große Rolle spielt und Unterstützung dabei angeboten wird, lässt sich natürlich über Dienstkleidung diskutieren. In den allermeisten Bereichen der psychiatrischen Pflege sehe ich sie allerdings als nicht relevant.

Aber zurück zum eigentlichen Thema. Wochenpläne und Tagesabläufe zählen ebenfalls zum Milieu und somit auch das Führen von pflegerischen Gruppen und das Mitbestimmungsrecht der Patienten. Fangen wir bei den äußeren Begebenheiten an. Humorvoll können beispielsweise die Wände gestaltet werden.

Praxisbeispiel

Auf meiner Station gibt es viele Glasflächen, auf denen die Patienten sich kreativ betätigen können. So finden sich je nach Anlass oder Jahreszeit immer verschiedene mit Fingerfarben von Patienten gemalte Bilder an den Scheiben. Als die Station vor einigen Jahren einen neuen Anstrich erhielt, wurde zuvor bei Mitarbeitern und Patienten eine kleine Umfrage gestartet, welche Wandfarbe der Flur erhalten soll. Anschließend wurde der Flur gemeinsam mit den Patienten in dem ausgewählten Orange gestrichen. Ebenso befinden sich auf der Station verschiedene Bilder aus meinem Urlaub, beispielsweise der Lago Maggiore, oder Blumen aus dem Garten meiner Eltern. Wir stellten den Patienten damals einige Bilder zur Auswahl und befragten sie, welche Bilder sie gerne auf der Station hängen sähen. Die meistgewählten Bilder befinden sich seitdem an den Wänden des Stationsflurs und in den Sitznischen.

Partizipation ist ein wesentlicher Bestandteil eines förderlichen Milieus und ein wichtiger Wirkfaktor. Mitbestimmung fördert das Klima und die Wertschätzung der Personen. Sie fühlen sich einbezogen und verstanden. Wie bereits erwähnt, haben wir auf unserer Akutstation zwei Wellensittiche, die das Milieu zentral mitprägen. Es gehört zu den wöchentlichen Selbstversorgungsaufgaben, dass sich ein Patient um die Vögel kümmert – das heißt, sie zu füttern und den Käfig regelmäßig zu säubern. Die Namen der beiden Wellensittiche suchten damals ebenfalls unsere Patienten aus. Seitdem heißen die beiden Balu und Bibi. Tiere sind ein milieuprägender Faktor. Leider wird die tiergestützte Therapie bisher in psychiatrischen Einrichtungen deutlich vernachlässigt.

Selbst wenn die baulichen Begebenheiten nicht hervorragend sind und Stationen keinen Lichteinfall oder lange Flure haben, heißt das noch lange nicht, dass man dort nicht auch ein positives Milieu schaffen kann. Pflanzen, Blumen, Lampen oder Farbe an den Wänden tragen das Ihre dazu bei. Sinnvoll können Rückzugsorte für Patienten sein, aber auch Räume, die vom Pflegepersonal für Gespräche oder Pausen genutzt werden können. Kommt ein Patient auf Station, stellt sich häufig die Frage nach dem Behalten persönlicher Gegenstände. Sind eigene Fernsehgeräte, Notebooks, Handys oder Radios erlaubt? Ich denke, es sollte immer individuell betrachtet werden. Bestenfalls kann der Patient im Sinne seiner Autonomie so viele persönliche Gegenstände wie möglich behalten. Manchmal muss jedoch eingegriffen werden – beispielsweise zum Selbstschutz der Patienten oder zur Reizabschirmung bei manischen Patienten. Individualität ist demnach ein wichtiger Wirkfaktor eines Milieus.

Zum Ende dieses Kapitels möchte ich noch einmal den starken Einfluss durch uns Pflegepersonen hervorheben. Wir prägen durch unsere Haltungen, Einstellungen und unsere Art das Milieu sehr stark mit. Das sollten wir nicht vergessen!

Reflexionsfrage

Wie gestalten und prägen Sie Ihr Milieu am Arbeitsplatz?

7. Der Pflegeprozess nach Peplau

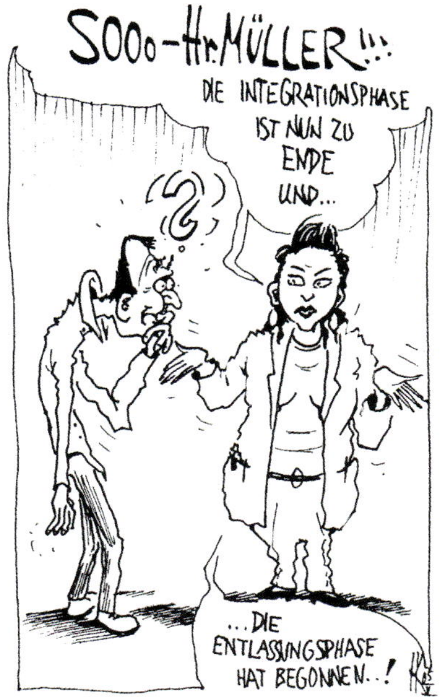
SOOo-Hr. MÜLLER!!!
DIE INTEGRATIONSPHASE IST NUN ZU ENDE UND...
?
...DIE ENTLASSUNGSPHASE HAT BEGONNEN..!

Plane zielbewusst, bereite glaubend vor,
schreite zuversichtlich voran,
verfolge beharrlich dein Ziel.
(Sir Adolphus William Ward)

Die Pflegetheorie von Hildegard Peplau liefert eine sehr gute Grundlage für die Gestaltung des Pflegeprozesses in der Psychiatrie. Ich möchte gerne einmal einen Pflegeprozess von Anfang bis zum Ende, unter Berücksichtigung von Humor, darstellen. Müller (2008) startete bereits einen Versuch, Humor und die vier Phasen des Prozesses zusammenzubringen. Ich möchte diese Ausführungen gerne aufgreifen und etwas ausweiten.

7.1 Orientierungsphase

Zu Beginn eines Aufenthalts ist es immer hilfreich, sich vor Augen zu halten, wie man selbst behandelt werden möchte, betritt man beispielsweise zum ersten Mal als Patient eine psychiatrische Einrichtung. Eine kleine Vorstellung, ein kurzer Handschlag, ein freundliches Lächeln oder ein Kompliment zur Begrüßung können bereits eine Tür öffnen. Oder bevorzugen Sie es, nicht begrüßt zu werden, nicht zu wissen, mit wem Sie es eigentlich zu tun haben und in eine finster dreinblickende Miene zu schauen? Ich würde ersteres bevorzugen. Ich nutze manchmal zu meiner Vorstellung bei neuen Patienten den Frauenüberschuss im Pflegeberuf aus, um mich bei Patienten mit meinem Namen und der Bezeichnung der „Krankenschwester“ vorzustellen. Häufig lächeln die Patienten dabei und man kommt dadurch unverfangen in ein lockeres Gespräch, was den Einstieg erleichtern kann. Kommt ein Mensch zur Behandlung in eine psychiatrische Institution, begibt er sich meist auf neues, fremdes Terrain. Er kennt weder die Umgebung noch die Abläufe, ist vielleicht verschüchtert oder beschämt, auf Hilfe angewiesen zu sein, oder mit Vorurteilen gegenüber der Psychiatrie behaftet. Zu diesem Zeitpunkt des Erstkontakts wissen wir Pflegekräfte meist nicht viel von einem Menschen. Vielleicht hat er eine Einweisung dabei, in der eine psychiatrische Diagnose verschlüsselt ist, oder er wurde von seinem einweisenden Arzt oder Therapeuten kurz vorher telefonisch angekündigt. Selbst dann kennen wir nur einen Bruchteil der Geschichte und der Problematik, warum er sich in psychiatrische Behandlung begibt. Oft kann ein positiver Ersteindruck bereits den Grundstein legen und Vertrauen herstellen. Vorurteile können über Bord geworfen und Sichtweisen verändert werden – und das alles nur durch unser Auftreten und Handeln.

Als nächster Schritt böte sich beispielweise eine kurze Einführung in die Station (Räumlichkeiten, Tagesablauf, Therapieangebote etc.) an. Wie gestaltet sich also das Milieu? Kommt ein psychisch kranker Mensch zur stationären Aufnahme, wird er aus seiner gewohnten häuslichen Atmosphäre herausgerissen und ist fremd in einer neuen, unvertrauten Umgebung. Hier ist es absolut hilfreich, ein freundliches, wohnliches Milieu zu schaffen, was den Einstieg in eine Behandlung deutlich erleichtern kann. Wie sieht es denn bei Ihnen am Arbeitsplatz aus? Ist es freundlich, einladend, bunt, humorvoll oder wohnlich? Nein? Dann sollte sich doch schleunigst etwas daran ändern, oder? Vielleicht gelingt es uns dadurch, dass der Patient sich schon etwas wohler, sicherer und willkommener fühlt.

Nun könnte die pflegerische Anamnese ihren Platz finden. Das heißt, ein gemeinsames Gespräch zwischen Pflegekraft und Patient, in dem es darum geht, zu erörtern, welche Ressourcen der Mensch in sich hat, wo die Probleme des Betroffenen liegen und wie man ihm bei der Bewältigung seines Problems und dem Erreichen seiner Ziele unterstützen kann. Da Humor auch eine wichtige Ressource für den Patienten darstellt, kann er gezielt in der Anamnese thematisiert werden. Beispielhafte Fragen hierfür bietet uns nachstehend Bischofberger (2008a).

Fragestellungen in der pflegerischen Anamnese:

- Was kann Sie in Ihrem Leben erheitern?
- Welche humorvollen Erinnerungen haben Sie, wenn Sie an Ihre Kindheit denken?
- Wann haben Sie zum letzten Mal richtig herzhaft gelacht?
- Würden Sie sich als humorvollen Menschen bezeichnen?
- Welche Art von Humor mögen Sie persönlich gerne?
- Haben Sie schon einmal negative Erfahrungen mit dem Thema „Humor" gemacht?
- Hat sich Ihr Sinn für Humor in Zeiten von Krankheitsphasen geändert?
- Glauben Sie, dass Humor Ihnen bei der Bewältigung Ihrer Problematiken hilfreich sein könnte? (Ebd.: 72).

In der Orientierungsphase spielt neben dem direkten Erfragen eine genaue Beobachtung des Humorverhaltens eines Patienten durch die (Bezugs-)Pflegekräfte eine entscheidende Rolle. Die Patientenbeobachtung und somit das Wahrnehmen und Erkennen von Ressourcen und Problemen ist eine der wichtigsten Aufgaben der Pflegefachkräfte in der Psychiatrie.

7.2 Identifikationsphase

Ist ein erster positiver Schritt in der Orientierungsphase geglückt, können weitere in der Identifikationsphase folgen. Ein erstes gegenseitiges Kennenlernen von Patient und Pflegeperson ist geschafft und es gilt nun, das Vertrauensverhältnis weiter zu stärken und sich gemeinsam auf die Suche nach Ressourcen und Lösungsansätzen für die bestehenden Probleme zu machen. In dieser Phase kann es laut Müller auch darum gehen, den gemeinsamen Sinn für das Witzige, Ironische und Humorvolle zu kultivieren. Er schreibt, dass dabei nicht so sehr die Witzigkeit der Pflegekraft, sondern deren Fähigkeit gefordert ist, Witz, Ironie und Humor beim Gegenüber hervorzulocken und als Ressource erkennbar zu machen. Weiter äußert er, dass die Bereitschaft, die Welt nicht nur durch die dunkle, ernste Brille sehen zu wollen, entscheidend zur Identifikation zwischen Patient und Pflegepersonal führen kann (vgl. Müller, 2008: 153). Die Pflegekraft übernimmt in dieser Phase verschiedene Rollen, lässt Gefühle zu, äußert sie und gibt dem Patienten die

Möglichkeit zur Klärung seiner Erwartungen an die Pflegeperson (vgl. Schädle-Deininger, 2006: 73). Unter den Gesichtspunkten professioneller Nähe kann hier beispielsweise gemeinsam über Witze oder komische Situationen gelacht werden. Es geht nicht darum, sich zum Kasper oder Clown zu machen, sondern die Ressource Humor beim Betroffenen hervorzulocken. Humor kann in dieser Phase erheblich zur Stressreduktion beitragen.

7.3 Nutzungsphase

In dieser Phase besteht (hoffentlich) ein gutes Arbeitsbündnis zwischen Patient und Pflegekraft. Für Müller ist diese Phase jene, in der man etwas wagen kann. Es wird viel miteinander gearbeitet, gesprochen und diskutiert und man fühlt sich beim Gegenüber sicher. Jetzt bietet sich Gelegenheit, Dinge auch ironisch etwas zuzuspitzen, dadurch leicht zu provozieren und neue Sichtweisen zu eröffnen. In dieser Phase scheitern häufig auch Versuche, das Pflegepersonal auszutricksen. Dieses „Scheitern" nehmen die Betroffenen meist mit einem lachenden Auge wahr. Es ist ebenso möglich, gemeinsam über „lustige" Verhaltensweisen zu lachen oder sich darüber zu amüsieren (vgl. Müller, 2008: 153f.).

> *Im gemeinsamen Lachen wachsen Individuen zu einer affektiven Gemeinschaft zusammen, die ganz zwanglos Gefühle von Zugehörigkeit und Selbstsicherheit vermittelt. Dies hat auch therapeutische Bedeutung. Denn das gemeinsame Lachen immunisiert gegen die Angst vor dem Ausgelachtwerden (Gelotophobie).* (Titze, 1995: 288)

Man profitiert in dieser Phase gegenseitig voneinander und jeder kann vom Anderen etwas lernen. In der gemeinsamen Arbeit sollte man als Pflegekraft nach dem Motto „So viel wie nötig, so wenig wie möglich" eingreifen und den Patienten auf seinem Weg begleiten und ihn unterstützen. Er soll so autonom wie nur möglich bleiben und die Prinzipien von Empowerment und Recovery sollten verdeutlicht werden. Auch der Frage nach dem Sinn der Erkrankung kann gemeinsam nachgegangen werden. Psychoedukation spielt in dieser Phase eine entscheidende Rolle. Der Betroffene lernt dabei, seine Frühwarnzeichen zu erkennen und zu deuten. Auch in der Psychoedukation sollte Humor nicht ausgegrenzt werden. Neben Aufklärung und gemeinsamem Austausch sollte die Möglichkeit bestehen, zusammen über Dinge oder Situationen lachen zu können. Wichtig ist hierbei das Ansprechen (vor allem in Gruppenpsychoedukationen), dass das Augenmerk keinesfalls auf ein Auslachen, sondern ein gemeinsames Miteinander-Lachen gerichtet ist und dieses auf äußerster Wertschätzung basiert.

7.4 Ablösungsphase

In der Ablösungsphase ist die Autonomie so weit gestärkt, dass der Patient wieder (wenn auch manchmal nur zum Teil) aus sich selbst heraus agieren, reagieren und entscheiden kann. Er macht sich Gedanken über seine Zukunft und versucht neue Ziele zu definieren. Das Erstellen eines „Krisenplans“ ist in dieser Phase von großer Wichtigkeit und sollte in jedes Entlassungsmanagement integriert werden. In der Ablösungsphase kommt es in Abschlussgesprächen oft noch einmal zur Reflexion des Klinikaufenthalts. Hierbei kann über damals festgefahrene, kuriose Situationen und Denkweisen gemeinsam gelacht werden. Man beendet den Aufenthalt positiv, um bei einem eventuellen erneuten Aufenthalt (z.B. bei manchen akutpsychiatrischen Patienten) einen guten Anknüpfungspunkt zu haben. Die Behandlung kann durchaus als Erfolg gewertet werden, wenn der Patient zum Beispiel zwar noch immer keine Medikamente einnehmen möchte, sich beim nächsten Mal jedoch ohne Zwangseinweisung, rechtzeitig und freiwillig auf eine stationäre Behandlung einlässt, da er damals im Umgang und in der Beziehungsgestaltung positive Erfahrungen gemacht hat. Es gilt die Entscheidungen unserer Patienten zu respektieren und zu akzeptieren, auch wenn wir sie nicht immer teilen. Eine eigene achtsame Haltung kann dabei sehr hilfreich sein.

8. Lachen und Humor bei psychischen Störungen

Eine Krise ist ein produktiver Zustand.
Man muss ihr nur den Beigeschmack der Katastrophe nehmen.
(Max Frisch)

Die verschiedenen psychischen Störungen können allerlei Probleme im Umgang mit Humor und Lachen mit sich bringen (vgl. Falkenberg et al., 2013; Müller, 2008; Wild, 2012a). Im Folgenden möchte ich versuchen, einige Problematiken bei verschiedenen psychischen Störungen aufzuzeigen.

8.1 Schizophrenie

Bei Menschen mit Psychose oder Schizophrenie kann es beim Einsatz von Humor zu einigen Problemen kommen. Moody benennt die Psychose als eine der bedrückendsten Formen menschlichen Leidens. Er beschreibt, dass ein Mensch mit Psychose selbst mehr als alle anderen Menschen verletzt ist, wenn über ihn gelacht wird (vgl. Moody, 1979: 82).

> *Paranoiden Menschen fehlt ganz der Sinn für Humor. Sie können nicht über sich und ihre Schwächen lachen; Witze, die man über sie macht, nehmen sie zu ernst. Sie empfinden einen solchen Scherz gern als einen offen feindseligen Angriff, als einen unverzeihlichen Affront oder als Bedrohung ihres Lebens oder Wohlergehens.* (Ebd.: 85)

Ein Problem dabei stellt die fehlende Fähigkeit zur Mentalisierung, dem Sich-Hineinversetzen in andere Personen, dar (vgl. Wild, 2012a: 58). Neben inhaltlichen Denkstörungen, wie dem Wahn, leiden Menschen mit Psychosen aus dem schizophrenen Formenkreis häufig an formalen Denkstörungen. Dazu zählen beispielsweise das zerfahrene Denken, Denkverlangsamung, Denkhemmung oder Ideenflucht. Dies kann das Verstehen von Humor und Witzen deutlich beeinträchtigen oder gar unmöglich machen. Auch der Einsatz von Metaphern ist in akuten Psychosen wenig sinnvoll. Psychotischen Menschen fehlt die Fähigkeit, diese umzudeuten und den eigentlichen Inhalt, den man mit der Metapher transportieren möchte, zu erkennen und zu verstehen. Kognitive Defizite erschweren häufig die Wahrnehmung und Deutung von Witz und Humor. Ein weiteres Problem kann auch der fehlerhaft gedeutete mimische Ausdruck psychotischer Menschen sein. Man kann häufig einen reduzierten Gesichtsausdruck wahrnehmen, der aber nicht zwingend mit der inneren Wahrnehmung übereinstimmen muss. Ebenso kann es zu einer Anhedonie kommen. Durch die Lust- und Freudlosigkeit wird der Umgang mit Humor deutlich erschwert. Ein weiteres Phänomen, welches man bei schizophrenen Menschen erleben kann, ist die Parathymie, eine Störung der Affektivität. Hierbei zeigt sich ein inadäquates Verhalten zwischen Gefühlsausdruck und Erlebtem. Um es zu verdeutlichen ein kleines Beispiel aus dem Berufsalltag.

Praxisbeispiel

Vor einigen Jahren hatten wir einen Patienten mit einer chronischen Schizophrenie auf unserer Station. Bei ihm zeigte sich das parathyme Verhalten so, dass er häufig äußerte, dass es ihm überaus schlecht gehen würde, er dabei aber stets mit einem breiten Grinsen oder gar schallendem Gelächter mit dieser Bemerkung an uns herantrat.

Psychotische Menschen können unfreiwillig immer wieder zur Erheiterung im Stationsalltag sorgen. Auch hierzu möchte ich Ihnen ein sehr eindrückliches Beispiel geben:

Praxisbeispiel

Ich erinnere mich an einen Patienten mit paranoider Schizophrenie. Eines Tages, als ein Kollege in seinem Zimmer war, um sich mit ihm zu unterhalten, verpasste der Patient ihm eine Ohrfeige. Im späteren Nachgespräch über die Situation stellte sich heraus, dass der Patient in seinem Wahn dachte, der Kollege dächte, der Patient wäre Jesus. Also hatte sich der Patient überlegt, wie er dem Kollegen zeigen könne, dass er es nicht wäre. Er entschied sich dann, ihm eine Ohrfeige zu verpassen, denn Jesus würde keinesfalls einen Menschen schlagen. Für den Kollegen war es in der Situation sicherlich alles andere als lustig, aber im Nachhinein konnte man schon über diese bizarre, aber doch irgendwie ein wenig nachvollziehbare Reaktion schmunzeln.

Als professioneller Helfer ist man sich der Dramatik solcher Gedankengänge durchaus bewusst. Das Schmunzeln kommt häufig erst nach einiger Zeit, wenn man versteht, was dahinter für Gedanken stecken. Wichtig ist hierbei, sich nicht über den kranken Menschen lustig zu machen und ihn weiter zu stigmatisieren. Hierzu möchte ich Ihnen gerne ein weiteres Beispiel nennen.

Praxisbeispiel

Vor einigen Jahren wurde uns ein asiatischer Patient in Polizeibegleitung gebracht. Er wurde am Flughafen auffällig, als er in der Skyline-Bahn des Frankfurter Flughafens von Terminal A nach Terminal B fuhr und sich dort plötzlich entkleidete. Neben Gelächter in der Bahn kam es natürlich zur Erregung öffentlichen Ärgernisses, sodass die Polizei hinzugezogen wurde. Da der Patient desorientiert wirkte, brachte man ihn in die Psychiatrie. Nach einiger Zeit berichtete er, dass er in dem Moment glaubte, er würde mit der Skyline-Bahn in den Himmel fahren. Da er annahm, dass die Menschen im Himmel alle unbekleidet wären, fing er an, sich auszuziehen. Er war später hin und her gerissen, ob er jetzt über die Situation lachen oder weinen sollte. Zum einen erheiterte ihn dieser Gedankengang, zum anderen erschrak er auch sehr darüber. Letztlich war er froh, dass ihm schnell geholfen wurde und ihm und anderen Personen nichts Schlimmeres widerfahren ist.

Eine Unterform der Schizophrenie stellt die Hebephrenie dar. Bei dieser Form, welche meist im Jugendalter auftritt, ist auffällig, dass die betroffenen Menschen unter starken Stimmungsschwankungen leiden. Man sieht sehr häufig läppische, alberne Verhaltensweisen und lautes, manchmal unangebrachtes Lachen der Betroffenen. In vielen Fällen bemerken die Personen, dass ihr Lachen Teil der Erkrankung ist. Manchmal beschreiben sie aber auch, es als Spannungsregulator oder Angstlöser zu benutzen (vgl. Moody, 1979: 84). Es gilt also im Umgang mit Menschen, die an Schizophrenie leiden, diese verschiedenen Facetten der Krankheit zu beachten. Tut man dies nicht, sind Missverständnisse oder Verletzungen häufige Folgen. Deshalb ist es äußerst wichtig, als Pflegefachkraft immer „up-to-date" zu sein und sich in seinem Arbeitsfeld mit den verschiedenen Störungen, ihren Eigenarten und Besonderheiten auszukennen. Kontinuierliche Fort- und Weiterbildungen sollten daher in allen Einrichtungen Pflicht sein.

Trotzdem will ich abschließend feststellen, dass Menschen mit Schizophrenie keine „Lachmuffel" sind und durchaus über komische Dinge oder Situationen lachen, sie nur aufgrund der Erkrankung eben häufig Probleme im Verständnis haben.

8.2 Depression

Depressive Menschen sind häufig schwer bis gar nicht erheiterbar, da sie unter anderem unter gedrückter Grundstimmung, Ängsten, Perspektivlosigkeit, Hoffnungslosigkeit, Minderwertigkeitsgefühlen oder Anhedonie leiden. Sie sind wenig bis kaum schwingungsfähig und weisen häufig kognitive Defizite auf, welche den Einsatz von Humor erschweren (vgl. Wild, 2012a: 55f.). Es kommt häufig vor, dass depressive Patienten gesagte oder gehörte Dinge auf sich beziehen. So kann es dazu kommen, dass sie bei gehörtem Lachen denken, dass über sie gelacht wird. Es kann aber auch ein Schuldgefühl dadurch verstärkt werden, dass sie über Witze oder humorvolle Interventionen (während ihrer Krankheitsphase) nicht lachen können. Wenn depressive Menschen in akuten Krankheitsphasen zu Humor greifen, ist es meist negativer, maladaptiver Humor, der sie in den meisten Fällen selbst ab- und entwertet.

Ein weiteres Phänomen, das bei depressiven Menschen beobachtet werden kann, ist eine selbstschädigende Form der Gelotophilie (griech. *gélōs* = Lachen; *philia* = Freundschaft). Menschen mit Gelotophilie zeigen eine Freude, ausgelacht zu werden. Sie tragen ihre eigenen Fehler und Missgeschicke vor anderen Menschen bewusst zur Schau, um dafür Gelächter zu ernten (vgl. Ruch/Proyer, 2009). So manchen Klassen- und Pausenclown oder Comedian könnte man in diese Sparte einordnen. Korp beschreibt, dass die Gelotophilie eine selbstschädigende Form annehmen kann. Depressive Menschen neigen dabei häufig dazu, maladaptiven Humor zu verwenden und sich damit selbst zu entwerten oder herabzusetzen. Eigene Missgeschicke werden vorgetragen, um sich selbst an den Pranger zu stellen und sich zu entwerten. Ursächlich sind dafür häufig

Schuldgefühle und der Gedanke, sich selbst bestrafen zu müssen (vgl. Korp, 2014: 31).

Sollte man Humor aber gänzlich von depressiven Menschen fernhalten? Müller verneint dies, indem er äußert, dass depressive Menschen, auch wenn sie nicht mitlachen können, dadurch ein Stück Normalität erfahren können (vgl. Müller, 2008: 148). Ebenso kann es als Ziel für depressive Menschen gelten, zu einem heiteren Zustand zurückkehren zu wollen und wieder über verschiedene Dinge lachen zu können. Die Ergebnisse einer eigenen Befragung bestärken mich weiter, Humor im Umgang mit depressiven Patienten nicht außen vor zu lassen. An der Befragung haben 73 Personen mit einer diagnostizierten Depression teilgenommen, die aufgrund dessen schon mindestens einmal in stationärer psychiatrischer Behandlung waren. Es stellte sich dabei heraus, dass depressive Menschen den Humor durchaus als wichtigen Faktor im Umgang mit der Erkrankung ansehen und ihn nicht generell ablehnen. Die genauen Ergebnisse und Interpretationen können Sie im Anhang (s. Kap. 21.3) dieses Buches nachlesen.

Wir Pflegefachkräfte sollten depressiven Menschen im Sinne von Recovery stets Hoffnung in diesen schweren Krankheitsphasen vermitteln und sie auf diesem für sie meist aussichtslos wirkenden oder zumindest steinigen Weg begleiten und unterstützen. Depressive Menschen sollten allerdings nicht mit Humor überhäuft werden. Da sie oft nicht über die humorvollen Interventionen lachen können, kann ein Schuldgefühl auftreten oder verstärkt werden.

8.3 Manie

Auffällig bei manischen Patienten ist ein gehäuftes, lautes, höhnisches Lachen und eine überschwängliche Hochstimmung. In vielen Fällen ist ein Überlegenheitsgedanke bei den Betroffenen zu beobachten. Andere Menschen werden von den Betroffenen nicht selten belächelt oder sogar ausgelacht. Ebenso wird eine Konfrontation mit dem krankhaften Verhalten durch andere meist belächelt und nicht ernst genommen. Es fehlt die Krankheitseinsicht. Nicht selten wirkt es so, dass sich manische Menschen zum Clown machen oder clownesk wirken. Sei es durch übermäßiges Auftragen von Make-up, die schrille Kleidungsweise oder die überdrehte Art und Weise, in der sie oft in Erscheinung treten. Der manische Mensch spielt häufig gerne

Streiche und fällt durch seine Albernheiten und eigensinnigen, ausschweifenden Interpretationen und Darbietungen auf. Lacht man nicht über die Scherze des Manikers, wird man von ihm nicht selten als humorlos dargestellt. In der Manie kann es zu verschiedenen Problemen beim Einsatz von Humor kommen. Zum einen sind hierbei die formalen Denkstörungen zu nennen. Die Patienten jagen von einem Gedanken zum anderen. Eine Idee folgt der nächsten. Bei akuten Manien wären ständige Witze, beispielsweise im Sinne der Reizabschirmung, kontraproduktiv. Zudem kommt hinzu, dass Menschen in der Manie einen durch humorvolle Interventionen häufig sofort als „besten Kumpel" bezeichnen können. Das Nähe-Distanz-Verhalten ist in Krankheitsphasen deutlich gestört und dies kann durch den Einsatz von Humor in akuten Fällen manchmal verstärkt werden und zu Missverständnissen führen. Deshalb ist in Akutphasen der Manie Vorsicht beim Einsatz von Humor geboten. Reizabschirmung ist die oberste Devise.

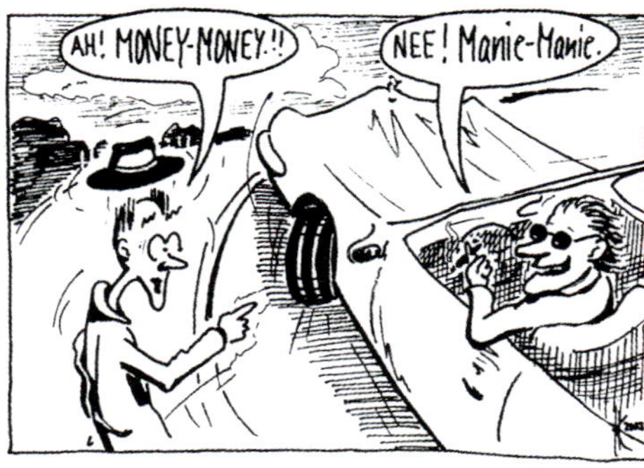

8.4 Suchterkrankungen

Menschen mit Suchterkrankungen benutzen häufig negativen Humor als Abwehrmechanismus, um sich nicht mit ihren Problemen und ihrer Erkrankung auseinanderzusetzen (vgl. Scherer/Scherer, 1994: 74–95). Auch um andere Menschen zu entwerten, wird nicht selten zu maladaptivem Humor gegriffen. Manchmal kann eine plötzliche lockere, heitere Stimmung, ein vermehrtes Lachen oder eine Euphorie bei einem Patienten ein Signal dafür sein, dass ein Rauschmittel (z. B. Alkohol, Cannabis, Kokain) konsumiert wurde. Bei Menschen mit Suchterkrankungen können kognitive Beeinträchtigungen vorliegen, die das Verstehen von Witzen erschweren können. Ebenso können emotionale Beeinträchtigungen bei der Verarbeitung eines Witzes problematisch sein. In Suchteinrichtungen sollte vermieden werden, dass es zu einer „Kneipenatmosphäre" kommt. Sitzen die Patienten nun am Tresen und erzählen sich (nicht selten auch sexistische, aggressive oder rassistische) Witze, keimt schnell eine solche Atmosphäre auf. Da Humor, genauso wie beispielsweise Kokain, das Belohnungssystem im Gehirn aktiviert, könnte Humor künftig in der Suchtbehandlung durchaus eine wichtige Rolle spielen und sollte nicht gänzlich ausgeklammert werden. Allerdings sollte darauf geachtet werden, dass es sich nur um adaptiven Humor handelt. Die Betroffenen sollten auf maladaptiven Humor angesprochen werden. Verspottung oder abfällige Äußerungen gegenüber anderen Menschen sollten in der Therapie keinen Platz finden und mit den Betroffenen reflektiert werden.

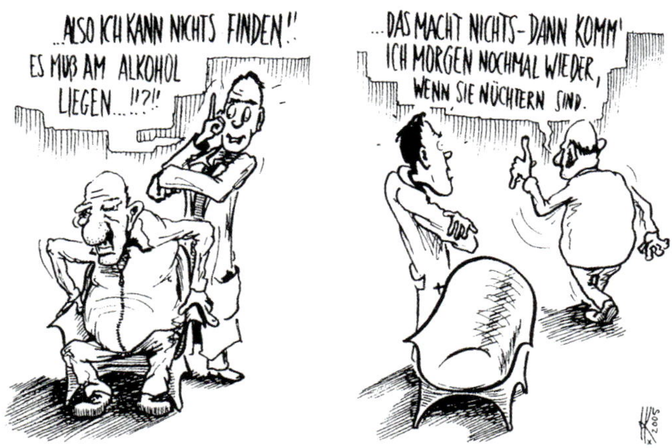
...ALSO ICH KANN NICHTS FINDEN!" ES MUß AM ALKOHOL LIEGEN...!!?!!
...DAS MACHT NICHTS – DANN KOMM' ICH MORGEN NOCHMAL WIEDER, WENN SIE NÜCHTERN SIND.

8.5 Demenz

Menschen mit Demenz können häufig durch skurriles Auftreten und Verhaltensweisen unfreiwillig für Komik sorgen. Nicht selten wird als Beispiel hierfür die berühmt-berüchtigte Unterhose auf dem Kopf aufgeführt. Rolf Dieter Hirsch äußert, dass alte Menschen häufig unter diesen beschämenden Missgeschicken leiden und ihr Leben dadurch eingeengt wird. „Diese humorvoll zu verarbeiten und sich für neue Missgeschicke zu rüsten ist eine der Aufgaben der zielgerichteten Humortherapie." (Hirsch, 2012b: 235). Titze und Eschenröder (2011) beschreiben, dass einige ältere Menschen, die Angst davor haben, nicht ernst genommen zu werden, humorvolle Äußerungen als Kränkung empfinden könnten, was zu einer Retraumatisierung früherer Schamerlebnisse führen kann. Dies sollte professionellen Mitarbeitern bewusst sein, um einen lebensgeschichtlichen Zusammenhang herstellen zu können (vgl. Titze/Eschenröder, 2011: 160 f.). Bei Menschen mit beginnender Demenz ist manchmal zu beobachten, dass sie, auf ihre Vergesslichkeit oder kognitive Einschränkung angesprochen, mit Humor und Lachen versuchen, davon abzulenken oder die Situation zu überspielen. Ebenso kann ein Lachen an unpassenden Stellen beispielsweise ein erstes Zeichen für eine beginnende Demenz sein. Die kognitiven Einschränkungen können das Verständnis von Humor deutlich erschweren. Das heißt allerdings nicht, dass Menschen mit Demenz nicht gerne lachen. Es gilt herauszufinden, was demente Menschen zum Lachen bringen kann. In der Demenz hat man es mit regressiven Anteilen zu tun, also begibt man sich auf die Suche in der Vergangenheit, auf die viele Menschen noch mehr oder weniger zurückgreifen können. Gemeinsames Singen von alten Volksliedern oder Tanzen kann dabei sehr hilfreich sein. Hirsch spricht von einigen Untersuchungen, die gezeigt haben, dass Menschen mit Demenz durchaus Humor haben können und eine humorvolle Umgangsweise helfen kann, einen Zugang zu ihnen zu finden. Ebenso aber ist es auch für sie durch die humorvolle Zugangsweise möglich, besser mit sich zurechtzukommen (vgl. Hirsch, 2013: 12).

8.6 Persönlichkeitsstörungen

Bei Persönlichkeitsstörungen, wie der emotional instabilen Persönlichkeit vom impulsiven Typ oder Borderline-Typ, der narzisstischen sowie der dissozialen Persönlichkeitsstörung greifen Betroffene häufig zu negativem, maladaptivem Humor. Es wird versucht, andere Menschen abzuwerten, klein zu machen oder sie mit negativem Humor anzugreifen und zu verletzen. Der negative Humor hat dabei etwas Aggressives und Zerstörerisches. Er dient manchmal dazu, das eigene Selbstbewusstsein aufzuwerten, indem man andere entwertet und sich über sie stellt. In der Behandlung sollten diese Verhaltensmuster aufgedeckt, besprochen und bearbeitet werden, da Betroffene dadurch häufig bei anderen Menschen am Arbeitsplatz und im sozialen Umfeld Verärgerung hervorrufen. Aus Kleinigkeiten können somit schnell größere Probleme und Auseinandersetzungen werden, die eine deutliche Einschränkung im Leben hervorrufen. Menschen mit Persönlichkeitsstörungen bekommen häufig Aussagen in den falschen Hals. So kann beispielsweise ein nett gemeinter Witz missverstanden, persönlich genommen oder als Angriff gewertet werden und somit eine Lawine von negativen Gefühlen und Emotionen auslösen. Deshalb ist auch hier eine gewisse Vorsicht geboten.

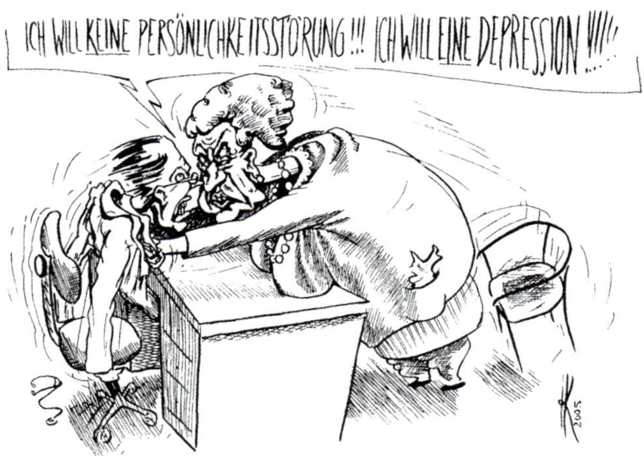

8.7 Angststörung

Wild beschreibt, dass Witziges und Komik auch in der Behandlung bei Angstpatienten verwendet werden kann. Dabei kann ein Perspektivwechsel gelingen. Bei Angststörungen treten (meist unbegründete) Ängste in ungefährlichen Situationen auf. In diesen Situationen kommt es zu verschiedenen körperlichen Angstsymptomen (z.B. Herzrasen, Atemnot, Schwitzen, Zittern) und längerfristig als Folge zu Vermeidungsverhalten. Wild berichtet von einer Studie von Ventis et al. (2001), die das Verhalten von Patienten mit einer Spinnenphobie untersuchten. Die Studie zeigte, dass das Betrachten von humorvollen Stimuli, wie beispielsweise einer Spinne im Ballettrock, die Angst genauso gut reduzierte wie die klassische Desensibilisierung (vgl. Wild, 2012a: 59f.).

Titze und Eschenröder (2011: 85) sprechen auch die „imaginative Technik des übertriebenen Rollenspiels" von Lazarus (1980) an. „Bei dieser Methode stellt sich der Klient eine andere Person vor, die einfach und mühelos mit einer Situation fertig wird, die für den Klienten problematisch ist; er soll dann das Verhalten des erfolgreichen Modells imitieren." (Titze/Eschenröder, 2011: 85). Es gibt auch die Angst vor dem Ausgelachtwerden. Diese Angst bezeichnet man als Gelotophobie (griech. *gélōs* = Gelächter, *phobia* = Furcht). Hierbei ist beim Einsatz von Humor auch gewisse Vorsicht geboten, denn Witze oder andere humorvolle Interventionen können die Ängste auch weiter verstärken. Für Menschen mit Gelotophobie ist das Lachen immer mit etwas Negativem besetzt und die Angst vor dem Ausgelachtwerden ist ständig präsent.

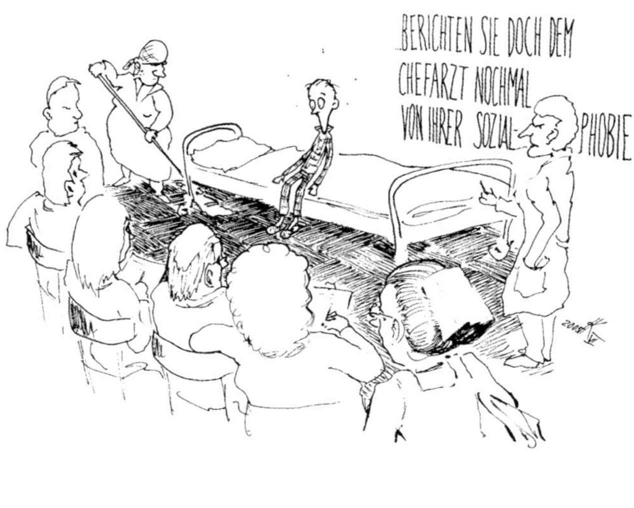
BERICHTEN SIE DOCH DEM CHEFARZT NOCHMAL VON IHRER SOZIAL-PHOBIE

Lachen und Gelächter werden häufig auf das eigene Selbst bezogen („Andere lachen über mich"), da sie der Meinung sind, dass sie selbst komisch und lächerlich wirken. Diese Menschen wirken in ihren Bewegungsabläufen meist steif und hölzern, zudem passieren ihnen durch die ständige Angespanntheit leider häufig Missgeschicke, die andere Menschen zum Lachen bringen (z. B. Schadenfreude, wenn jemand stolpert und dabei etwas verschüttet). Michael Titze spricht bei der Erstarrung durch Lachen vom „Pinocchio-Komplex" (Titze, 2013a: 29). Es kann aber auch sein, dass manche Gelotophobiker einfach nicht gelernt haben, Lachen als etwas Positives im Leben anzusehen. Die Angst kann auch durch schlechte Erfahrungen (Hohn, Spott, Mobbing, Ausgelachtwerden) in der Kindheit oder im Erwachsenenalter verursacht werden. Durch diese Angst, Scham und die damit verbundene Vermeidung kann die Lebensqualität Betroffener enorm eingeschränkt sein.

8.8 Posttraumatische Belastungsstörung

Ulrich Sachsse (2012) stellt sich in Bezug auf Humor und traumatisierte Menschen folgende Fragen:

> *Ist bei einer Lebensgeschichte, die geprägt ist von Deprivation, emotionaler Invalidierung, sexualisierter Gewalt und körperlicher Misshandlung, Humor nicht einfach geschmacklos? Verbietet es der Takt nicht geradezu, mit solchen Menschen Witze zu machen, humorvoll, spöttisch oder sarkastisch zu sein?* (Ebd.: 121)

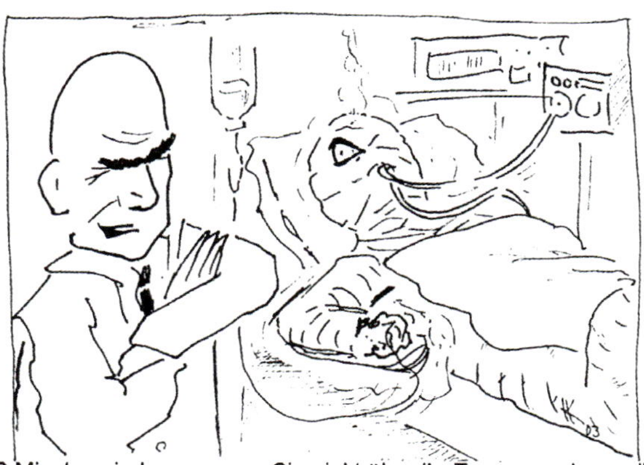

...die 2 Minuten sind um. - wenn Sie nicht über ihr Trauma reden wollen ...!?!

Unterhält man sich mit Personen und Experten, die mit traumatisierten Personen arbeiten, bekommt man immer wieder Antworten, die man so vielleicht nicht erwartet hätte. Sachsse berichtet ebenfalls von seinen Erfahrungen mit traumatisierten Menschen und dass diese häufig über Galgenhumor verfügen, Freude am Makabren haben und schwarzen Humor sehr schätzen (vgl. Sachsse, 2012: 121). Er äußert weiter, dass vor allem das Behandlungsangebot der Arbeit mit dem inneren Kind gerade dazu einlädt, Lachen und Humor in die Behandlung einzubringen (vgl. Sachsse, 2012: 129).

> *Lachen und Spott kann dabei zur Waffe werden, mit der ein Peiniger ins Lächerliche gezogen und somit entmachtet wird. Das hat zwar nichts mit Humor im ausgeführten Sinn zu tun, doch kann diese Form von Aggression trotzdem sehr gesund und für die Genesung wichtig sein. Darüber hinaus ist für Menschen mit sogenannten Traumafolgestörungen wie Borderline-Störung und Posttraumatischer Belastungsstörung (PTBS) Humor manchmal auch ein eleganter Weg, Nähe und Distanz in Beziehungen zu regulieren und schambesetzte Themen anzusprechen.* (Metzner, 2015: 69)

Manchmal können schwarzer Humor oder Galgenhumor auch als Überlebensstrategie angesehen werden. Man verdrängt oder überspielt traumatische Situationen und schützt sich selbst, indem man Humor als Abwehrmechanismus anwendet.

Reflexionsfrage

Welche Erfahrungen mit Lachen und Humor haben Sie bisher in der Begleitung von Menschen mit psychischen Erkrankungen gemacht?

9. Humorvolle Interventionen

Was wir heute tun, entscheidet darüber,
wie die Welt morgen aussieht.
(Marie von Ebner-Eschenbach)

Humorinterventionen im psychiatrischen Pflegealltag können sehr bunt, unterschiedlich und vielfältig aussehen. Grenzen sind nur sehr wenige gesetzt, wenn es sich dabei um positiven Humor handelt, der mit Wertschätzung und Respekt des Gegenübers einhergeht. Zu beachten gibt es trotzdem etwas. „Humorvolle Interventionen sind abhängig vom Sprachverständnis, von der emotionalen Reife und der geistigen Aufnahme- und Verarbeitungsfähigkeit der Beteiligten." (Hirsch, 2011: 23). Konkret bedeutet das, die Biografie des Gegenübers, die Situation, in der er sich gerade befindet, sowie seine aktuelle Stimmungslage zu kennen und zu berücksichtigen. Neben den in diesem Buch bereits beschriebenen Grundhaltungen in der psychiatrischen Pflege Tätiger gibt es beim Ausprobieren von Humor einige wichtige Voraussetzungen, die den Einsatz von humorvollen Interventionen deutlich vereinfachen oder gar notwendig sind, soll die Intervention erfolgreich sein. Diese sind Spaß und Freude am Ausprobieren, eine spielerische Haltung, Offenheit, Neugierde, Kreativität, eine gehörige Portion Mut und eine realistische Grundhaltung. Holtbernd (2011) beschreibt es folgendermaßen:

> *Humor im therapeutischen Bereich ist Ausdruck einer Lebensfreude und zugleich das Angebot einer zunächst unstrukturierten Beziehung. Aus dieser Freude heraus erwachsen humorvolle Interventionen, die vor allem den Humorerzeuger belustigen und zeigen, dass dieser trotz der traurigen oder aussichtslosen Situation seinen Job freudig macht.* (Ebd.: 179)

Es ist dabei äußerst wichtig, dass der Patient sich durch die humorvolle Haltung des Gegenübers trotzdem immer ernst genommen und wertgeschätzt fühlt. Deshalb ist dabei stets ein gewisses Fingerspitzengefühl gefragt. Wie kann es uns konkret gelingen, den Humor bei unserer täglichen Arbeit einzusetzen? Nach wie vor muss betont werden, dass wir dabei die richtige Grundhaltung haben. Unser Humor muss immer freiwillig sein und aus dem tiefsten unseres Inneren, unserem Herzen, kommen. Vielleicht sehen Sie jetzt vor Ihrem geistigen Auge Ihren Arbeitsalltag und denken, wie das mit dem Humor gelingen kann, denn mit Ihrem Arbeitsplatz verbinden Sie eher Stress, Eintönigkeit oder gar Trostlosigkeit. Sollte dies der Fall sein, ist es tatsächlich nicht so leicht, plötzlich den Humor in die Arbeit mit hineinzunehmen, denn aufgezwungener Humor tut selten gut. Einem selbst nicht und auch dem Patienten nicht, da dieser häufig ein sehr feines Gespür dafür hat, ob der Humor authentisch ist. Ist er es nicht, kann es zu einem Bruch in der Beziehung führen und für den weiteren Erfolg der Behandlung hinderlich sein.

Reflexionsfragen

Gibt es für Sie Hindernisse, bei der Arbeit humorvoll zu sein?

Haben Sie genügend Spaß an der Arbeit, um diese Freude als Grundlage für Ihren Humor zu nehmen? – Wenn nicht, wie könnten Sie Spaß und Freude zurückgewinnen?

Haben Sie alle Hindernisse aus dem Weg geräumt, oder nie welche gehabt, und sind Sie nun voller Elan, den Humor in die Arbeit und Therapie zu integrieren? Dann möchte ich Ihnen gerne einige praktische Werkzeuge zur Hand geben, die konkret dabei helfen können. Und nur Mut, wenn Sie den Eindruck haben, dass dies nicht sofort so gelingt, wie Sie es sich vorstellen. Meine Erfahrung dabei ist: Übung macht den Meister!

Befasst man sich mit Humor als Interventionsmöglichkeit, stößt man, wie so oft, auf eine erneute theoretische Aufteilung. Bischofberger ordnet diese Interventionen unterschiedlichen Kategorien zu. Sie unterscheidet indirekten von direktem Humor. Als indirekte Form bezeichnet sie Humor, der in Form von unterschiedlichen Utensilien ermöglicht wird (z.B. Bücher, Comics, Filme). Direkter Humor geht von der initiierenden Person durch verbale oder nonverbale Kommunikation aus (vgl. Bischofberger, 2008a: 76). Weiter spricht Bischofberger von geplantem und spontanem Humor (vgl. Bischofberger, 2015: 297). Die verschiedenen Humorinterventionsformen mit Erläuterung finden Sie in Tabelle 9-1. Alle vier Formen eignen sich sehr gut für den psychiatrischen Bereich und es muss immer wieder individuell abgewogen werden, welche Intervention gerade sinnvoll ist. Bei geplantem Humor sollte allerdings auf Authentizität geachtet werden, da er sonst beim Gegenüber schnell gekünstelt und unecht ankommen kann. Damit gemeint ist, dass der geplante Humor natürlich authentisch sein sollte, aber dass man sich ihn vorher gut überlegt. Dies kann beispielsweise anhand eines geplanten Witzes oder einer humorvollen Geschichte erfolgen. Sie machen sich

Tabelle 9-1: Humorinterventionsformen (Quelle: mod. n. Bischofberger, 2015: 297)

Humorinterventionsform	Erklärung/Beispiel
Direkter Humor	Alles Humorvolle, was im Kontakt zwischen Ihnen und einem anderen Menschen geschieht, kann als direkter Humor gelten. Dazu zählen die verschiedenen Kommunikationstechniken, wie die Unter- oder Übertreibung sowie Wortspiele.
Indirekter Humor	Humorecken, Humorpinnwände oder Humorkoffer, also humorvolle Dinge (z. B. Comics, Bücher, Filme, Scherzartikel), die Sie in Ihrer Einrichtung bereitstellen und den Patienten zugänglich machen, werden als indirekte Humorform bezeichnet.
Geplanter Humor	Ein kleines Beispiel: Sie dürfen heute die Stationsrunde leiten und überlegen sich vorher, wie Sie die Stimmung etwas auflockern können. Als Einstieg in die Runde erzählen Sie eine humorvolle Geschichte. Sie planen also den Einsatz, überlegen sich vorher genau, was Sie einsetzen können und wenden es zum gegebenen Zeitpunkt an.
Spontaner Humor	Spontanem Humor begegnet man am häufigsten. Er entsteht aus der Situation heraus. Ein Beispiel: Sie unterhalten sich auf dem Flur mit einem Patienten. Er berichtet, er sei von Beruf Metzger. Spontan fällt Ihnen folgender Witz ein, den Sie mit dem Patienten teilen: Unterhalten sich zwei Schweine. Sagt das eine zum anderen: „Du, ist doch eigentlich Wurst, was aus uns wird.“

also vorher Gedanken und bringen die Intervention in ein Gespräch mit ein. Manchmal ist es bei Humor durchaus sinnvoll, aus dem Bauch heraus zu handeln. Geplanter Humor kann aber auch ins Ziel treffen. Bettina vom Eyser und Christoph Müller (2012) schreiben dazu:

> *Die psychiatrisch pflegenden Menschen müssen im Kontext ihrer beruflichen Sozialisation lernen, nicht nur aus der ihnen gegebenen Situation heraus zu agieren, sondern vor allem auch in die gegebenen Situationen hinein zu kommunizieren. Für das humorvolle Arbeiten hat dies eine deutliche Konsequenz. Denn psychiatrisch Pflegende können ihren Humor bewusst planen, vorbereiten und auf die Situation anwenden, auf die sie die vorbereitete humorvolle Zuspitzung anwenden. Psychiatrisch Pflegende müssen gleichsam eine sportliche Haltung entwickeln. Sie müssen sich soz. als einen „Goalgetter" begreifen, der auf die Vorlagen eines Mitspielers wartet und spontan mit einem Torschuss reagiert. So wie jede Lebensgeschichte aus den konkreten alltäglichen Erfahrungen wächst, muss der Witz auch aus der Lebenspraxis heraus entstehen.* (Ebd.: 117)

Auch hier scheint hindurch, dass Humor tatsächlich geübt werden kann. So wie man in der Pflege verschiedene Gesprächstechniken oder Deeskalationsmaßnahmen lernt und im Laufe der Jahre routinierter und effizienter wird, können wir auch lernen, ein Gefühl für den richtigen Moment oder die richtige Art für den Einsatz von Humor zu entwickeln. Ich möchte Ihnen jetzt gerne einige Beispiele verschiedener, in der Praxis bewährter Interventionsmöglichkeiten in der psychiatrischen Pflege vorstellen und näher erläutern.

9.1 Schlüsselbänder

In den meisten psychiatrischen Einrichtungen trägt das Pflegepersonal einen, häufig sogar mehrere Schlüssel bei sich. Auch Patienten tragen oft ihre Schrankschlüssel bei sich. Trifft man mich bei meiner Arbeit, wird einem als Erstes wahrscheinlich ein schwarzes Schlüsselband mit der pinkfarbenen Aufschrift „N Scheiß muss ich" auffallen. Ich habe mir damals dieses Schlüsselband bewusst ausgesucht, weil es so wunderbar Vorurteile gegenüber der Akutpsychiatrie, psychiatrische Klischees, aber in manchen psychiatrischen

Institutionen leider auch die Realität widerspiegelt. Ich möchte Sie gerne an einem dieser Vorurteile teilhaben lassen.

Praxisbeispiel

Wir hatten einmal eine Kollegin aus dem Pflegedienst einer psychotherapeutischen Station zum Hospitieren auf unserer Akutstation. Diese berichtete, dass ihre Kolleginnen ihr geraten hätten, doch dringend alte Klamotten anzuziehen, denn auf der Akutstation wären die Patienten alle so schmuddelig, würden einen bespucken und die Klamotten zerreißen. Komischerweise hat die Kollegin auf der Station niemanden in alten oder zerrissenen Klamotten arbeiten sehen. Spuckflecken konnte sie auch nicht finden. Selbstverständlich können solche Dinge auf einer akutpsychiatrischen Station gelegentlich geschehen, aber sie sind nicht an der Tagesordnung. Ein weiteres unglückliches Phänomen ist, dass Patienten manchmal bei Fehlverhalten auf allgemeinpsychiatrischen oder psychotherapeutischen Stationen mit der Verlegung auf eine Akutstation gedroht wird. Als Personen dann aber auf unsere Station kamen, waren sie eher verwundert, dass die Tür offen, die Atmosphäre freundlich war und es dort sehr menschlich zugeht. So eine Drohung stigmatisiert, schürt Ängste beim psychisch kranken Menschen und sollte daher dringend vermieden werden.

Mit gewählten Sprüchen auf Schlüsselbändern provoziert man einerseits humorvoll und andererseits merken Menschen auch schnell, dass sie als Spaß aufzufassen sind – vor allem, wenn der Schriftzug in knalligem Pink aufgedruckt ist. Zumindest ist das Schlüsselband immer wieder ein Aufhänger für ein Gespräch und man wird nicht selten darauf angesprochen. Schlüsselbänder mit humorvollen Aufdrucken können also vom Pflegepersonal bewusst als indirekte Intervention getragen werden oder den Patienten als Schlüsselhalter angeboten werden. Ein geschätzter, zu Übergewicht neigender Arbeitskollege trägt ebenfalls ein Schlüsselband, auf dem zu lesen ist: „Waschbrettbauch? Hatte ich schon, steht mir nicht.“ Mit Schlüsselbändern erspart man sich auch häufig die lästige Suche nach verlorengegangenen Einzelschlüsseln. Lustige Sprüche funktionieren übrigens ebenso gut auf Kaffeetassen. Bekanntermaßen sind Psychiatrie und Kaffee zwei unzertrennliche Komponenten. Wieso sollte man deshalb nicht auch mit lustigen Sprüchen auf seiner Tasse Menschen an seinem Arbeitsplatz zum Lachen bringen oder sogar etwas provozieren?

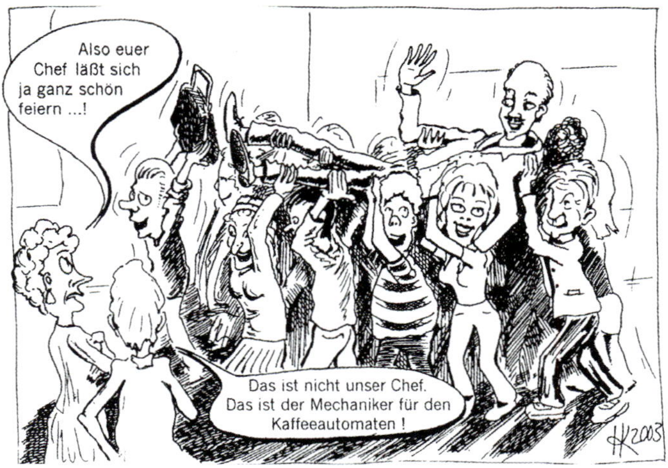
Also euer Chef läßt sich ja ganz schön feiern ...!
Das ist nicht unser Chef. Das ist der Mechaniker für den Kaffeeautomaten !
HK2003

9.2 Witzekalender

Ein Witzekalender kann zu einem täglichen Ritual werden, etwa, wenn man den „Witz des Tages" schon vor dem Frühstück oder während einer Morgenrunde verliest. So kann ein heiterer, positiver Start in den Tag ermöglicht werden.

9.3 Humortagebuch

Ein Humortagebuch kann sowohl für Patienten als auch für Mitarbeiter eine heitere Sache sein. In solch einem Tagebuch kann man lustige Situationen des Alltags dokumentieren. Sieht man sich nach gewisser Zeit die verschiedenen Einträge noch einmal durch, kommt man immer wieder ins Schmunzeln und wird an lustige Situationen erinnert.

Praxisbeispiel

In der Klinik, in der ich arbeite, sammelt ein Chefarzt über das Jahr Stilblüten, die den Mitarbeitern im Stationsalltag entgegengebracht werden. Auf der Klinikweihnachtsfeier verliest er die gesammelten Stilblüten, die jedes Jahr für reichlich positive Stimmung und Lachen sorgen.

9.4 Comics, Cartoons und Witzebücher

Eine indirekte Intervention wäre das Bereitstellen von Comics, Cartoons oder Witzebüchern. In vielen psychiatrischen Einrichtungen gibt es Bücherregale mit verschiedener Literatur. Wieso sollte dort nicht auch erheiternde Literatur zu finden sein?

9.5 Scherzartikel

Verschiedene Scherzartikel können den Einzug in eine psychiatrische Institution finden. Sie regen zum Lachen an und lassen die Welt nicht so grau und finster wirken. Allerdings sind sie immer Geschmackssache. Was der eine witzig findet, wird ein anderer geschmacklos finden. Es gilt also auszuloten, was man in einer Einrichtung vertreten kann und was eher weniger dafür geeignet ist. Zum Beispiel könnte man verschiedene lustige Stifte einsetzen. In unserer Humorecke befinden sich Stifte in Pillenform, genauer sehen sie aus wie Medikamentenkapseln. Macht man sie in der Mitte auseinander, lässt sich aus dem einen Teil ein Kugelschreiber ausfahren. Ebenso könnten beispielweise Stifte in Spritzenform oder „sprechende" Stifte dienen. Es gibt Stifte, die auf Knopfdruck verschiedene Laute oder Sätze von sich geben.

9.6 „Happy Pillen"

Da das Thema „Medikation" eine große Rolle in psychiatrischen Einrichtungen spielt, kann man sich auch daraus einen kleinen Spaß machen. Man entwirft einfach ein Glas mit „Happy Pillen". Man benötigt dazu lediglich ein verschließbares Glas oder eine Dose, Papier, Stifte, Kleber und natürlich den Inhalt. Beim Gestalten des Etiketts darf man ruhig kreativ sein. Als Inhalt können Schokoladenlinsen, Lutschbonbons oder Traubenzucker dienen. Man kann dazu auch die Patienten oder Kollegen der Ergotherapie einbeziehen, um solche Dinge gestalterisch umsetzen zu lassen und sie damit ebenfalls in den Humorprozess einbinden.

9.7 Filme und Kinoabende

Filme in Form von Videokassetten (wer so etwas noch besitzt), DVDs oder Blu-rays sind eine weitere Möglichkeit, Humor in die psychiatrische Arbeit einzubringen. Komödien eignen sich dabei sehr gut. Die Filme können den Patienten bereitgestellt oder es können Kinoabende auf Stationen oder in Institutionen veranstaltet werden. Die Filmauswahl kann gemeinsam mit den Patienten getroffen werden.

Praxisbeispiel
Auf unserer Station haben wir verschiedene Filme für die Patienten zur Verfügung, die frei zugänglich ausgewählt und angesehen werden können. Des Weiteren gibt es im Rahmen des kulturellen Programms der Klinik immer wieder Kinoabende, die für alle Patienten der Klinik zugänglich sind. Häufig werden bei den Vorführungen Komödien gezeigt, die bei den Patienten sehr gut ankommen.

9.8 CDs

Man kann seinen Patienten auch CDs von Kabarettisten oder Komödianten zur Verfügung stellen. Dazu sollte dann natürlich auch ein CD-Player jederzeit zur Verfügung stehen, damit diese Intervention jederzeit nutzbar ist. Manchmal ist dazu auch ein Kopfhörer gut geeignet, damit man die CDs in aller Ruhe anhören kann oder seine Mitpatienten nicht belästigt. CDs von Badesalz, Helge Schneider oder Mundstuhl sollten in keiner Comedy-CD-Sammlung fehlen.

9.9 Humorpinnwand

Eine Humorpinnwand ermöglicht, humorvolle Bilder, Cartoons, Witze, Sprüche oder lustige Geschichten öffentlich zu vermitteln. Die Inhalte der Pinnwand können sowohl von Mitarbeitern als auch von Patienten ausgewählt werden. Es kann sich jeder in die Gestaltung einbringen und somit werden verschiedene Humorarten und -interessen vertreten. Es sollte darauf geachtet werden, dass die Inhalte immer wieder ausgetauscht und erneuert werden, damit die Pinnwand in Bewegung bleibt. Es könnte dort beispielsweise eine Rubrik „Witz der Woche" oder „Cartoon der Woche" zu finden sein, in der Patienten, Mitarbeiter oder beide abwechselnd jede Woche etwas Neues bereitstellen.

9.10 Humorecke, Humorwagen und Humorkoffer

Diese drei Interventionsmöglichkeiten Humorecke, Humorwagen und Humorkoffer verstehen es elegant, mehrere Interventionen zu kombinieren. Ein Humorkoffer kann beispielsweise wie ein Skill-Koffer aussehen, den man aus der Behandlung von Menschen mit emotional-instabiler Persönlichkeit, traumatisierten oder dissoziierten Menschen kennt. Inhaltlich können die verschiedensten Dinge vorhanden sein. Hier einige Beispiele: lustige Bilder, Cartoons, Comics, Witzebücher, Scherzartikel, Stifte in Form von Spritzen oder Pillen (Kapseln), CDs, DVDs. Grenzen sind kaum gesetzt, vorausgesetzt es handelt sich um positiven Humor, der durch den Kofferinhalt vermittelt wird. Genauso wie der Koffer können ein mit Utensilien gefüllter Wagen oder eine Humorecke Platz dafür schaffen.

Praxisbeispiel

Ich habe an meinen Arbeitsplatz vor einiger Zeit eine Humorecke ins Leben gerufen. Sie befindet sich im Aufenthaltsraum, der auch als Speiseraum genutzt wird. In unserer Humorecke befinden sich momentan ein Witzekalender und ein Humortagebuch, wo Patienten humorvolle Anekdoten aus dem Klinikalltag oder eigene Witze notieren können. Aufschreiben können sie das Ganze mit einem Kugelschreiber in Pillenform. Als weitere Gegenstände dienen ein auf Knopfdruck singender und tanzender Plüschhamster, ein Glas mit „Happy Pillen" zum Naschen, einige Witze- und Cartoonbücher sowie ein paar CDs von verschiedenen Kabarettisten. Für eine zum Verbleib einladende Atmosphäre in der Humorecke sorgen ein Holzschaukelstuhl, ein rotes Sofa sowie ein kleiner Beistelltisch mit CD-Player. Die Fensterscheibe, welche auf die Humorecke hinweist, wird von unseren Patienten immer wieder neu mit Fingerfarbe gestaltet. So sind sie immer in den Entwicklungsprozess einbezogen und haben im Sinne der Partizipation die Möglichkeit zur Mitbestimmung und Gestaltung des therapeutischen Milieus.

Wenn man eine solche Humorecke initiieren möchte, ist es enorm hilfreich, selbst einen guten Sinn für Humor zu haben. Bekanntermaßen kann es immer wieder geschehen, dass Dinge entwendet werden oder abhandenkommen. Anstatt sich darüber zu ärgern oder frustriert zu sein, kann man sich vielleicht sagen, dass man damit einem anderen Menschen Freude bereitet und ihm vielleicht den Tag oder das Leben versüßt haben könnte. Man könnte sich auch sagen, dass die Idee der Humorecke so gut ankam, dass sich jemand damit gleich bereichern wollte. Hierzu passt das bekannte Sprichwort: „Humor ist, wenn man trotzdem lacht."

9.11 Paradoxe Intention, Inkongruenz

Die paradoxe Intention ist eine verbale Technik, derer man sich im psychiatrischen Alltag sehr gut bedienen kann. Sie geht auf Viktor Frankl zurück. Titze (1995: 245f.) beschreibt: „[Frankl] brach als erster mit der Vorstellung, die therapeutische Atmosphäre müsse von distanzierter Zurückhaltung, würdevoller Ernsthaftigkeit und schmerzvoller Entbehrung durchdrungen sein. Daher ermutigte er seine Klienten, all dem ins Gesicht zu lachen, was sie ängstigte und beschämte". Frankl beschreibt die paradoxe Intention folgendermaßen: „Der Patient wird angewiesen, genau das, wovor er sich immer so gefürchtet hatte, nunmehr sich zu wünschen (Angstneurose) bzw. sich vorzunehmen (Zwangsneurose)." (Frankl, 2011: 122). Es handelt sich dabei laut Frankl (2011: 123) „um eine Inversion jener Intention, die die beiden Reaktionsmuster charakterisiert, nämlich das Vermeiden von Angst und Zwang durch Flucht vor der ersteren beziehungsweise Kampf gegen den letzteren". Man äußert oder tut also etwas eigentlich Widersprüchliches, etwas, das in der Situation nicht zusammenpasst, und verhält sich somit inkongruent dazu. Titze und Lambrecht (2013) beschreiben es folgendermaßen:

> *Der Ausdruck paradox bedeutet, dass etwas Unerwartetes, Konträres oder Widersinniges zur üblichen Anschauung gemeint ist. Eine Paradoxie lässt sich somit als ein logischer Widerspruch definieren, der sich ergibt, wenn ein „zusammenhangloser Zusammenhang" – eine „Einheit des Gegensinnigen" (Plessner) – hergestellt wird. So kommt es zu verwirrenden Aussagen, die erst dann „Sinn machen", wenn die Wirklichkeit aus einer anderen Perspektive „wahr" genommen wird.* (Ebd.: 86)

Eine Frage, die dabei häufig eingesetzt wird, ist folgende: „Was können Sie persönlich dazu beitragen, dass Ihre Symptome sich weiter verschlechtern?“ Mit dem Paradoxen wird versucht, die Verantwortung dem Patienten wieder zurückzugeben. Durch die konträre, lustige, widersprüchliche und manchmal auch völlig verrückte Antwort des professionellen Helfers wird der Patient vor den Kopf gestoßen. Er wehrt sich dagegen, widerspricht und findet so häufig selbst zu einer Antwort auf problembehaftete Fragen. So können manchmal Situationen durch Stärkung der Autonomie entschärft, Problematiken aufgeweicht oder sogar aufgelöst werden.

Praxisbeispiel

Eine depressive Patientin stellte unser Team vor einiger Zeit vor eine große Herausforderung. Sie jammerte und klagte sehr viel. Häufig warf sie sich zu Boden oder legte sich direkt auf Türschwellen. Sie litt an einer schweren Depression mit wahnhaften Symptomen. Nichts bereitete ihr mehr Freude und alle Hilfsversuche wurden kategorisch abgelehnt. Ich versuchte einmal mehr wieder Kontakt zu ihr aufzubauen und nach Ressourcen zu forschen. Irgendwann kamen wir auf das Thema „Essen“ und darauf, dass ihr das Essen hier in der Klinik nicht wirklich schmecken würde. Als ich sie fragte, was denn ihre Lieblingsspeise wäre, äußerte sie sofort: „Pfannkuchen!“ Ok, also lud ich sie ein, mit mir zum nächsten Supermarkt zu fahren um dort alle möglichen Zutaten einzukaufen, um für sich und die Mitpatienten Pfannkuchen zu machen. Nach einigem Hin und Her ließ sie sich darauf ein. Aber schon am ersten Regal auf der Suche nach geeignetem Zimt verfiel sie wieder ins Jammern und Klagen. Wir nahmen den Zimt und gingen zum nächsten Regal. Aber dort wurde es noch schlimmer, als keine Entscheidung über den Kauf von Ahornsirup möglich war. Dort wurde ihr depressiver Wahn deutlich sichtbar. Sie machte sich immer Sorgen um das Geld. Ahornsirup wäre doch so teuer und die Klinik müsse das alles bezahlen. So etwas könne man doch nicht machen.

Irgendwann legte sie sich mitten im Supermarkt auf den Boden. Da ich dieses Verhalten auf Station bereits mehrmals beobachten konnte, hautnah erlebt hatte, dass alles Gut-Zureden nichts half und ich die Dame im Supermarkt ja auch nicht einfach hochziehen konnte, entschloss ich, mich ebenfalls auf den Boden zu werfen. Die Patientin schaute mich äußerst verwirrt an. Jetzt bemerkte sie auch, dass die anderen Kunden des Supermarktes uns äußerst komisch ansahen, aber dann doch weitergingen.

Frau Kummer: „Herr Gutmann, stehen Sie doch bitte wieder auf. Sie können das doch nicht machen.“

Ich: „Warum denn, Sie liegen doch auch auf dem Boden. Ist eigentlich ganz bequem und wunderbar kühl."
Frau Kummer: „Aber wir sind hier in einem Supermarkt und die Leute gucken uns schon an."
Ich: „Ja und? Sollen sie doch ruhig – mir macht das nichts aus."
Frau Kummer: „Herr Gutmann, bitte stehen Sie jetzt wieder auf."
Ich: „Ok, unter einer Bedingung."
Frau Kummer: „Welche?"
Ich: „Sie stehen auch auf, wir kaufen fertig ein und dann fahren wir wieder zurück in die Klinik, ohne dass Sie sich noch einmal hier auf den Boden werfen."
Frau Kummer: „Ok, versprochen."

Der restliche Einkauf verlief reibungslos und die Patientin hatte große Freude am Zubereiten der Pfannkuchen. Es kamen zwar zwischendurch immer wieder Gedanken, was wäre, wenn die Mitpatienten die Pfannkuchen nicht mögen würden, aber für diesen Tag schien diese paradoxe Handlung etwas bewirkt zu haben.

Eine weitere Möglichkeit, um eine paradoxe Situation zu schaffen, stellt die „Judo-Methode" dar. Watzlawick et al. (1974) beschrieben diese Kontermöglichkeit schon früher. Titze und Patsch erläutern die Methode kurz:

> *Sie nimmt sich eine fernöstliche Kampfsportart zum Vorbild: das* Judo. *Hier wird bekanntlich nicht drauflosgeboxt, sondern im Gegenteil versucht, die Angriffskraft des Gegners geschickt zu nutzen. Indem die Zielrichtung des Angriffs bestätigt und verstärkt wird, wird der Gegner zum Verbündeten. Seine Angriffsenergie kann nun für eigene Zwecke genutzt werden. Übertragen auf das Kommunikationsverhalten funktioniert das so: Die Argumente und Vorwürfe des Gegners werden in übertriebener Weise* inhaltlich akzeptiert. *Dadurch ergibt sich eine paradoxe Situation, in der der Angreifer nicht widersprechen kann, weil er sich sonst selbst widersprechen müsste.* (Titze/Patsch, 2014: 152)

Titze und Patsch (2014) führen dazu einige Beispiele auf. Zwei dieser Beispiele möchte ich hier gerne zur Veranschaulichung aufführen:

- „Sie sind ein Vollidiot. Man sollte Sie auf den Mond schießen!" – „Meinen Sie nicht, dass der Mars in diesem Fall geeigneter wäre?"

- „Haben Sie zugenommen?“ – „Ja, kürzlich ist beim Bus sogar die Hinterachse gebrochen.“ (Ebd.: 152)

9.12 Humorvolle Übertreibung

Eine relativ einfache und schnelle Intervention ist die humorvolle Übertreibung. Titze und Patsch (2014) beschreiben:

> *Die einfachste Technik der Humorentstehung besteht darin, genau das zu übertreiben, wofür man sich normal rechtfertigen müsste. Aus Maulwurfshügeln entstehen so die größten Berge und Mücken werden zu Elefanten. Dadurch lassen wir die Welt realer Tatsachen hinter uns und betreten eine Welt voller Absurditäten. Aus dem Blickwinkel dieser Welt erscheinen uns die vielen kleinen Verfehlungen des Alltagslebens nur noch lächerlich.* (Ebd.: 145)

Um die Methode praktisch zu verdeutlichen, hier ein kleines Beispiel:

Praxisbeispiel

Herr Drama kam einmal völlig aufgelöst, beinahe hysterisch zu mir ins Dienstzimmer:

Herr Drama: „Herr Gutmann, schnell helfen Sie mir. Ich verblute.“
Ich: „Was ist denn passiert?“
Herr Drama: „Ich habe mich an einem Blatt Papier geschnitten.“
Ich: „Zeigen Sie mir doch einmal die Verletzung.“

Der Patient nahm seine Hand vom Zeigefinger und zeigte die Wunde.

Ich: „Oh, das sieht aber übel aus, ich glaube, da müssen wir den Dienstarzt hinzuziehen.“
Herr Drama: „Ja das wäre sicher sinnvoll, dass muss bestimmt genäht werden.“
Ich: „Oder warten Sie, ich habe eine bessere Idee, wir amputieren den Finger gleich.“

Der Patient begann laut zu lachen.

Ich: „Warum lachen Sie denn jetzt?“
Herr Drama: „Ist doch nicht so schlimm, oder?“
Ich: „Nein, ich mache Ihnen ein Pflaster drauf.“

Um solche Aussprüche tätigen zu können, benötigt es eine gute, tragfähige Beziehung. Da ich Herrn Drama sehr gut kannte und wir diese gemeinsame Arbeitsbasis hatten, war es kein Problem, diese vielleicht etwas makaber wirkende Übertreibung bezüglich des kleinen Wehwehchens zu äußern.

9.13 Humorvolle Untertreibung

Salameh beschreibt: „Unterstatement ist das Gegenteil von Übertreibung: Es staucht Riesen auf Pygmäenformat zusammen und macht aus Staatsaffären Nebensachen." (Salameh, 2007: 184).

Um die Untertreibung zu erläutern, folgt wieder ein Beispiel aus dem psychiatrischen Alltag.

Praxisbeispiel
Auf unserer Station hatten wir einmal eine korpulente Dame mit einer Konversionsstörung. Sie war der Meinung, sie wäre gelähmt und könnte nicht mehr aufstehen. Infolgedessen lag sie den ganzen Tag im Bett. Sie war vor dem psychiatrischen Klinikaufenthalt bereits somatisch und neurologisch vollständig untersucht worden und es wurde einfach nichts gefunden. So schickte man sie in die Psychiatrie. Ein Kollege und ich bekamen während eines Spätdienstes die Aufgabe, zu versuchen, die Dame zu mobilisieren.

Kollege: „Guten Tag Frau Molly, mir ist zu Ohren gekommen, dass wir beide ein kleines Tänzchen wagen wollen."
Frau Molly: „Tänzchen? Sie sind vielleicht gut" – Die Patientin lächelte leicht.
Kollege: „Ihre 80 Kilogramm werden wir doch locker aus dem Bett bekommen."
Ich: „80? Ach, das sind bestimmt nur 75."

Die Patientin fing an zu lachen und ehe sie sich versah, saß sie bereits am Bettrand.

Kollege: „Discofox oder Walzer?"

Ich fing an einen Walzerrhythmus zu klatschen.

Frau Molly: „Hören sie auf, sonst lache ich mich noch zu Tode."

Die Patientin fing herzhaft an zu lachen, mein Kollege nahm sie bei der Hand und stand gemeinsam mit ihr auf. Das Eis war in diesem Moment erst einmal gebrochen und die Patientin bewegte sich in Begleitung meines Kollegen in ihrem Zimmer.

Sowohl bei der Über- als auch der Untertreibung hilft häufig ein Fünkchen Ironie. Auch sie zählen zum großen Bereich des Paradoxen. Lassen Sie Ihrer Fantasie freien Lauf: zur Über- oder Untertreibung eignen sich beispielsweise wunderbar Metaphern, lustige Vergleiche oder Bilder.

9.14 Humorvolle Provokation

Die „Provokative Therapie" geht auf Frank Farrelly (1986) zurück. Befasst man sich mit dieser Methode, wird man zu Beginn sicher erst einmal gewaltig vor den Kopf gestoßen. Höfner (2012b) schreibt dazu:

> *Nach meinem ersten Workshop in Provokativer Therapie bei Frank Farrelly im Juni 1985 fühlte ich mich wie vom Lastwagen überfahren. Farrelly hatte in diesem Workshop alle Therapieregeln, die ich bis dahin für unumstößlich gehalten hatte, unverschämt (also ohne Scham) und fröhlich verletzt. Er hatte es gewagt, mit den Klienten kräftig über ihre Probleme zu lachen, anstatt sie mit mitfühlender Miene ob ihres Leides zu bemitleiden und zu bemuttern.*
> (Ebd.: 166)

Im deutschsprachigen Raum kam es zu einer Weiterentwicklung von Farrellys Methode, dem Provokativen Stil®. „Der Provokative Stil ist eine Beeinflussungsmethode, die mit Humor und Herausforderung arbeitet. Es kommt vor allem darauf an, Gelächter und Widerstand – und zwar in die gewünschte Richtung – zu provozieren." (Höfner/Schachtner, 2013: 27). Die Autoren beschreiben weiter, dass Gelächter frei macht und Widerstand in Bewegung setzt. Ebenso ist die Provokation frei von zynischer Überheblichkeit und richtet sich ausschließlich gegen das Absurde und Schädliche im Verhalten der anderen Person und nicht gegen ihren verletzlichen Wesenskern. Dem Gegenüber werden bei dieser Methode Gefühle, Denkmuster oder Verhaltensweisen unterstellt, die völlig überzogen, absurd und hemmungslos verzerrt sind, was den Gesprächspartner zum Lachen bringt. Diese Methode sollte aber keinesfalls dauerhaft eingesetzt werden. Auch hier gilt die Devise „Viel hilft nicht immer viel" oder „Weniger ist mehr" (vgl. Höfner/Schachtner, 2013: 27ff.). Höfner beschreibt, dass sich emotionale Energie zuerst in einem heftigen Widerstand gegen jegliche Veränderung zeigt. Die Symptome sind für den Betroffenen zwar lästig und manchmal gar unerträglich, aber trotzdem geben sie eine gewisse Vertrautheit und deshalb ist es für ihn schwierig, diese Gefühle, Denkweisen und Verhaltensäußerungen loszulassen. Die provokativen Methoden nutzen genau diese emotionalen Energien und kehren sie um in einen Widerstand gegen die belastenden Symptome (vgl. Höfner, 2012a: 80). Nicht nur, weil sie sich wie von einem Lastkraftwagen überfahren fühlte, sondern auch, weil die provokativen Interventionsmöglichkeiten so stark und schnell in der Wirkungsweise sind, wie ein LKW in voller Fahrt, bezeichnet Höfner die Vorgehensweise im Provokativen Stil® als LKW: Liebevolles Karikieren der Wachstumsbremsen. Für die Autorin ist das Wort „liebevoll" dabei das wichtigste. Darunter versteht sie die Wertschätzung eines jeden Einzelnen sowie einen bedingungslosen Glauben an die Fähigkeiten eines jeden. Der provokative Berater betrachtet nicht die Defizite, sondern orientiert sich an den Ressourcen, den Kraftquellen, die in jedem Menschen schlummern und versucht diese zu aktivieren und zu stärken (vgl. Höfner, 2012a: 82f.).

> *Im Provokativen Stil spielt Humor eine zentrale Rolle. Es wird viel gelacht, aber die wertschätzende, wohlwollende Haltung des Therapeuten ist die unerlässliche Basis für das Gelächter. Bildlich gesprochen nimmt der Berater den Klienten* **in** *den Arm und nur seine selbstschädigenden Stolpersteine* **auf** *den Arm. Der Provokative Stil ist keine Waffe, sondern ein Gleitmittel für rostig gewordene Kommunikation und ein Heilmittel im Rahmen von Psychotherapie und Beratung.* (Höfner, 2012a: 84)

Praxisbeispiel

Wir hatten einmal einen „sehr gemütlichen" jungen Herrn auf Station. Therapien sind nichts für ihn gewesen. Es war seiner Auffassung nach sowieso besser, wenn man einfach den ganzen Tag schlafen würde. Wir vom Pflegepersonal erhielten die Aufgabe, diesen Menschen empathisch zu aktivieren und zu den Therapien zu motivieren. So ging ich eines Tages an sein Bett und begrüßte ihn freundlich.

Ich: „Einen wunderschönen guten Morgen Herr Easy."
Herr Easy: „Lassen Sie mich schlafen, es ist doch erst 10 Uhr."
Ich: „Ich weiß, aber die anderen Mitpatienten sind doch auch schon alle wach. Nur Sie liegen noch im Bett. Außerdem ist jetzt dann gleich die Rudergruppe. Das wäre doch ein guter Start in den Tag."
Herr Easy: „Ne, Rudern? Da hab ich echt keinen Bock drauf?"

Ich: „Keinen Bock oder haben Sie Angst, dass Ihnen die älteren Damen davonrudern?“
Herr Easy lacht: „Ach was, mir doch nicht!“
Ich: „Ach kommen Sie, geben Sie es zu, Sie sind doch schon ein kleiner Schlappschwanz, oder?“
Herr Easy: „Schlappschwanz? Ich? Ich zeig Ihnen gleich, wer hier der Schlappschwanz ist.“
Ich: „Bitte, nur zu. Ich bin schon sehr gespannt.“

Herr Easy sprang auf, zog sich seine Schuhe an und fragte, wo es zum Rudern ginge.

Einige Tage später fragte der Bewegungstherapeut in der Co-Therapeuten-Besprechung, was wir denn mit Herrn Easy gemacht hätten – er würde immer als Erster unten auf das Rudern warten und die Kilometer nur so abspulen.

Eine weitere provokative Möglichkeit ist das aktive provokative Zuhören. Susanne Klein (2009) beschreibt dieses Werkzeug näher: Es verfolgt das Ziel, dem Gegenüber zu verdeutlichen, dass man seine Probleme versteht, sich dafür interessiert und die Dinge nachvollziehen kann. Bestenfalls auch aus eigener Erfahrung. Es grenzt sich insofern gegenüber dem aktiven Zuhören (Carl Rogers) ab, als man zwar ebenfalls in einer zuhörenden Position ist, sich aber aktiver an der Problemdarstellung beteiligt. Man springt dabei in die Problemschilderung mit ein und führt die genannten Darstellungen und Beschreibungen des Gegenübers weiter aus. Für die Ausschmückung dieser Probleme werden die eigene Fantasie und Lebenserfahrung genutzt. Auch eine übertriebene Zuspitzung kann dabei hilfreich sein (vgl. Klein, 2009: 21). Zur Veranschaulichung folgt ein Praxisbeispiel, in dem diese Methode angewandt wurde.

Praxisbeispiel

Eine Patientin wurde von der allgemeinpsychiatrischen Privatstation auf unsere Akutstation verlegt, da sie dort den Behandlungsrahmen etwas sprengte. Sie war darüber sehr aufgebracht und fühlte sich deplatziert. Sie berichtete mir, sie wäre auf die Privatstation gegangen, um ihre innere Ruhe zu finden. Darauf mein Einstieg in das Gespräch: „Frau Privato, ich kann Sie da voll und ganz verstehen. Da möchte man aus seinem lauten, stressigen Alltag heraus und sucht Hilfe und Ruhe in einer Klinik und dann wird man auf eine Station wie diese verlegt. Das ist wirklich nicht einfach. Den ständigen Lärm und das Geschrei der Akutpatienten sollte man einer Privatpatientin nicht zumuten. Sehen Sie die Bauarbeiter dort draußen? Vielleicht sollte ich gleich einmal hinüber gehen, um Ihnen einen Ohrenschutz zu besorgen, nicht dass Ihnen noch das Trommelfell platzt."

Auch ein naives Nachfragen, wie es Kunz und Titze (2013) beschreiben, kann hier als Intervention angewandt werden und zu einem Perspektivwechsel führen:

> *Durch das Stellen von möglichst naiv formulierten Fragen wird dem Gesprächspartner humorvoll der Wind aus den Segeln genommen. Wir beziehen uns dabei z. B. auf Teilaspekte in den Aussagen des anderen, die eigentlich völlig unwichtig sind. Indem wir bewusst in den Tiefstatus gehen („Jetzt muss ich mal ganz dumm fragen" … „Wissen Sie, ich bin etwas schwer von Begriff") wird die diesbezügliche Vorgehensweise „begründet".* (Ebd.: 44)

Ebenso finden idiotische Ratschläge hier ihren Platz. Bei dieser Intervention versucht man durch überzogen-dümmliche Antworten dem Gegenüber die Verantwortung für das eigene Tun zurückzugeben, indem man nicht wie von ihm gewünscht eine passende Lösung anbietet. Wichtig hierbei ist, dass die Ratschläge so absurd sind, dass sie vom Patient nicht als ernst gemeinte Ratschläge erkannt werden könnten (vgl. Höfner, 2012a: 89 f.; Klein, 2009: 58 ff.). Hier ein Beispiel eines idiotischen Ratschlags.

Praxisbeispiel

An einem Wochenende vor einigen Jahren hatte ich mit einem Kollegen Spätdienst. Uns wurde vom Frühdienst übergeben, einem Patienten auf der Station wäre sehr langweilig. Er käme ständig ins Dienstzimmer, um Ratschläge zu erhalten, was er denn machen könnte. Die Ratschläge oder Hinweise würde er allerdings nie annehmen oder nutzen. Die Dienstzimmerbesuche erfolgten im 15-Minuten-Takt. So dauerte es nicht lange, bis er uns nach der Übergabe mit seinem Anliegen aufsuchte. Mein Kollege drückte ihm ein Lineal in die Hand und äußerte: „Gehen Sie doch einmal in den Park und vermessen Sie die einzelnen Grashalme."

Der Patient musste lachen. Als Alternative zum Grashalm-Vermessen konnte er sich Gedanken machen, was er zu Hause gerne tut und was ihm jetzt Spaß machen könnte. Nach einigen Aufzählungen erhielt der Patient einen Fußball und war damit den ganzen Nachmittag mit Mitpatienten unterwegs. Die Rechnung war also aufgegangen.

9.15 Humor-Tagesrückblick

Ein kleiner Rückblick, wo einem über den Tag verteilt Humor begegnet ist, kann sowohl als Einzelintervention eingesetzt als auch beispielsweise in einer Abendrunde verwendet werden. Dabei sollen sich die Patienten Gedanken machen, was sie am Tag für humorvoll erachtet haben und was sie zum Lachen brachte. Man kann diese Erlebnisse auch wie in einem Tagebuch oder einem Wochenprotokoll niederschreiben, um einen Überblick zu bekommen, was man wo und wie humorvoll erlebt hat. Vor allem in depressiven Phasen kann man so erkennen, dass es durchaus auch positive Momente in einer Therapie gab, auf die der Patient wieder hinarbeiten und -fiebern kann.

9.16 Humor- und Lachgruppen

Eine fest im Wochen- oder Therapieplan verankerte Humor- oder Lachgruppe kann eine absolute Bereicherung des psychiatrischen Alltags sein. Man kann für einen Moment das Drumherum vergessen und einfach aus sich herausgehen. Lachen ist eine förderliche Kraft, die Blockaden löst, negative Denkmuster zerstört, das Gemeinschaftsgefühl stärkt und ein fröhliches Miteinander schaffen kann. Leider sind solche Gruppen bisher noch viel zu wenig im pflegerischen Alltag (ambulant wie stationär) etabliert. Einer meiner Arbeitskollegen studiert hin und wieder mit Patienten lustige und humorvolle Sketche oder kleine Theaterstücke ein und trägt diese dann gemeinsam in der Patientengruppe vor. Dies führt häufig zu heiterer Stimmung innerhalb der Gruppe und fördert die Atmosphäre und das Miteinander. Eine Humor- oder Lachgruppe kann sehr vielfältig aussehen. Rolf Dieter Hirsch gibt im Anhang (s. Kap. 21.1.3) dieses Buches ein Beispiel des Ablaufs seiner Humorgruppe. Es können Witze erzählt oder Rollenspiele eingeübt, humorvolle Geschichten berichtet oder gelesen sowie lustige Videos bzw. Filme angesehen werden. Ebenso können dort zusammen Lieder gesungen oder CDs (z.B. von Kabarettisten) angehört werden. Das Tanzen kann dort ebenfalls seinen Platz finden. Wichtig ist dabei immer das gemeinsame Lachen – das miteinander, statt übereinander Lachen. Deshalb ist es sinnvoll, dass jemand diese Gruppe führt und leitet. Es kommt vor, dass Menschen in solchen Gruppen über eigene Verhaltensweisen, Situationen und sich selbst zu lachen beginnen. Dabei kommt es manchmal auch vor, dass andere Gruppenteilnehmer mitlachen beginnen. Es ist notwendig, hier zu differenzieren und zu verdeutlichen, dass derjenige nicht ausgelacht werden soll, sondern dass das Lachen ein Lachen über die Situation ist, die der Betroffene dann ebenfalls als absurd erkannt hat. Verdeutlicht werden kann dies durch einen Blick auf die von Rolf Dieter Hirsch definierten fünf Stufen des Humorprozesses anhand des Lachens (Abb. 9-1). Hier ist zu erkennen, dass es sich um einen Prozess handelt, der schrittweise abläuft.

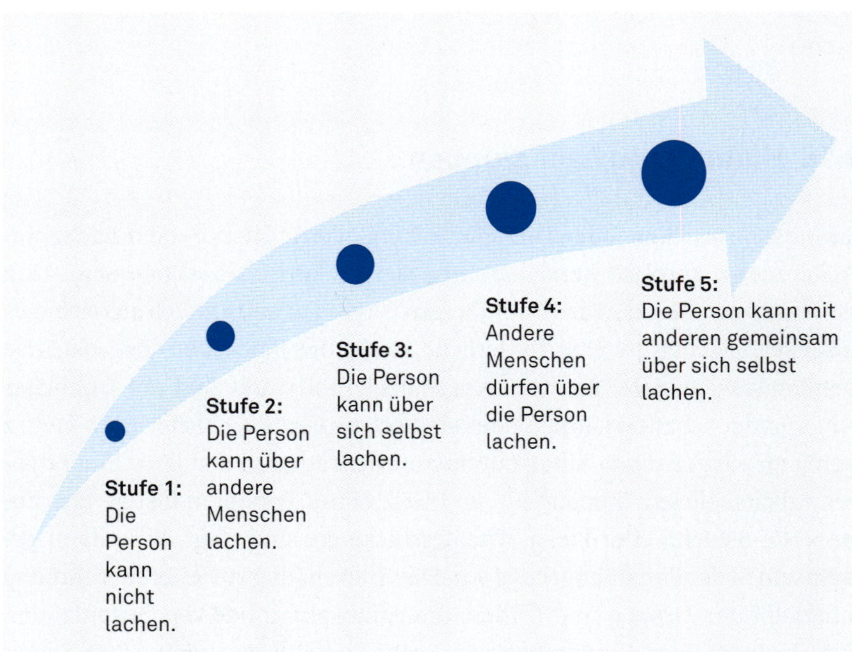

Abbildung 9-1: Therapeutischer Humorprozess (Quelle: mod. n. Hirsch, 2001: 100)

Eine weitere Möglichkeit ist das Lachyoga. Einer der Hauptslogans dabei stammt von William James und heißt: „Wir lachen nicht weil wir glücklich sind – sondern wir sind glücklich weil wir lachen." Der indische Arzt Madan Kataria ist der Erfinder des Lachyogas und Gründer des ersten Lachclubs der Welt. Kataria nahm Mitte der 1990er-Jahre die neueren Grundannahmen der Gelotologie zum Anlass, um aus verschiedenen Atem-, Dehn-, Klatsch- und Lachübungen, welche größtenteils dem Hasya-Yoga entstammen, eine eigene „Therapieform" zu schaffen (vgl. Titze, 2012a: 179). Zum einen kann Lachen glücklich machen, zum anderen aber auch Ausdrucksform von Glück sein (vgl. Korp, 2014: 151). Ein weiteres Motto des Lachyogas lautet: „Fake it until you make it".

> *Nach Katarias Auffassung sind viele Krankheiten auf einen Sauerstoffmangel in den menschlichen Zellen zurückzuführen. Im gestressten Zustand würden Menschen nicht richtig atmen. Lachyoga, so Kataria, sei eine lustige und einfache Übung, um die Sauerstoffzufuhr für den Körper und das Gehirn zu erhöhen. Außerdem lehre es, richtig zu atmen. Beim Lachyoga wird zunächst grundloses, künstliches Lachen gelernt. Wer regelmäßig übt, der wandelt das künstliche in ein spontanes und herzhaftes Lachen um. Das gelingt vor allem, wenn man sich von anderen anstecken lässt, also in der Gruppe übt.* (Titze, 2012a: 179)

Es funktioniert also auch, wenn man ohne Grund lacht. Eine Erklärung, warum das Ganze funktioniert, können uns vielleicht wieder die Spiegelneuronen liefern. Eine weitere Erklärung liegt in der klassischen Konditionierung. Durch die ständigen Wiederholungen im Lachyoga oder das Lachen in Lachclubs wird man so konditioniert, dass man durch Lachen, bestimmte Gesten oder die Mimik anderer selbst lacht. Dazu reicht meist schon eine kleine Andeutung (vgl. Uber/Steiner, 2006: 100f.). Sicherlich ist es am Anfang eine komische, ungewohnte Situation, grundlos zu lachen, und das vor allem auch noch in einer Gruppe. Aber wer es ausprobiert, merkt schnell, dass die dadurch ausgelöste Gruppendynamik ihre Wirkung nicht verfehlt. Es ist dabei wie bei all den anderen ergänzenden Therapieformen. So wie nicht jeder beispielsweise mit der Progressiven Muskelentspannung nach Jacobson etwas anfangen kann, kann auch nicht jeder Mensch etwas mit Lachyoga anfangen. Einen Versuch ist es auf jeden Fall wert. Wichtig dabei ist die Freiwilligkeit der Teilnehmer. Niemand sollte dazu gezwungen werden!

Eine weitere Gruppenform stellt das Humordrama dar. Diese Methode wird in Kapitel 15 ausführlicher beschrieben. Allgemein lässt sich sagen, dass sich die Gruppenform bei Lachübungen oder Humor sehr gut eignet, da dort schnell eine positiv-heitere Gruppendynamik entstehen kann. Bei Lachübungen in der Gruppe lernen die Teilnehmer, locker zu werden und ihre Hemmungen fallen zu lassen (vgl. Kataria, 2002: 17). Wichtig ist in solchen Gruppen immer der Blickkontakt zu den anderen Menschen, denn Lachen steckt bekanntermaßen an.

Initiiert man solche Gruppen oder plant, solch eine Gruppe einzuführen, sollte man einige Dinge beachten. Zuerst muss man sich selbst klarmachen, dass die Arbeitskollegen die Idee, von der man selbst so überzeugt ist, unter Umständen nicht genauso toll finden. Man sollte also realistisch an die Sache herangehen. Dann sollte natürlich vorher ein Gespräch mit dem Vorgesetzten stattfinden, bei dem schon einmal überprüft werden kann, wie es mit der Offenheit für solch eine Gruppe steht. Hat man diese Hürde überwunden, sollte man das Gespräch mit den Kollegen suchen. Dabei können Vorschläge und Ideen diskutiert werden. Als Nächstes sollte ein Konzept der Gruppe erstellt werden. Darin können neben einem strukturierten Gruppenablauf auch Indikationen, Kontraindikationen und Zielsetzungen verankert sein. Weitere Punkte zum Gestalten von Konzepten folgen in Kapitel 10. Wichtig wäre noch zu erwähnen, dass den Inhalten solcher Gruppen wenige Grenzen gesetzt sind. Natürlich sollte hierbei nur positiver Humor verwendet werden, was, denke ich, mittlerweile klar ist. Ziel ist, dass viel gelacht wird. Das Motto lautet also: „Lachen strengstens erlaubt!"

9.17 Geschichten, Zitate, Wortspiele, Vergleiche und Metaphern

Geschichten, Zitate, Wortspiele, Vergleiche oder Metaphern können sehr gut eingesetzt werden, um Situationen und Aussagen zu relativieren oder jemandem die Augen zu öffnen. Eckart von Hirschhausen schreibt dazu: „Was guten Erzählern und Therapeuten gelingt: mit einer kleinen Geschichte, einem Zitat, einem Bild oder einer Metapher und vielleicht einem Witz beim Gegenüber ein ganzes Feuerwerk an kognitiver Umstrukturierung zu erreichen." (Hirschhausen, 2012a: 290). Manchmal können Geschichten, Zitate, Wortspiele, Vergleiche oder Metaphern schnelle Türöffner sein. Auf der Rückseite des Buches „Komm, ich erzähl dir eine Geschichte" von Jorge Bucay (2014) steht folgender Satz: „Kindern erzählt man Geschichten zum Einschlafen – Erwachsenen, damit sie aufwachen." Es ist tatsächlich so! Oft bleiben Geschichten besser in unserer Erinnerung hängen und öffnen uns auf ihre eigene Art und Weise die Augen. Um dies zu verdeutlichen, möchte ich Ihnen zwei beispielhafte Geschichten vorstellen.

Die zwei Frösche in der Sahne

Es waren einmal zwei Frösche, die in einen Eimer voll Sahne fielen. Nach der anfänglichen Freude und dem einsetzenden Sättigungsgefühl überkam sie ein Schauer – sie waren in dem Eimer gefangen. Jegliche Versuche, aus dem Eimer wieder herauszukommen, scheiterten. Sie fielen immer wieder zurück in die Sahne. Die Frösche mühten sich ab und versuchten es unermüdlich weiter. Den einen der beiden Frösche überkam die Hoffnungslosigkeit, er gab auf und ertrank in der Sahne. Der andere Frosch sah die Situation ebenfalls als ausweglos, allerdings dachte er nicht daran aufzugeben und schwamm weiter in der Sahne herum. Er paddelte immer weiter. Nach einiger Zeit bemerkte er, dass die Sahne langsam fester wurde. Er strampelte weiter, bis die Sahne zu Butter wurde und er aus dem Eimer hüpfen konnte. (Eine nacherzählte Fabel von Aesop)

Der Holzfäller

Es war einmal ein Holzfäller, der bei einer Holzgesellschaft um Arbeit vorsprach. Das Gehalt war in Ordnung, die Arbeitsbedingungen verlockend, also wollte der Holzfäller einen guten Eindruck hinterlassen. Am ersten Tag meldete er sich beim Vorarbeiter, der ihm eine Axt gab und ihm einen bestimmten Bereich im Wald zuwies. Begeistert machte sich der Holzfäller an die Arbeit. An einem einzigen Tag fällte er achtzehn Bäume.

„Herzlichen Glückwunsch", sagte der Vorarbeiter. „Weiter so."

Angestachelt von den Worten des Vorarbeiters, beschloß der Holzfäller, am nächsten Tag das Ergebnis seiner Arbeit noch zu übertreffen. Also legte er sich in dieser Nacht früh ins Bett. Am nächsten Morgen stand er vor allen anderen auf und ging in den Wald. Trotz aller Anstrengung gelang es ihm aber nicht, mehr als fünfzehn Bäume zu fällen.

‚Ich muß müde sein', dachte er. Und beschloß, an diesem Tag gleich nach Sonnenuntergang schlafen zu gehen. Im Morgengrauen erwachte er mit dem festen Entschluß, heute seine Marke von achtzehn Bäumen zu übertreffen. Er schaffte noch nicht einmal die Hälfte. Am nächsten Tag waren es nur sieben Bäume, und am übernächsten fünf, seinen letzten Tag verbrachte er fast vollständig damit, einen zweiten Baum zu fällen. In Sorge darüber, was wohl der Vorarbeiter dazu sagen würde, trat der Holzfäller vor ihn hin, erzählte, was passiert war, und schwor Stein und Bein, daß er geschuftet hatte bis zum Umfallen. Der Vorarbeiter fragte ihn: „Wann hast du denn deine Axt das letzte Mal geschärft?"

„Die Axt schärfen? Dazu hatte ich keine Zeit, ich war zu sehr damit beschäftigt, Bäume zu fällen." (Bucay, 2014: 126 f.)

Metaphern sind eine weitere, einfache und effektive Möglichkeit, Menschen ihre derzeitige Situation bildhaft aufzuzeigen und daraus gemeinsam Lösungen zu erarbeiten.

> *Neurophysiologisch betrachtet ist das Benutzen von Metaphern zu vergleichen mit einer Verankerung von Fähigkeiten. Dadurch, dass bestimmte Gefühlslagen bzw. Emotionen, Problemlagen oder Lösungskonstruktionen mit einer Metapher verbunden werden, kann das bloße Erwähnen der Metapher eine Lösungsatmosphäre schaffen oder das Gefühl verstärken, dass eine Fähigkeit zum Greifen nahe ist. Neben der Verankerung ermöglicht die Metapher einen Perspektivwechsel.* (Caby/Caby, 2013: 62)

Hain beschreibt, dass bei der Arbeit mit Metaphern liebevoller Humor die innere Beweglichkeit fördert. Ebenso bietet er einen genussvolleren Zugang zu verschiedenen (neuen und alten) Ressourcen und kann helfen, einen als problematisch erlebten Kontext umzudeuten (vgl. Hain, 2012: 187 f.). Wenn wir schon bei Metaphern sind: Erich Kästner formulierte einmal so schön: „Der Humor ist der Regenschirm der Weisen."

Beispiele für Metaphern im psychiatrischen Alltag

- „Wenn Sie jetzt eine Mauer des Schweigens um sich errichten, ist es für mich sehr schwer, herauszufinden, was ich Ihnen Gutes tun könnte." (Hinweis: Die „Mauer" kann man gestikulierend auch noch eindrucksvoller darstellen)

- „Dann wollen wir doch einmal sehen, wie wir die Kuh wieder vom Eis bekommen."
- „Vielleicht sollten Sie jetzt versuchen, endlich einmal Nägel mit Köpfen zu machen."
- „Anstatt die Flinte ins Korn werfen, sollten sie jetzt lieber den Kopf aus der Schlinge ziehen, schließlich sehen Sie doch bereits ein kleines Licht am Ende des Tunnels."
- „So wie Sie mir die Sache schildern, wirkt es auf mich so, als wären Sie ein ziemlicher Korinthenkacker."
- „Diese Erkenntnis ist für Sie doch jetzt bestimmt Balsam für die Seele, oder?"

Der Kalauer mit seiner Doppeldeutigkeit kann ebenso gut zum Einsatz kommen. Achten Sie allerdings darauf, dass er nicht zu flach ist, denn sonst stößt er eher auf Missmut als auf ein Lächeln.

Beispiele für Kalauer

- Fragt der eine Schüler den anderen: „Sag mal, musst du auch immer vor dem Essen beten?" Darauf der andere: „Nein, meine Mutter kocht ganz gut."
- Gestern Vormittag habe ich bei Weight Watchers angerufen. Leider hat dort keiner abgenommen.
- Wieso gehen Ameisen nicht in die Kirche? Weil sie In-Sekten sind.
- „Herr Ober, die Suppe schmeckt aber komisch." – „Warum lachen Sie dann nicht?"
- „Bist du per Anhalter gekommen?" – „Wieso fragst du?" – „Du siehst so mitgenommen aus."

Praxisbeispiel

Ein aus Afrika stammender Patient war eines Tages auf unserer Station abgängig. Wir warteten einige Zeit, ehe er wieder selbstständig zurück auf die Station kam.

Pflegerin: „Wo sind Sie denn gewesen? Wir haben uns schon Sorgen um Sie gemacht."
Herr Kenia: „Sie brauchen sich keine Sorgen machen. Ich war nur in Frankfurt."
Da der Patient keinen einzigen Cent besaß, fragte die Pflegerin: „Und wie sind Sie dorthin gekommen? Sind Sie schwarzgefahren?"

Herr Kenia lachend: „Natürlich, als Afrikaner fährt man immer schwarz, oder haben Sie schon mal einen weißen Afrikaner gesehen?“
Die Pflegerin musste lachen und sagte: „Melden Sie sich doch beim nächsten Mal einfach bei uns ab, damit wir wissen, wo Sie sind und wir uns keine Sorgen machen müssen.“

Berckhan beschreibt eine Methode, mit der man schlagfertig auf Angriffe reagieren kann: Das unpassende Sprichwort. „Beim unpassenden Sprichwort wird der Angriff durch die Verwirrungstaktik neutralisiert. Gleichzeitig wird der Angreifer durch seine Verwirrung festgehalten und gebändigt.“ (Berckhan, 2008: 118). Man antwortet dem Gegenüber also mit einem völlig unpassenden Sprichwort. Titze und Patsch geben dazu ein Beispiel: „Was haben Sie denn für Flausen im Kopf? Normalerweise sind Sie doch einigermaßen intelligent.“ – „Nun, wie heißt es so schön: Morgenstund hat Gold im Mund.“ (Titze/Patsch, 2014: 160).

Ebenso gut funktioniert die Verwirrungstaktik mit verballhornten Sprichwörtern (vgl. Titze/Patsch, 2014: 160). Diese entziehen sich in Zusammenhang mit dem Gesagten jeglicher Logik und ergeben absolut keinen Sinn. So kann man sein Gegenüber schön im Regen stehen lassen – vor allem, wenn man auf der Richtigkeit des Ausspruchs beharrt. Der Angriff läuft also ins Leere. Hierzu einige Beispiele.

Verballhornte Sprichwörter

„Auch ein blindes Huhn trinkt mal einen Korn.“

„Die Ratten verlassen das stinkende Schiff.“

„Wer Anderen in der Nase bohrt, ist selbst ein Schwein.“

„Wir ziehen doch alle an einem Boot.“

„Reden ist Schweigen und Silber ist Gold.“

„Fliegen haben kurze Beine.“

„Die dümmsten Bauern haben die dicksten Pantoffeln.“

9.18 Humorvolle und lustige Fantasiereisen

Fantasiereisen oder, wie Titze und Lambrecht so schön zu sagen pflegen, „Fun-tasiereisen" (Titze/Lambrecht, 2013: 9), werden von vielen Patienten als entspannend und hilfreich erlebt. Sie können ganz unterschiedlicher Natur sein und somit auch die verschiedensten Inhalte haben sowie die unterschiedlichsten Ziele verfolgen. Es gibt sehr viele Fantasiereisen, aber ich möchte Sie gerne dazu anregen, sich auch eigene Fantasiereisen auszudenken und durchzuführen. Ich führe bei uns auf Station aufgrund des Platzmangels Fantasiereisen und Entspannungsübungen meist im Sitzen durch. Sie können allerdings genauso gut im Liegen stattfinden. Ich möchte Ihnen jetzt gerne eine kleine humorvolle Fantasiereise vorstellen, die ich mir einmal ausgedacht habe.

Die sonderbare Reise nach Absurdistan

Ich möchte Sie gerne zu einer kleinen Fantasiereise einladen. Suchen Sie sich bitte einen angenehmen Sitzplatz aus. Lehnen Sie Ihren Rücken bequem an und stellen Sie Ihre beiden Füße mit etwas Abstand voneinander fest auf den Boden. Ihre Hände können Sie ganz locker in Ihren Schoß oder auf Ihre Oberschenkel legen. Schließen Sie nun Ihre Augen. Atmen Sie während dieser Übung ganz ruhig und gleichmäßig weiter. Ganz in Ihrem Tempo. Beobachten Sie, wie sich Ihre Bauchdecke beim Einatmen hebt und beim Ausatmen wieder senkt.

Pause

Stellen Sie sich jetzt einmal Folgendes vor: Sie möchten nach langer Zeit gerne einmal wieder eine Urlaubsreise machen. Dieses Mal soll es etwas ganz Besonderes werden – etwas, das Sie noch nie zuvor getan haben. Sie gehen also in ein Reisebüro und erklären der netten Dame dort, was Sie sich vorstellen. Es sollte ein etwas anderer Urlaub werden. Sie möchten an einen Ort, der nicht von Touristen überlaufen ist. Ein Ort, an dem es keine Uhrzeit gäbe, keine Regeln und wo man sich auch um Essen und Trinken keine Gedanken machen müsse. Die Dame im Reisebüro schmunzelt. „Da habe ich genau das Richtige für Sie", entgegnete sie. „Wollen Sie wissen, wohin die Reise geht oder möchten Sie gerne unser Überraschungsangebot buchen?"

Sie überlegen nicht lange und buchen das Überraschungsangebot. Es beinhaltet das Abholen durch einen Privatchauffeur sowie die Fahrt zum Flughafen. Da es sich ja um eine Überraschung handelt, bekommen Sie während der Fahrt eine weiche Plüschaugenbinde aufgesetzt. Diese tragen Sie auch während des ganzen Fluges. Erst am Ankunftsort dürfen Sie diese Augenbinde abnehmen. Klingt spannend, oder? Und das Beste: Es kann schon heute losgehen! Sie gehen schnell nach Hause, packen Ihren Koffer und schon läutet der Chauffeur an Ihrer Tür. Sie bekommen eine schöne, weiche, rosa Plüschbrille aufgesetzt und schon geht die Reise los. Am Flughafen angekommen, begleitet Ihr Chauffeur Sie bis ins Flugzeug. Ab dort stehen die freundlichen Flugbegleiterinnen für Fragen und Wünsche zur Verfügung. Da es sich um eine Überraschungsreise handelt, hält sich der Pilot mit Ansagen bezüglich des Reiseziels sehr bedeckt. Er begrüßt Sie ganz herzlich und wünscht Ihnen einen angenehmen Flug. Schnell bemerken Sie die ungewöhnliche Stille im Flugzeug. Sie rufen eine Flugbegleiterin und erkundigen sich nach den anderen Passagieren. „Sie sind unser einziger Fluggast heute. An diesen besonderen Ort fliegen nicht viele Menschen", erklang eine reizende Stimme.

Ihre Spannung steigt weiter. Sie hoffen, dass Sie bald an diesem mysteriösen Ort ankommen. Kurze Zeit später schlafen Sie ein.

Kurze Pause

Nach einer Weile ertönt eine Durchsage Ihres Kapitäns: „Wir haben Ihr Reiseziel nun erreicht. Sie können Ihre Augenbinde abnehmen. Herzlich willkommen in Absurdistan."

Absurdistan? Diesen Ort haben Sie bisher ja noch nie gehört. Eine Flugbegleiterin drückt Ihnen zum Abschied einen Lageplan in die Hand, schüttelt Ihnen die Hand und wünscht Ihnen einen angenehmen Aufenthalt. Sie bemerken, dass das Flugzeug einfach mitten auf einer großen Wiese mit kunterbunten Blumen gelandet ist.

„Was mache ich denn hier und wo soll ich denn hingehen?", rufen Sie etwas ratlos.

„In ein paar Minuten werden Sie genau hier abgeholt. Machen Sie sich keine Sorgen!", ruft die Flugbegleiterin Ihnen freundlich lächelnd aus dem Flugzeug entgegen.

Kurz nach diesem Satz schließen sich die Türen des Flugzeuges und es hebt wieder ab in die Lüfte. Nun sehen Sie in der Ferne auch schon einen kleinen Bus, welcher in Ihre Richtung fährt. Der Bus ist blau mit vielen bunten Punkten. Alle paar Meter erklingt seine Hupe.

Es ist keine normale Hupe, wie man sie gewohnt ist, sondern eine Aneinanderreihung verschiedener Töne und Geräusche. Erst ein Rasseln gefolgt von einem Piepen, dann ein Tuten und schließlich ein lautes Quietschen. Als der Bus vor Ihren Füßen anhält, reiben Sie sich verwundert die Augen. Am Lenkrad des Busses sitzt ein kleiner Schimpanse, der Sie freundlich anlächelt. Sie reiben sich erneut die Augen. – „Nun steigen Sie schon ein!", ruft der Schimpanse Ihnen entgegen. „Ich beiße nicht."

Sie trauen Ihren Ohren kaum – der Affe spricht.

„Ein sprechender Affe, der Bus fährt – Wo gibt es denn sowas?", schießt es Ihnen durch den Kopf.

„In Absurdistan", antwortete der Schimpanse.

Ein sprechender Affe, der Bus fährt und Gedanken lesen kann? Das wird ja immer bunter. Aber was bleibt Ihnen anderes übrig als einzusteigen, wo doch weit und breit um Sie herum nichts zu sehen ist. Und wieder betätigt der Schimpanse die komisch klingende Hupe seines Busses.

„Mein Name ist Edgar und ich bin Ihr Reiseleiter", spricht der Affe nun zu Ihnen, „Ich werde Ihnen gleich die ersten Sehenswürdigkeiten unseres wunderbaren Landes zeigen."

Erst Busfahrer, jetzt auch noch Reiseleiter. Wo sind Sie denn hier nur gelandet?

„Sie kommen aus Deutschland?", fragt der kleine Schimpanse. Sie nicken.

Der Schimpanse dreht an seinem Radio herum und auf einmal ertönt „You're my heart, you're my soul" in überdimensionaler Lautstärke.

„Coole Musik. Dieter Bohlen und Thomas Anders – ich liebe Modern Talking. Ist bestimmt die Lieblingsband aller Deutschen, oder?", fragt Edgar schließlich, ehe er lauthals in den Refrain des Liedes mit einstimmt.

Sie lassen diese Frage unkommentiert stehen, da Sie dem kleinen Kerlchen nicht zu nahe treten möchten – als ob alle Deutschen Modern Talking lieben würden ...

„Sehen Sie, wir nähern uns gleich den ersten Häusern", erklärt der Schimpanse, „Sie können sie auf der rechten Seite sehen."

Sie erblicken nun zwei kunterbunte Häuser. Aber das ist noch lange nicht alles. Zwei Elefanten sitzen in der Regenrinne und spielen dort Federball.

„Törööö! Hallo Edgar, einen wunderschönen Tag wünschen wir dir und deinem Reisebegleiter", posaunt es synchron aus ihren Rüsseln.

Sie schütteln verwundert den Kopf und fragen sich, was hier nur los sei.

„So etwas finden Sie nur hier bei uns in Absurdistan", fährt Ihr kleiner Reiseführer fort, „Ist es nicht wunderbar?"

So langsam beginnen Sie sich mit dem Gedanken anzufreunden, dass hier wohl alles etwas anders ist.

„Wo werde ich denn hier eigentlich schlafen? Bringen Sie mich dann auch in mein Hotel?", fragen Sie jetzt den Schimpansen Edgar.

„Schlafen? Hotel? In Absurdistan schlafen wir nicht, wir haben auch keine Hotels. Jeder kann sich dort aufhalten, wo er möchte. Hier kann jeder auch tun und lassen was er möchte."

„Ok, kein Schlaf und kein Hotel ..."

„Ach ja, eine Sache hätte ich fast vergessen", murmelt der Schimpanse und drückt Ihnen eine Fernbedienung mit einem runden, roten Knopf in die Hand – „Während Ihres Aufenthalts haben Sie Ihren persönlichen Butler. Sie müssen einfach nur den roten Knopf drücken und er wird Ihnen Ihre Wünsche erfüllen."

Jetzt fängt die Sache doch langsam an, interessant zu werden. Sie wollen sofort den Knopf drücken, als Edgar Sie auf ein Schild aufmerksam macht, auf dem eine durchgestrichene Fernbedienung zu sehen ist.

„Der Knopf darf in diesem Bus nicht gedrückt werden. Würden Sie den Knopf hier drücken, dann würde sich unser Bus in eine Rikscha verwandeln. Und haben Sie schon einmal einen Affen Radfahren gesehen? Völlig absurd dieser Gedanke, oder?" Der Affe schüttelt den Kopf.

„Sie können allerdings jederzeit diesen Bus verlassen. Wenn Sie mich benötigen, erreichen Sie mich unter der Telefonnummer 123456789. Ich bin rund um die Uhr für Sie da."

Etwas erstaunt antworten Sie: „Aber ich habe doch gar kein Telefon dabei."

„Der rote Knopf! Drücken Sie einfach den roten Knopf und Ihr persönlicher Butler wird Ihren Wunsch erfüllen."

Da Sie es kaum noch aushalten können, den roten Knopf zu betätigen, bitten Sie Edgar anzuhalten, damit Sie aus dem Bus aussteigen können. Edgar lässt Sie nun aussteigen. Um Ihr Gepäck brauchen Sie sich keine Sorgen machen, das ist bei Edgar sicher.

Jetzt kommt also der heißersehnte Moment. Sie drücken den Knopf. Und?

Kurze Pause

Nichts! Vielleicht haben Sie nicht richtig gedrückt. Drücken Sie jetzt bitte noch einmal den Knopf. Und?

Kurze Pause

Wieder nichts. Sie müssen wohl etwas falsch gemacht haben. Drücken Sie ein drittes Mal den Knopf.

„Ich komme ja schon, immer mit der Ruhe“, schallt es aus der Ferne, „einmal drücken reicht vollkommen aus.“

Am Horizont sehen Sie etwas auf Sie zukommen. Sie können es noch nicht richtig erkennen. Nach kurzer Zeit steht er endlich vor Ihnen, Ihr persönlicher Butler. Ein Pinguin als Butler? „Ja, mein Name ist James, hier zu Ihren Diensten“, kommt es aus dem Schnabel des kleinen putzigen Pinguins. „Ich bin nicht mehr der allerjüngste, deswegen brauche ich manchmal ein paar Sekunden länger, bitte entschuldigen Sie.“ James geht Ihnen gerade einmal bis zu den Knien. Er trägt einen schwarzen Zylinder und ein Monokel klemmt in seinem rechten Auge.

„Wie kann ich Ihnen behilflich sein?“, fragt Sie nun das kleine Kerlchen.

„Ich habe Durst. Bringen Sie mir doch bitte einen großen fruchtigen Cocktail.“

Der Pinguin klappert ein paar Mal mit seinen Flossenfüßchen, dreht sich dreimal im Kreis und schwupps haben Sie einen grün-gelb-roten Fruchtcocktail mit Sonnenschirmchen, Eiswürfeln und Strohhalm in Ihrer Hand.

Der kleine Pinguin sieht Sie an und antwortet: „So, das war Ihr erster Wunsch. Haben Sie einen weiteren?“

Sie überlegen kurz, ehe Sie dem Pinguin antworten: „Ja, ich hätte gerne einmal Pommes mit Ketchup und Mayo.“

Wieder watschelt der Pinguin mit seinen Füßchen, dreht sich im Kreis und schon haben Sie eine große Portion Pommes mit Ketchup und Mayo in der Hand.

„Das war also Ihr zweiter Wunsch. Kann ich noch etwas für Sie tun?“, möchte der Pinguin nun von Ihnen wissen.

„Wenn Sie mich das so fragen, wäre ein Liegestuhl jetzt ganz gut“, sprudelt es aus Ihnen heraus.

Wieder schlägt der Pinguin seine Flossen zusammen, wirbelt ein paar Mal um seine eigene Achse und schon finden Sie sich in einem Liegestuhl wieder.

Der Pinguin tritt an Ihre Seite und sagt: „Das war nun Ihr letzter Wunsch.“

Sie fallen aus allen Wolken: „Was? Mein letzter Wunsch?“

Der Pinguin: „Ja, Ihr letzter Wunsch. Hat Ihnen Edgar der Schimpanse das nicht erzählt?“

Sie: „Nein!“

Der Pinguin: „Edgar ist einfach ein Schussel. Das passiert ihm irgendwie immer wieder. Das müssen Sie ihm entschuldigen, er ist doch auch nur ein Affe.“

Sie: „Mhm – und was passiert jetzt?“

Der Pinguin antwortet: „Sie können Ihre Zeit hier jetzt noch einen kurzen Augenblick genießen und dann werden Sie sich wieder in Ihrem Flugzeug auf der Heimreise befinden. Schön, dass Sie unser Gast waren! Besuchen Sie uns doch irgendwann einmal wieder.“

Bevor Sie dem Pinguin weitere Fragen stellen können, watschelt er schon davon und verschwindet schneller als er gekommen war.

Sie schauen sich um, trinken einen Schluck Ihres Cocktails, stecken sich ein paar Pommes in den Mund und ehe Sie sich versehen, befinden Sie sich wieder im Flugzeug.

Da kommt auch schon eine Flugbegleiterin, die Sie freundlich begrüßt: „Herzlich willkommen an Bord. Wir hoffen Sie hatten einen angenehmen Aufenthalt? Der Präsident von Absurdistan bittet uns immer, seinen Gästen auf dem Heimflug einen kleinen Fragebogen auszuhändigen. Wären Sie so nett, Ihn sich einmal anzusehen?“

Sie nehmen den Fragebogen entgegen und lesen sich die Fragen durch.

1. Wie hat es Ihnen bei uns gefallen?
Bitte schreiben Sie Ihre Antwort jetzt auf.

Pause

2. Würden Sie unser Land wieder besuchen?
Bitte kreuzen Sie „Ja“ oder „Nein“ an.

Kurze Pause

3. Wie sieht es mit Ihren eigenen Kuriositäten aus? Was erleben Sie Kurioses in Ihrem Alltag?
Bitte machen Sie sich kurz Gedanken darüber.

Pause

4. Worüber lachen Sie gerne und was macht Sie im Alltag happy?

Pause

Nachdem Sie all diese Fragen beantwortet haben, legen Sie den Fragebogen zur Seite. Dann ertönt auch schon eine Durchsage Ihres Kapitäns: „Sehr geehrte Fluggäste, wir erreichen nun Ihren Heimatflughafen. Wir hoffen Sie hatten einen angenehmen Urlaub und konnten Ihren Flug mit uns genießen. Unsere Besatzung wünscht Ihnen noch einen schönen Tag."

Kurze Pause

So langsam beginnen Sie, sich wieder auf das Hier und Jetzt zu konzentrieren. Beginnen Sie, sich von der Situation zu verabschieden.

Kurze Pause

Nehmen Sie langsam nach und nach Ihren Körper wieder wahr.

Kurze Pause

Spüren Sie Ihre Füße, wie sie auf dem Boden stehen.

Kurze Pause

Spüren Sie Ihren Rücken, wie er hinten anlehnt.

Kurze Pause

Ballen Sie Ihre Hände zu Fäusten und strecken und rekeln Sie sich.

Kurze Pause

Öffnen Sie nun auch langsam wieder Ihre Augen und kommen Sie wieder hier zurück in diesem Raum an.

Diese Geschichte soll zum Schmunzeln, aber auch zum Nachdenken anregen, welche Kuriositäten sich bei einem Menschen im Alltag finden lassen. Sie soll behilflich dabei sein, zu überlegen, über welche Dinge man im Alltag lacht und was einem im Leben Freude bereitet.

Reflexionsfrage

Haben Sie sich schon einmal eine eigene Fantasiereise ausgedacht? Falls Nein: Versuchen Sie es doch einfach mal!

9.19 (Lustige) Gesellschaftsspiele

Gesellschaftsspiele in der Psychiatrie sind ein Klassiker. Ich erinnere mich noch gut an meine Zeit als Gesundheits- und Krankenpflegeschüler auf einer geschlossenen Akutstation. Als Schüler kam man damals nicht an dem Spiel „Mensch ärgere dich nicht“ vorbei. Sieht man sich jetzt in heutigen Einrichtungen der psychosozialen Versorgung um, wird einem auffallen, dass sich daran nicht viel geändert hat. Ist das Spiel nicht gerade auf einem Tisch in einem Gemeinschaftsraum aufgebaut, findet man es mit hoher Wahrscheinlichkeit in der Spielesammlung in einem Schrank wieder. Gesellschaftsspiele haben eine wichtige Funktion in psychiatrischen Institutionen. Sie vertreiben Langeweile, verhelfen zu positiver Freizeitgestaltung, verschaffen Ablenkung, helfen Löcher zwischen therapiefreien Zeiten zu stopfen, trainieren das Gedächtnis, verhindern Rückzug und Isolation und fördern die Kommunikation und das Miteinander. Es gibt mittlerweile viele verschiedene Gesellschaftsspiele, auf die man dabei zurückgreifen kann.

Praxisbeispiel

Wir haben auf unserer Station auch eine Nintendo-Wii (Spielekonsole) mit einigen lustigen Spielen. Diese nutzen wir gerne an regnerischen Tagen, an Wochenenden oder hin und wieder in der Aktivitätengruppe. Neben dem Fördern von Humor, Freude und Spaß hat der Einsatz der Spielekonsole auch die Förderung von Bewegung, Kognitionen, des gemeinschaftlichen Gruppenerlebens sowie das Trainieren des Gedächtnisses und die Verbesserung des Körpergefühls und Körperempfindens zum Ziel. Die Spielekonsole ist meist ein Spaß für Jung und Alt.

Immer wieder stellen sich psychiatrisch Tätige die Frage nach dem Sinn des Spielens und ob man in seiner Arbeit denn ständig den Animateur spielen sollte. Müller (2012) äußert dazu:

> *Ein Pflegekonzept zum Thema Spielen würde den psychiatrisch Pflegenden die Möglichkeit geben, die eigene Rolle zu überdenken. Denn statt sich lediglich als Animateure zu sehen, sollten psychiatrisch Pflegende im Kontext des Spiels vor allem Moderatoren sein, die aufmerksam die zwischenmenschlichen Dynamiken auf den Stationen beobachten. Sie sollten Wege bereiten,*

> *damit sich Menschen begegnen können – erst im Spiel, dann vielleicht im persönlichen Gespräch.* (Ebd.: 299)

Müller beschreibt dazu weiter:

> *Letztendlich ist das Spiel nur ein Abbild des sozialen Lebens außerhalb der klinischen Mauern. Dadurch werden eingefahrene Muster erkennbar und erprobte Verhaltensweisen nachvollziehbar. Mit einem klaren Blick auf das Miteinander während des Spielens haben psychiatrisch Pflegende die Gelegenheit, sehr konkret Diagnostik zu betreiben. Damit schaffen sie die Grundlage dafür, gemeinsam mit dem psychiatrie-erfahrenen Menschen Alternativen zu erarbeiten, damit er Sorgen bewältigen kann oder Verhalten zu erproben, das sozial verträglicher wirkt. Psychiatrisch Pflegende können besonders beim Spielen als Vorbild und Modell fungieren. Sie können zeigen, wie Niederlagen bewältigt werden. Sie können vormachen, wie während des Spielens Mitstreiter gesucht werden, um gemeinsam zum Sieg zu kommen. Oder sie können vorleben, wie mit Phantasie und Querdenken vielleicht doch noch ein Sieg errungen wird, obwohl er unerreichbar schien. Psychisch veränderte Menschen kennzeichnet oft eine Grenzenlosigkeit, die verschiedene psychiatrische Krankheitsbilder auf den Punkt bringt. […]*
>
> *Wenn die Betroffenen nun im Spiel Ordnung und Regeln erleben, ist dies eine neue Erfahrung. Sie ist notwendig, um für den gesellschaftlichen Alltag gerüstet zu sein.* (Ebd.: 300)

Holtbernd beschreibt, dass das Spiel dazu reizen kann, seine gewohnte Rolle einmal zu verlassen und neue Rollen auszuprobieren. Ebenso besteht dadurch die Möglichkeit, dem Ernst des Lebens mit etwas Spielerischem oder eventuell auch etwas völlig Verrücktem entgegenzutreten (vgl. Holtbernd, 2012: 293).

Ich glaube, dass es in der psychiatrischen Pflege von äußerster Wichtigkeit ist, sich verschiedene Gedanken über das Warum vieler vermeintlicher Kleinigkeiten oder Nebensächlichkeiten zu machen. Versteht man den Sinn und Nutzen einer bestimmten Tätigkeit nicht, fällt es einem viel schwerer, sie auszuführen. So wäre zu hinterfragen, ob das Spielen in psychiatrischen Einrichtungen nur etwas für Schüler oder Praktikanten ist oder nicht auch zum Aufgabenbereich aller Fachkräfte gehören und selbstverständlich sein sollte.

Reflexionsfrage
Wer spielt bei Ihnen in der Einrichtung mit den Patienten?

9.20 Singen und Musizieren

Musik begleitet mich schon mein ganzes Leben. Angefangen habe ich als kleiner Junge mit Keyboard-Unterricht, ehe ich begann, mich für die Gitarre zu interessieren. Ich habe in den vergangenen Jahren sehr viel Musik gemacht, war als Singer/Songwriter oder in Bands in Deutschland, Österreich, Holland und der Schweiz unterwegs. Oft dienten meine Urlaubstage dazu, mit befreundeten Musikern gemeinsam auf Tour zu gehen. So bietet es sich für mich natürlich an, die Musik in die Arbeit zu integrieren. Gemeinsames Singen und Musizieren heitert in der Psychiatrie immer wieder die Stimmung auf und bringt Freude, Fröhlichkeit und Farbe in den manchmal tristen, ernsten Alltag. Ein Kollege und ich musizieren im Spätdienst immer wieder gerne mit Patienten zusammen. Erklingen die Gitarren und Stimmen auf Station, kommen schnell die ersten Zuhörer herbeigeeilt und rasch bildet sich eine Menschentraube, die gemeinsam mit einstimmt oder sich an den bereitliegenden Percussion-Instrumenten bedient. Dabei kommt es nicht selten zu einer heiteren, fröhlichen Stimmung, die oft über den ganzen Tag anhält.

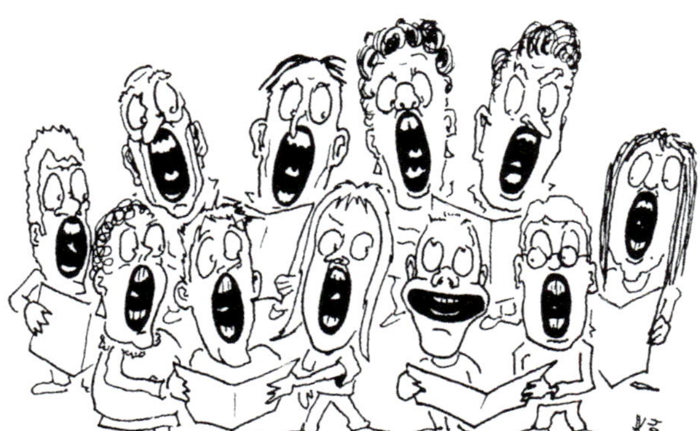

Welcher Patient nahm hier zum letzten mal am Chor teil ?

Praxisbeispiel

Eine ältere Dame, die vor einiger Zeit stationär in unserer Klinik war, berichtete in der Oberarztvisite: „Herr Oberarzt, ich muss Ihnen noch sagen, dass das Singen mit den Pflegern so wunderbar war. Diese alten Lieder aus meiner Jugend, ich hätte Tränen weinen können."

Singen berührt uns Menschen. Oetmann (2014) erklärt, dass Singen ein äußerst intimer Ausdruck des Menschen ist. Die eigene Stimme öffentlich zu zeigen ist bei vielen Menschen mit Ängsten und Schamgefühl verbunden. Er beschreibt die Gemeinschaft in einer Gruppe dabei als Schutzwall. Die eigene Stimme wird von den Stimmen der anderen Gruppenteilnehmer mitgetragen oder sie bleibt unter den vielen anderen Stimmen unentdeckt. Andererseits kann die Gruppe auch als Stimmverstärker angesehen werden, der gemeinsam einen vollen Klang erzeugt. Das Mitmachen muss nicht immer eine aktive Teilnahme beinhalten. Für manche Menschen ist es bereits hilfreich und erfreulich, einfach nur dabeizusitzen und zuzuhören. Vor allem dann, wenn Menschen bezüglich der eigenen Stimme schon einmal schlechte Erfahrungen gemacht und negatives Feedback erhalten haben (vgl. Oetmann, 2014: 40). Es kommt beim Singen nicht darauf an, richtig oder schön zu singen, im Gegenteil. Es kommt eher auf das Miteinander und das Gemeinschaftsgefühl an. Wo Gemeinschaft ist, ist immer auch Platz für Humor. Je niedriger die Leistungsanforderung an solch eine Gruppe, desto besser ist es. Aber hat das Singen denn wirklich eine heilende Wirkung?

„Singen trägt, ebenso wie andere kreative Betätigungen, etwa wie Malen, Gestalten, Theaterspielen und vieles mehr, sicherlich Potenziale in sich, Heilungsprozesse günstig zu beeinflussen. Es kann einer von vielen Faktoren in einem individuellen, stets aber komplexen Heilungsprozess sein." (Ebd.: 40). Oetmann beschreibt weiter mögliche physische, psychisch-seelische und soziale Wirkungen des Singens.

Als physische Wirkung benennt er:

- das Stärken des Immunsystems
- eine verbesserte Vitalkapazität der Lunge
- eine verbesserte Schwankungsbreite der Herzfrequenz
- eine vermehrte Aktivität der rechtsseitigen Hirnareale

- das Anregen des Parasympathikus
- die Förderung neuronaler Motivationssysteme sowie
- eine salutogenetische Komponente.

Als psychisch-seelische und soziale Wirkungen des Singens nennt er beispielsweise:

- die Reduktion von Angstgefühlen
- die Steigerung des Selbstwertgefühls und
- die Stärkung der sozialen Bindungsfähigkeit
- die Möglichkeit der Bewältigungsstrategie zur Regulation verschiedener Emotionen
- das Fördern und Fordern der Eigen- und Fremdwahrnehmung
- die Stärkung der Empathiefähigkeit und des Gemeinschaftsgefühls
- die Verbesserung der Lernfähigkeit und
- die Förderung des gemeinsamen Erlebens und der Kommunikation (vgl. Oetmann, 2014: 40ff.).

Den positiven Effekt des Singens auf das Immunsystem – durch den Anstieg des Immunglobulin A – hat bereits eine Studie gezeigt (vgl. Kreutz etal., 2004). Singen kann also eine ganze Menge positiver Dinge in der psychiatrischen Arbeit (und nicht nur dort) bewirken. Weshalb nur unter der Dusche singen, wenn dies am Arbeitsplatz genauso möglich ist?

9.21 Tanzen

Tanzen kann eine sehr befreiende und heilende Wirkung auf den Menschen haben, wie die Tanztherapie uns eindrucksvoll beweist. Anfänglich haben viele Menschen ihre Schwierigkeiten damit, sich demgegenüber zu öffnen. Ist diese Hürde überwunden, können Spaß und Freude fließen, der Mensch kann sich selbst besser kennenlernen und bekommt einen anderen Zugang zu seinen Gefühlen, seinem Körper und somit sich selbst. Das Tanzen kann beispielsweise auch gut in Sing- oder Musiziergruppen eingebunden werden und eignet sich für jede Altersgruppe sowie jedes Störungsbild. Vor allem Menschen im gerontopsychiatrischen Bereich profitieren sehr davon, da sie noch einen ganz anderen Zugang zum Tanz haben, als die heutige Jugend.

Praxisbeispiel
Während meiner Fachweiterbildung war ich einige Wochen in einer Tagesklinik tätig. Dort gab es eine Kulturgruppe. In dieser Gruppe war es den Patienten überlassen, verschiedene kulturelle Dinge zu diskutieren oder vorzustellen. Einmal stellte eine sonst im tagesklinischen Alltag eher zurückgezogene, introvertierte Patientin dort den Flamenco als Tanz vor. Wir alle waren zutiefst beeindruckt, als die Patientin in ihrem Tanzoutfit erschien und sich beim Tanzen völlig vergaß und aus sich herauskam, wie es bisher niemand erlebt hatte.

9.22 Bataca-Kampf

Titze und Eschenröder (2011: 123f.) führen diese Interventionsmöglichkeit als humorvolle Intervention auf. Bach und Goldberg (1974) beschreiben den Bataca-Kampf als ein Ritual, um seinen Ärger auf körperliche Art und Weise herauszulassen. Batacas sind Anti-Aggressionsschläger aus Schaumstoff, mit denen man spielerisch Aggressionen abbauen kann. Sie ermöglichen den Kämpfern, gegenseitig aufeinander „einzuschlagen“, ohne dass größere Schäden entstehen. Die Schmerzen sind vergleichbar mit denen bei einer Kissenschlacht. Der Bataca-Kampf wird nur im gegenseitigen Einverständnis beider Parteien durchgeführt. Wenn es große Unterschiede in Kraft und Körpergröße gibt (z. B. ein großer Mann und eine kleine Frau), dann müssen die Teilnehmer miteinander aushandeln, wie der jeweils Stärkere von beiden eingeschränkt (Handicap) oder wie Waffengleichheit erreicht werden kann. Dies kann beispielsweise so aussehen, dass der Stärkere auf einem Bein stehend kämpfen muss und gleichzeitig den Schläger nur mit drei Fingern halten darf, um den Kraftunterschied auszugleichen. Man sollte die Handicaps allerdings auch nicht übertreiben, jeder Teilnehmer sollte schon versuchen, richtig zuzuschlagen. Man kann auch die Körperteile, auf die geschlagen werden darf, einschränken: zum Beispiel kein Schlag ins Gesicht, auf Kopf und Intimbereich. Es ist sinnvoll, eine Sicherheitszone einzurichten, in die sich ein müder, erschöpfter oder überwältigter Teilnehmer für eine Pause zurückziehen kann. Es ist auch wichtig, vorher ein Zeitlimit sowie ein Signalwort für das Beenden des Kampfes festzulegen. Meist reichen schon ein bis zwei Minuten aus. Wenn erwünscht und vorher gemeinsam vereinbart, kann man sich während des Kampfes auch beschimpfen und Wut und Aggression verbal herauslassen. Der Bataca-Kampf ist dazu gemacht, seinen Ärger auf eine sichere Art und Weise auszudrücken, besonders dann, wenn es nicht auf sprachliche Weise gelingt oder anderweitige Spannungen vorliegen. Es ist ein spielerisches, aber trotzdem befriedigendes Ritual, das für viele Menschen eine Lücke ausfüllt, für die körperliche Aggression entweder ein absolutes Tabu ist oder ihnen Angst bereitet (vgl. Bach/Goldberg, 1974: 185f.). Sinnvoll ist es, einen ausreichend großen Raum zu wählen und scharfkantige Gegenstände im Raum und am Körper zu entfernen, um eine Verletzungsgefahr zu vermeiden. Wichtig ist, dass der Bataca-Kampf vorher immer ausführlich mit den Teilnehmern besprochen wird und ein professioneller Mitarbeiter ständig dabeibleibt. Es ist auch wichtig, den Kampf nachzubesprechen, um zu erörtern, ob es zu einer Erleichterung gekommen ist. Es sollte vermittelt werden, dass Gewalt niemals eine Lösung ist und man den Bataca-Kampf im therapeutischen Bereich unter Überwachung und Besprechung als eine spielerische Maßnahme betrachten kann. Manchmal hilft auch die Abmachung: Was im Raum des Bataca-Kampfes geschieht, bleibt in diesem Raum.

9.23 Handpuppen

Handpuppen in der Psychiatrie? – Eine Möglichkeit, die in der psychiatrischen Landschaft leider (noch) nicht sehr verbreitet ist, aber eine weitere humorvolle Intervention darstellt.

> *Es gibt eine Menge Möglichkeiten, Witz, Ironie und Humor in die psychiatrische Pflege einfließen zu lassen. Wer sich den Mut und die innere Freiheit gönnt, den Menschen, die er oder sie in der psychiatrischen Pflege begleitet, auf eine neue Weise zu begegnen, der sollte die therapeutischen Handpuppen nehmen.* (Eyser/Müller, 2011: 185)

Die beiden Autoren berichten, dass sie in ihrer Arbeit Klappmaulpuppen in Tier- und Menschengestalt verwenden. Die Handpuppe kann verschiedene Rollen einnehmen. Eine passive Zuhörerrolle, die auch als Seelentröster agiert, ebenso wie eine aktive Rolle, indem sie Verhaltensweisen kommentiert, den Narren spielt, provoziert, Charakter- und Persönlichkeitszüge annimmt und somit auch einen leibhaftigen Menschen ersetzt. Die Autoren beschreiben einige Punkte, die eine gelungene Arbeit mit der Handpuppe verlangt: Kreativität, Einfallsreichtum, Einfühlungsvermögen und Intuition, aber auch die Fähigkeit, die Funktionen und Rollen der Handpuppe auszufüllen. So eine Handpuppe ermöglicht es, Dinge anders anzusprechen, als man es sonst in einer therapeutischen Beziehung machen würde. Sie ermöglicht es, sich Dinge herauszunehmen, die man sich sonst vielleicht nicht traut, weil man Angst hat, zu verletzen oder ins Fettnäpfchen zu treten. Auch vereinfacht sie eine Begegnung auf Augenhöhe (vgl. Eyser/Müller, 2011). Man könnte die Funktion der Handpuppe auch mit der Funktion des professionellen, therapeutischen Clowns vergleichen.

> *Die therapeutische Handpuppe kann an der Stelle Beziehungsarbeit leisten, wo das Miteinander von Menschen in eine Sackgasse geraten zu sein scheint. Wo aufgrund der Verwirrtheit eines Menschen der rationale Zugang nicht möglich ist, dort hat die therapeutische Handpuppe eine Chance. Wo Menschen im Kontext ihrer depressiven Erstarrung nicht mehr fähig sind, ihre Fixierungen aufzugeben, dort hat die Puppe die innere Freiheit, Umwege und Abwege aufzuzeigen.* (Eyser/Müller, 2011: 189)

Wer in der psychiatrischen Pflege zu Handpuppen greift, braucht also sicher eine ordentliche Portion Mut, Offenheit, Kreativität und Experimentierfreude. Aber auch hier gilt die Devise, dass noch kein Meister vom Himmel gefallen und der Umgang mit der Handpuppe Übungssache ist. Man wird schnell merken, dass sich mit Übung die anfänglichen Schwierigkeiten und Stolpersteine mehr und mehr auflösen und ein befreiter Umgang mit der Handpuppe möglich ist. Wer aber mit Humor in der psychiatrischen Pflege arbeitet, dem wird das nicht fremd sein und er weiß, dass dieser Mut Früchte trägt und es das Wagnis definitiv wert ist.

9.24 (Zauber-)Tricks

Einfache Kartentricks oder kleinere Zauberkunststücke können für Verblüffung sorgen und die Stimmung erheitern. Sie können zum Umdenken anregen, ermöglichen eine rasche, positive Kontaktaufnahme und bauen somit eine Beziehung auf oder vertiefen sie.

Beim Zaubern mit Kindern, Jugendlichen, Erwachsenen oder ganzen Familien geht es immer um das Entdecken neuer Seiten und Fähigkeiten. Es beinhaltet Verblüffen, Überraschen, etwas Unerwartetes – alles Dinge, die wir in problembehafteten Situationen sinnvoll nutzen können. Manchmal steht im Mittelpunkt, durch einfache Tricks andere Sichtweisen oder Wege aufzuzeigen, ein Umdenken anzuregen […]. (Caby/Caby, 2014: 107)

9.25 Rote Nase

Eine rote Clownsnase in einer psychiatrischen Klinik aufzusetzen wird für viele Leserinnen und Leser jetzt sicher ein absolutes „No-Go" sein. Psychiatrische Pflege ist schließlich ein ernst zu nehmendes Arbeitsfeld. Wenn man sich zum Clown machen wolle, habe man vielleicht seine Berufswahl verfehlt. Aber warum eigentlich? Haben Sie sich schon einmal eine rote Nase aufgesetzt und sich dabei im Spiegel betrachtet? Ist das nicht herrlich komisch, amüsant und lustig? Ich finde schon. Und wenn Sie es nicht wagen, sich mit roter Nase im Spiegel zu betrachten, dann lachen Sie doch einfach häufiger mal in den Spiegel und Sie werden sehen: Er lacht zurück!

Wer sich eine rote Clownsnase aufsetzt, der sieht die Welt, die ihn umgibt, aus einer anderen Sicht. Und was noch wichtiger ist. Derjenige, der die rote Nase aufsetzt, wird von seinen Mitmenschen anders gesehen. Er wird als derjenige erkannt, der die gegebene Situation auflockern und die Perspektive wechseln möchte. Er wird als derjenige gesehen, der den Alltag clownesk anschauen will, weil es auf diese Weise leichter erscheint. (Eyser/Müller 2011: 190)

Fey bezeichnet die rote Nase als „kleinste Maske der Welt", die einer Privatperson zum Rollenwechsel, also zu einer anderen Identität verhilft (vgl. Fey, 2013: 17).

Titze (1995) äußert sich ebenfalls zu diesem Thema:

Wenn wir die Clownsnase aufgesetzt haben, ist unser Alltagsleben ausgeklammert. Wir ändern unsere Körperhaltung, unsere Gangart, unseren Blick und unsere Stimme. Wir bemühen uns nicht mehr um eine perfekte Erscheinung. Wir wollen das Gegenteil erreichen. Wir wollen so unvollkommen sein wie ein kleines Kind. Als Clowns entdecken wir unsere Umgebung mit den staunenden Augen des Kindes in uns. (Ebd.: 312 f.)

Im Übrigen kann die rote Nase nicht nur bei Kindern oder Menschen mit Demenz eingesetzt werden.

Patch Adams gilt als einer der Pioniere, der Humor in Krankenhäuser brachte. Mit seiner humorvollen Art berührt er seither viele Menschen. Bekannt wurde er durch die Verfilmung seines Lebens mit Robin Williams in der Hauptrolle. Diesen Film und sein Buch „Gesundheit!" (1999) empfehle ich jedem, der in der Medizin oder Pflege tätig ist.

9.26 Geburtstagskarten

Da es immer wieder vorkommt, dass Patienten ihren Geburtstag in der Psychiatrie verbringen, bieten sich humorvolle Geburtstagskarten als kleine, freundliche Geste perfekt an. Gekaufte oder selbstgeschriebene Karten mit lieben Grüßen des Stationsteams zum Geburtstag zeigen dem Patienten, dass man mit ihm fühlt und an ihn denkt und machen die eine oder andere kleine Freude. Übrigens freuen sich Kolleginnen und Kollegen ebenso über humorvolle Grußkarten zum Geburtstag.

9.27 Lustige Bilder, Karikaturen oder Cartoons an den Wänden

Kahle Wände in psychiatrischen Einrichtungen sollten ein „No-Go" sein und fördern ein krankmachendes Milieu. Bilder an den Wänden bringen Wohnlichkeit und Leben. Warum also nur Kunstdrucke oder Naturfotos aufhängen? Warum nicht auch lustige Bilder, Karikaturen oder Cartoons? Diese beleben den Alltag und bringen Freude, Spaß und Lachen in einen Raum.

9.28 Desktophintergründe und Bildschirmschoner

Wer an seinem Arbeitsplatz viel am Computer sitzt, hat die Möglichkeit lustige Bilder, Karikaturen, Cartoons, Comics oder humorvolle Sprüche als Desktophintergrund oder Bildschirmschoner einzustellen. Dies stellt eine einfache indirekte Humorform dar, die „Bürohengste“ zum Lachen bringen kann. Auch Patienten, die zum Gespräch kommen, haben die Möglichkeit, einen Blick darauf zu werfen und werden sich darüber amüsieren.

9.29 Tipps zur Anwendung humorvoller Interventionen

Nachdem Sie jetzt einige Humorinterventionen für den psychiatrischen Bereich kennengelernt haben, geht es nun ans Ausprobieren. Damit man jetzt nicht gleich ins kalte Wasser springt, hat Iren Bischofberger (2008b) ein paar wichtige Hinweise zusammengefasst (Tab. 9-2).

Abschließend möchte ich Sie noch an einer kleinen Geschichte aus meinem psychiatrischen Alltag teilhaben lassen, welche verdeutlichen soll, dass es nicht immer großer Dinge bedarf, um den Tag seiner Mitmenschen mit Humor zu versüßen.

Praxisbeispiel

Für das multiprofessionelle Team gibt es in unserem Dienstzimmer eine Magnettafel, auf der immer lustige Cartoons, Postkarten, Witze oder humorvolle Geschichten zu finden sind. Auch so ist Humor in unserem Pflegealltag fest verwurzelt. Aber zur eigentlichen Geschichte: Unsere Sozialarbeiterin setzt sich zu den Besprechungen immer auf den gleichen Stuhl im Dienstzimmer. Eines Morgens gestalteten wir ihr ein „Reserviert für Sozialdienst“-Schild und klebten es auf „ihren“ Stuhl. Als sie zur Besprechung kam, musste sie herzhaft lachen, da ihr das gar noch nicht so aufgefallen war, dass sie immer den gleichen Stuhl wählte. Dieses Schild begleitete sie einige Wochen und brachte sie und auch andere Mitarbeiter immer wieder zum Schmunzeln.

Reflexionsfrage

Welche Humorinterventionen eignen sich für Ihr Arbeitsumfeld?

Tabelle 9-2: Tipps zur Anwendung humorvoller Interventionen (Quelle: vgl. Bischofberger, 2008b: 336)

1. Beginnen Sie mit einer einfachen Intervention.	Tage wie der 1. April oder Fasching bieten sich besonders gut an, um Humor auszuprobieren, da Humor an diesen Tagen für einen Großteil der Gesellschaft einfach dazugehört. Man sollte mit einer vertrauten Intervention beginnen, von der man persönlich auch überzeugt ist (Stichwort Authentizität).
2. Beginnen Sie mit einem einschätzbaren Risiko.	Man muss hier nicht den mutigen Helden spielen und mit völliger Selbstüberschätzung gleich die anspruchsvollste Situation bearbeiten. Dies wäre fatal und in den allermeisten Fällen zum Scheitern verurteilt. Suchen Sie sich also Kolleginnen/Kollegen oder Patienten/Patientinnen aus, die Sie gut kennen und bei denen Sie einschätzen können, dass die Intervention höchstwahrscheinlich Erfolg haben wird.
3. Schätzen Sie Ihre Erwartungen an Patienten, Angehörige und Kollegen realistisch ein.	Wer zu hohe Erwartungen hat, kann schnell enttäuscht und frustriert werden. Es ist nicht schlimm, wenn nicht gleich die erste Intervention gelingt. Es ist noch kein Meister vom Himmel gefallen und es ist wie bei so vielem im Leben: Übung macht den Meister und wo ein Wille, da ist auch ein Weg.
4. Überfordern Sie sich nicht selbst.	Sie müssen nicht plötzlich zur ununterbrochenen Stimmungskanone werden. In erster Linie bleibt man Altenpfleger/in, Gesundheits- und Krankenpfleger/in oder Fachpfleger/in für Psychiatrie, denn unter diesen Berufsbezeichnungen ist man höchstwahrscheinlich bei seinem Arbeitgeber angestellt. Das beste Beispiel dafür gibt Paul McGhee, der auf die Äußerung, einer seiner Vorträge sei gar nicht humorvoll gewesen, passend kontert: Er soll geäußert haben, dass Humorforscher nicht zwangsläufig nur humorvolle Dinge von sich gäben und „dauerwitzig" wären, schließlich wären Sexualforscher auch nicht immer sexy oder Aggressionsforscher immer aggressiv.
5. Haben Sie Freude am Detail.	Oft sind es die kleinen Details, die einem den Alltag versüßen können. Es muss nicht immer eine große Sache sein. Manchmal sind die Auswirkungen humorvoller Interventionen nur von kurzer Dauer und der Sinn für Humor muss immer wieder aufs Neue geweckt und gestärkt werden. Wie Sie schon erkennen, ist „Humor haben" oder eben „nicht haben" ein Trugschluss. Humor ist definitiv erlernbar!

10. Humor in pflegerischen Gruppen

Wie fruchtbar ist der kleinste Kreis, wenn man ihn wohl zu pflegen weiß.
(Johann Wolfgang von Goethe)

Ebenso bunt, vielfältig und unterschiedlich wie die Definitionen des Wortes „Humor" können auch pflegerische Gruppen aussehen, welche innerhalb und außerhalb von Einrichtungen stattfinden können, im ambulanten wie im stationären Setting. Monika Stich beschreibt die Wirkung von pflegerischen Gruppenarbeiten über den Behandlungsverlauf hinaus und vergleicht mit dem Schneeballsystem. Sie führt aus, dass die Klienten mit Impulsen aus der Gruppe und im Kontext der außertherapeutischen Wirkfaktoren an sich arbeiten und somit die Ressourcenaktivierung und Stärkung der Selbstbefähigung ihre Früchte tragen (vgl. Stich, 2013: 137). Pflegerische Gruppen können einen wesentlichen und wichtigen Beitrag zu einem positives Klima und einer guten Atmosphäre auf einer Station leisten. Sie prägen also das Milieu und können sogar noch weit darüber hinaus wirken. Mit Humor schafft man es in Gruppen meist mit Leichtigkeit, Situationen aufzulockern, ein Gemeinschaftsgefühl entstehen zu lassen und Ängste zu nehmen. Man vergisst dadurch oft schnell die Probleme und Belastungen des Alltags. An solche Gruppensituationen und ihre Effekte erinnern sich manche Patienten noch Jahre später.

Praxisbeispiel

Ich erinnere mich noch sehr gut an eine Backgruppe mit einem türkischen Patienten. Er litt an einer bipolaren Störung mit gegenwärtig hypomanem Zustand. Zudem zeigte er auf der Persönlichkeitsachse starke narzisstische Züge. Er war auf richterliche Anordnung für einige Wochen auf unserer Station untergebracht. Zum Zeitpunkt dieses Berichts hatte er aufgrund von

Aggressivität und drohender Fremdgefährdung keinen Ausgang und musste auf der Station bleiben. Zu Beginn äußerte sich der Patient sehr abfällig gegenüber der Gruppe, denn backen wäre ja schließlich seiner Meinung nach nur etwas für Frauen. Als ich ihm erklärte, dass ich selbstverständlich gemeinsam mit ihm backen würde und meine Überredungskünste ausgiebig einsetzte, entschloss er sich, es einmal auszuprobieren. Nachdem wir ein Rezept ausgewählt und die Zutaten zusammengesucht hatten, meinte er, er hätte noch nie in seinem Leben gebacken. Er fragte mich, ob ich eigentlich backen könne. Ich schmunzelte und sagte: „Nicht wirklich, aber wir kriegen das schon irgendwie hin." Da musste er lachen und meinte, dass da heute ja die richtigen zwei Männer die Backgruppe machen würden. Als der Patient die Küchenmaschine anstellte, spritzte es oben nur so heraus. Er erschrak erst und schaltete die Maschine wieder aus. Wir sahen uns beide an und mussten herzhaft lachen. Wir gaben unser Bestes. Die Küche sah danach zwar aus, als hätte eine Bombe eingeschlagen, aber wir beide waren am Ende positiv von der gemeinsamen Arbeit überrascht und der Patient äußerte, entgegen seinen Erwartungen hätte es ihm großen Spaß gemacht und er könne sich auch vorstellen, zu Hause einmal für seine Freundin zu backen. (Die Küche haben wir übrigens am Ende selbstverständlich aufgeräumt und gereinigt.) Das ist nun einige Jahre her. Wenn der Patient hin und wieder zu kurzen Kriseninterventionen oder auch einfach zu Besuch auf unsere Station kommt, spricht er mich immer wieder auf dieses Erlebnis an und dass ich ihm damals das Backen schmackhaft gemacht habe.

Wenn Sie in Gruppen, in denen es um die Befindlichkeit der Patienten geht (z.B. Morgen- oder Abendrunden) die Worte: „Mein Name ist Herr XY. Mir geht es gut. Ich gebe weiter" nicht mehr hören können, sollten Sie vielleicht Ihr Gruppenkonzept überdenken. Die Gruppen können durch unterschiedliche Interventionen aufgelockert werden. Dazu eignen sich zum Beispiel Bilder, die verschiedene Stimmungen, Emotionen oder Gemütszustände ausdrücken. Jeder Patient kann, wenn er an der Reihe ist, ein Bild wählen, das ihn persönlich anspricht, das seine momentane Stimmungslage beschreibt oder seine Woche widerspiegelt. Humorvolle Bilder eignen sich dabei als Kontrast sehr gut. Lachende Affen oder schmunzelnde Kätzchen sind bei uns in der Stationsrunde zum Beispiel häufig gewählte Bilder. Die Bilder dienen auch dazu, dass die Personen sich automatisch mehr Gedanken machen müssen, was sie in der Gruppe sagen werden. Es kommt also zu einer kognitiven Aktivierung und Förderung: „Welches Bild soll ich nehmen? Was sage ich dazu?"

In Tabelle 10-1 sehen Sie einige Beispiele mit Erklärungen zu dieser Möglichkeit. Statt Bilder kann man ebenso gut verschiedene Gegenstände verwenden. Die Patienten sollen dabei einen Gegenstand wählen, mit dem sie sich gerade identifizieren können, der ihren momentanen Gemütszustand oder ihre Stimmungslage ausdrückt oder der sie gerade einfach anspricht

Tabelle 10-1: Bilder in Stationsrunden (Quelle: Eigenerstellung)

Bild	Mögliche Erklärung
Sonne	„Ich habe mir das Bild mit der Sonne ausgesucht, da es mir derzeit sehr gut geht. Ich genieße das schöne Wetter und freue mich über die Sonnenstrahlen. Die Sonne symbolisiert für mich Wärme und Geborgenheit. Diesen Dingen begegne ich hier in der Therapie und bin sehr dankbar dafür."
Labyrinth	„Ich fühle mich momentan wie in einem Labyrinth. Ich laufe hin und her, versuche alles Mögliche, dass es mir besser geht, aber irgendwie finde ich einfach gerade keinen Ausweg. Ich hoffe, dass ich in der Klinik eine Karte erhalte, die mir den Weg heraus aus diesem Irrgarten zeigt."
Smiley	„Das Bild mit dem Smiley habe ich mir ausgesucht, da ich endlich wieder lachen kann. Ich habe mehrere dunkle Wochen der Depression hinter mir und konnte nicht lachen. Jetzt geht es mir endlich wieder besser und ich kann wieder lachen, worüber ich sehr froh und dankbar bin. Ich möchte euch allen Mut machen, die Hoffnung niemals aufzugeben, denn irgendwann wird es wieder besser."
Tunnel mit Licht am Ende	„Das Bild mit dem Tunnel passt gerade gut zu meiner Situation. Als ich hier in die Klinik kam, war alles düster und ich habe kein Licht am Ende des Tunnels gesehen. Ich bin jetzt seit vier Wochen hier und sehe endlich wieder Licht am Ende des Tunnels. Seit Mitte dieser Woche habe ich wieder mehr Antrieb und komme morgens wieder selbst aus dem Bett. Die verschiedenen Therapien tun mir sehr gut. Ich bin guter Dinge, dass es so weitergeht, ich bald das Ende dieses Tunnels erreiche und wieder komplett in meinem alten Leben stehe."
Trauriges Gesicht	„Mir geht es momentan nicht gut. Ich bin diese Woche auf diese Station gekommen und kann mich am besten mit diesem traurigen Gesicht identifizieren. Ich weiß momentan einfach nicht, wie es weitergehen soll."

oder mit dem sie etwas verbinden. Häufig führen die verschiedenen Assoziationen zu den Bildern oder Gegenständen innerhalb der Gruppe zu einer positiv-heiteren Atmosphäre. Es können durchaus auch mehrere Gegenstände genommen und miteinander verbunden werden. In Tabelle 10-2 werden einige Beispiele zu dieser Intervention aufgeführt.

Eine weitere Auflockerungsmethode sind Karten mit Aphorismen, Sprüchen, Tipps oder Wünschen. Jeder Patient zieht eine Karte und liest diese am Ende einer Gruppe vor. Man kann allerdings auch zum Abschluss einer Runde einen Spruch vorlesen und den Patienten dessen Essenz für den Tag oder das Wochenende mit auf den Weg geben. Wichtig ist meiner Meinung nach,

Tabelle 10-2: Gegenstände in Stationsrunden (Quelle: Eigenerstellung)

Gegenstand	Mögliche Erklärung
Boxhandschuh	„Ich habe mir den Boxhandschuh ausgesucht, da ich mich durch diese Woche regelrecht durchgeboxt habe. Ich hoffe, dass es am Wochenende wieder etwas ruhiger und entspannter wird und ich nicht mehr so viel Kraft aufwenden muss, wie unter der Woche. Deshalb lege ich die Boxhandschuhe nun wieder ab und genehmige mir eine kleine Pause.“
Luftballon	„Als ich in die Klinik kam, war bei mir völlig die Luft raus, wie bei diesem Luftballon. Ich war ständig nur am Arbeiten und bin vom einen Termin zum nächsten Termin gehetzt. Ich bin froh, jetzt hier zu sein und hoffe, dass sich der Luftballon bald wieder mit Luft füllen wird und ich hier wieder auftanken und neue Energie schöpfen kann.“
Feder	„Ich fühle mich gerade leicht wie eine Feder. Die Woche verlief für mich sehr gut. Ich hatte einen wichtigen Amtstermin und fühle mich von einer großen Last befreit. Ich hatte ein sehr gutes Gespräch mit dem Sozialdienst und habe das Gefühl, nicht mehr auf der Stelle zu treten. Ich bin jetzt wieder bereit loszufliegen.“
Fußball	„Die Bewegungstherapie hat mir diese Woche viel Spaß bereitet. Wir haben Fußball gespielt und deshalb habe ich den Ball ausgewählt.“
Hammer	„Ich hatte wirklich eine hammerharte Woche und muss einige Dinge erst noch einmal ein bisschen verdauen. Manche Dinge kamen mir auch wie Schläge vor und die muss ich erst einmal am Wochenende verarbeiten.“

dass man sich Gedanken darüber macht, was man mit einer Gruppe bezwecken möchte, also welches Ziel man erreichen möchte. Dazu dient das Erstellen von Konzepten und Standards. Es ist ebenso sinnvoll, dass sich sowohl Patienten als auch Mitarbeiter in den Runden beteiligen – das heißt, auch Mitarbeiter suchen sich ein Bild, einen Gegenstand oder eine Karte aus und sprechen über ihre Befindlichkeit oder warum sie etwas ausgewählt haben. Das fördert das Gemeinschaftsgefühl und zeigt den Patienten, dass man keine Hierarchie aufbauen möchte, sondern sich mit ihnen auf eine Ebene begibt. Das sollte kein Muss, sondern eine Selbstverständlichkeit in der psychiatrischen Pflege sein.

Ich möchte Ihnen gerne ein paar Punkte aufzeigen, die bei der Erstellung von Konzepten oder Standards hilfreich sein können.

Zu berücksichtigende Punkte beim Erstellen von Konzepten und Standards

- Sinn, Zweck und Ziele der Gruppe
- Zielgruppe
- Kontraindikationen
- Gruppengröße
- Zeitrahmen
- Örtlichkeit
- Gruppenleitung (ggf. benötigte Qualifikationen)
- benötigte Hilfsmittel (z. B. Flipchart, Overhead-Projektor, Stifte, Arbeitsblätter, CD-Player)
- Gruppenstruktur/-ablauf.

Unterhält man sich mit Kolleginnen und Kollegen des eigenen Fachgebiets, kommt man schnell auf folgende Frage: „Welche pflegerischen Gruppen gibt es denn bei Euch so?“

Bevor Sie gleich weiterlesen, befassen Sie sich doch bitte erst einmal mit den folgenden Reflexionsfragen.

Reflexionsfragen

Welche pflegerische Gruppenangebote gibt es in Ihrer Einrichtung?
Welche weiteren Gruppenangebote kennen Sie?

Gruppenangebote im psychiatrischen Alltag (Beispiele)

- Morgenrunde
- Abendrunde
- Stationsversammlung/Forum/Plenum
- Backgruppe
- Kochgruppe
- Gesprächsgruppe
- Achtsamkeitsgruppe
- DBT-Gruppe
- Psychoedukationsgruppe
- Medikamentengruppe
- Stressbewältigungstraining
- Umgang mit Ernährung
- Genussgruppe
- Entspannungsgruppe
- Lesegruppe
- Zeitungsgruppe
- Einkaufstraining
- Märchengruppe
- Aktivitätengruppe
- Kulturgruppe
- Musik-/Singgruppe
- Spielegruppe
- (Lebens-)Sinngruppe
- Nordic-Walking-Gruppe
- Männer-/Frauengruppe
- Fit im Alltag
- Selbstsicherheitstraining
- „Wiihabilitation" (Nintendo-Wii)
- Soziales Kompetenztraining
- Training lebenspraktischer Fähigkeiten
- Hauswirtschaftstraining
- Kognitives Training/Gedächtnistraining
- Humor-/Lachgruppe

Ich möchte gerne noch einen kleinen Überblick geben, welche Dinge sich meiner Ansicht nach beim Führen pflegerischer Gruppen in der Praxis bewährt haben:

- Authentizität und Empathie als Grundvoraussetzung der Gruppenleitung
- Eingangs- und Abschlussrunden (Blitzlicht)
- Wertschätzung der einzelnen Gruppenteilnehmer und ihrer Einzigartigkeiten
- Meinungen/Einstellungen der Teilnehmer akzeptieren und nicht auf dem eigenen Recht beharren und versuchen, es durchzusetzen
- Grundhaltung: „Nobody's perfect" – auch eine Pflegefachkraft kann nicht immer alles wissen
- verständliche Worte wählen (kein „Fachchinesisch")
- aktives Zuhören
- aktivierende/interaktive Gesprächsführung
- Verwendung von Ich-Botschaften und offenen Fragen
- Spontaneität, Personenorientierung, Individualität und Humor

- Offenheit für Neues
- Förderung von Empowerment und Recovery
- Mut und Hoffnung machen/geben
- Informationsüberflutung vermeiden
- Zwischenfragen sind immer willkommen
- Gruppen sollten positiv beendet werden
- Einsatz verschiedener Medien (in manchen Gruppen z. B. Powerpoint-Präsentationen, Videos, Overhead-Folien)
- Einbeziehen der Patienten in Entscheidungen über Gruppenvorhaben (z. B. Aktivitäten)
- auf Wünsche von Patienten eingehen (soweit möglich)
- in manchen Gruppen ist eine vorgegebene Struktur zur Orientierung vonnöten
- Gruppenregeln festlegen und erläutern (z. B. Wertschätzung, Kommunikationsregeln, andere ausreden lassen, kein Auslachen, was in der Gruppe geschieht, bleibt in der Gruppe).

Abschließen möchte ich dieses Kapitel gerne mit einer kleinen Geschichte aus einer pflegerischen Gruppe.

Praxisbeispiel

In einer Psychoedukationsgruppe, die ich „Gesundheitsinfogruppe" nenne, da dieser Begriff für mich freundlicher und einladender klingt, nahmen zum Thema „Schizophrenie" mehrere Männer teil. Wir hatten einen regen Austausch zu diesem Thema und ich war gerade dabei, beim Themenpunkt Neuroleptika genauer zu differenzieren und auf die verschiedenen Potenzen der Neuroleptika (hochpotent, mittelpotent, niederpotent) hinzuweisen. Da unterbrach mich ein Teilnehmer und sagte: „Hochpotent? Das kann doch überhaupt nicht sein. Ich würde eher sagen: impotent."

Auf einmal mussten alle Gruppenteilnehmer gemeinsam lachen. Aus dieser Aussage heraus entstand im Anschluss ein sehr positiv-einfühlsames Gespräch über dieses doch sehr heikle Thema der Nebenwirkungen von Psychopharmaka. Aufgrund dieser humorvollen Aussage des Patienten hatte kein Teilnehmer Probleme, offen und ehrlich darüber zu sprechen. Es hat also nicht nur die Stimmung aufgelockert, sondern schaffte einen offenen, vertrauensvollen, gemeinsamen Umgang in der Gruppe.

11. Humor in der ambulanten psychiatrischen Pflege

Ambulant vor stationär – das fällt noch vielen Menschen schwer.
(Jonathan Gutmann)

Selbstverständlich schadet ein guter Sinn für Humor in der ambulanten psychiatrischen Pflege niemandem. Im Gegenteil! Manchmal muss man damit gut ausgerüstet sein, wenn man beispielsweise im aufsuchenden Dienst nicht zum ersten Mal vor der Türe eines Klienten steht und dieser auch nach mehrmaligem Klingeln und Bitten nicht öffnen möchte. Heitere Gelassenheit spielt einem dabei deutlich mehr in die Karten als ärgerliche Verbitterung.

Ist man vorwiegend im aufsuchenden Dienst tätig, kann man die Arbeit häufig mit Einzelkämpfertum vergleichen und ist, anders als im stationären Bereich, meist auf sich allein gestellt. Man muss in der Situation alleine Entscheidungen treffen. Ein weiterer gravierender Unterschied ist, dass man in der ambulanten psychiatrischen Pflege beim psychisch kranken Menschen zu Hause Gast, und nicht, wie in stationären oder teilstationären Einrichtungen, Gastgeber ist. Er entscheidet, ob er Einlass gewährt und wo es langgeht. Wurde man hereingebeten, kann man sich im Wohnraum an humorvollen Dingen orientieren, zum Beispiel an Bildern, Büchern und Comics, DVD- und Videosammlungen oder anderen Gegenständen.

Bei manchen Trägern ambulanter Dienste oder Vereinen ist es gängig, seinen Privat-PKW als Arbeitsfahrzeug zur Verfügung zu stellen. Das heißt, nicht jede Einrichtung stellt einen Dienstwagen bereit. Während meiner Fachweiterbildung war das beispielsweise beim Einsatz im Betreuten Wohnen der Fall. Ein kleines Praxisbeispiel dazu:

Praxisbeispiel
Ich erinnere mich noch sehr gut, dass ich einmal einen äußerst unangenehm riechenden Klienten, der sich seit Wochen nicht gewaschen hatte, zu seinem Depotspritzentermin in eine Klinik fahren sollte. Nachdem ich ihn in seiner verwahrlosten Wohnung abgeholt hatte, fuhren wir gemeinsam in die Klinik. Nach dieser Fahrt durfte ich meinen privaten PKW erst einmal einige Tage ordentlich durchlüften und mit Duftbäumen behängen, ehe der Geruch vollständig verschwand.

Ich denke, dass dabei neben Empathie und Nächstenliebe durchaus eine ordentliche Portion Humor und Gelassenheit oder besser gesagt humorvolle Gelassenheit vonnöten ist. Ich hätte mich darüber ärgern oder wütend sein können, aber was hätte mir das gebracht? Ich war froh, dass ich den Klienten zu seiner Depotspritze bringen konnte. Alles andere war erst einmal nebensächlich.

Man könnte hierbei – wie ein netter Kollege aus unserer Psychiatrischen Institutsambulanz (PIA) es immer beschreibt – von der „Balu-Strategie" sprechen. Balu, der Bär pflegt zu sagen: „Probier's mal mit Gemütlichkeit, mit Ruhe und Gemütlichkeit". Stress ist ein absoluter Humorkiller, deshalb: „Take it easy" oder, um es mit Bobby McFerrins Worten zu sagen: „Don't worry, be happy".

Ich möchte Sie gerne an zwei weiteren kleinen Praxisbeispielen aus meiner Zeit im ambulanten Dienst teilhaben lassen.

Praxisbeispiel
Während meines Einsatzes im Betreuten Einzelwohnen wurde ich von einer dortigen Kollegin gebeten, den Umzug eines ihrer jungen russischen Klienten mit durchzuführen. Der junge Mann sollte von der Wohnung seiner Mutter in eine Sucht-WG des Vereins ziehen. Selbstverständlich nahm ich mich dieser Aufgabe an. Der Klient und ich beluden mehrfach den Vereinsbus mit Möbeln sowie anderen Gegenständen und fuhren mehrmals hin und her, bis alles in der neuen Bleibe des Klienten war. Als Letztes musste eine Hantel aus dem Bus in die neue Wohnung gebracht werden. Ich motivierte den Klienten, die Hantel hochzubringen.

Er versuchte die Hantel anzuheben, legte sie aber schnell wieder hin.

Ich: „Was ist denn los? Keine Kraft mehr?“
Herr Russkaja: „Ich schaffe das nicht!“ Ich: „Wie jetzt?“
Herr Russkaja: „Ich hab die Hantel eigentlich nur in meinem Zimmer liegen, um vor meinen Kumpels anzugeben. Ich kann sie nicht wirklich lange heben.“

Wir beide sahen uns an und lachten erst einmal eine Runde. Ich erbarmte mich und trug die Hantel selbst hoch. Als nächster Schritt stand dann der Aufbau seines Kleiderschranks im neuen Wohnraum auf dem Programm. Leider wurde uns sehr schnell bewusst, dass wir beide zwei linke Hände hatten. Irgendwie stand der Schrank am Ende dann doch und als wir gerade anfingen, uns darüber zu freuen, unterbrach uns ein komisches Geräusch. Als wir uns umdrehten, stand der Schrank schief. Wir schauten uns an und fingen wieder an zu lachen. Für den Klienten war es halb so schlimm. Er meinte dann, er würde einfach noch etwas zwischen Wand und Schrank stellen, dann wäre der Schrank wieder gerade. Er wäre einfach nur dankbar für die Hilfe und der Umzug hätte ihm sogar Spaß gemacht.

Praxisbeispiel

Ein weiterer Klient, an den ich mich erinnere, litt an einer Alkoholproblematik und war gerade schwer depressiv verstimmt. Er verlor seine Wohnung und zog wieder bei seinem Bruder und seiner Mutter ein. Zuvor hatte er eine ganze Weile das Haus nicht verlassen und mir wurde von einer Kollegin zugetragen, ob ich denn nicht versuchen könnte, mit diesem Menschen irgendetwas zu unternehmen. Sie stellte uns einander vor und anschließend rief ich ihn immer wieder an, um ihm vorzuschlagen, dass ich gerne einmal etwas mit ihm unternehmen würde. Ich rief ein zweites und auch ein drittes Mal bei ihm an und immer wieder äußerte er, es würde ihm gerade nicht gut genug dafür gehen. Beim vierten oder fünften Anruf war es dann soweit, er stimmte zu, sich einmal mit mir zu treffen. Als wir uns trafen fragte ich ihn, worauf er denn jetzt gerade Lust hätte. Schwimmen? Spazieren gehen? Im Taunus wandern? Bowling?

„Bowling? Mensch, das habe ich auch schon ewig nicht mehr gemacht“, äußerte er dann mit leiser, verunsicherter Stimme.
„Dann gehen wir doch jetzt einfach bowlen“, schlug ich ihm vor.

Er versank wieder in depressive Stimmung und äußerte, dass er das bestimmt gar nicht mehr könne. Außerdem wäre er momentan knapp bei Kasse und könne sich das sowieso nicht leisten. „Kein Problem, ich lade Sie ein“, rutschte es mir sofort über die Lippen und ehe der Klient etwas sagen konnte, saßen wir auch schon im Auto auf dem Weg zum Bowling-Center. Nach anfänglichem Zögern, Verärgerung, Frustration und Enttäuschung über Fehlwürfe wandte sich das Blatt und er fing an zu lachen, sich über Strikes zu freuen und sogar lauthals zu jubeln. Wir spornten uns gegenseitig zu Höchstleistungen an und am Ende bedankte sich der Klient mit den Worten, dass er nicht gedacht hätte, mal wieder so viel Spaß zu haben. Er war froh, dass er doch aus seinem Schneckenhaus herausgekrochen war und sich darauf eingelassen hatte, mit mir etwas zu unternehmen.

12. Humortraining – Übung macht den Meister

Es ist nicht genug, zu wissen, man muß auch anwenden;
es ist nicht genug, zu wollen, man muß auch tun.
(Johann Wolfgang von Goethe)

Für Alfred Kirchmayr bestätigt die moderne Humorforschung die Weisheit vom Marc Aurel, dass die Seele mit der Zeit die Farben der Gedanken annimmt (vgl. Kirchmayr, 2013: 225).

> *Depressionen, Angststörungen und andere Formen des Leidens an Sinn- und Kraftlosigkeit kommen nicht aus heiterem Himmel, sondern aus trüben Gedanken, tiefen Kränkungen und schweren Belastungen. Welche Filme wir im Kopf-Kino einlegen und spielen, darauf haben wir selber auch Einfluss. Auch der Sinn für Humor bedarf guter Ernährung. Sonst verkümmert er und wir mit ihm.* (Ebd.: 225)

Wie bei so vielem im Leben, ist es auch bei Humor eine Sache der Übung und des Trainings. Wie mehrfach erwähnt, bin ich ebenso der Meinung, dass man Humor durchaus erlernen kann. Schließlich ist noch kein Meister vom Himmel gefallen. Salameh spricht von Humor- und Lachpotenzial, das im Inneren eines jeden schlummert und mit einem untätigen Vulkan verglichen werden kann. Die Aufgabe lautet also, diesen Vulkan zu aktivieren (vgl. Salameh, 2007: 195). Ähnlich äußert sich Claudia M. Zimmer. Für sie trägt jeder Mensch Anlagen für Humor in sich und hat demnach die Fähigkeit, humorvoll zu sein. Jeder verfügt über bestimmte Humorressourcen, die mehr oder weniger erkannt werden. Als Beispiel dafür führt sie den Kinderhumor auf. Als Kinder lebten wir noch völlig unbeschwert, unbefangen, verspielt und spontan vor uns hin und haben uns viel weniger Gedanken um die verschiedensten Dinge gemacht. Dies nimmt sie zum Anlass, daraus zu folgern, dass wir in uns eine Veranlagung tragen, die dort auch noch abgespeichert ist und somit auch wieder aktiviert werden kann. Allerdings müssen wir uns selbst dazu entscheiden, diese verschüttete Ressource zu aktivieren, oder zulassen, dass sie wieder aktiviert wird (vgl. Zimmer, 2013: 2f.). Paul McGhee äußert sich ebenfalls dazu. Für ihn haben alle Menschen einen angeborenen Sinn für Humor. Wenn sie es schaffen, den Humor an guten Tagen ans Licht zu bringen, wird man es seiner Meinung doch auch irgendwie hinbekommen, diese Ressource in schlechten Zeiten hervorzuholen und anzuwenden (vgl. McGhee, 2012: 198). Aber warum braucht man dazu jetzt ein eigenständiges Trainingsprogramm, wie beispielsweise das „7-Humor-Habits-Trainingsprogramm"? Diese Frage scheint für McGhee leicht zu beantworten: „weil der Stresspegel im Alltag der meisten Menschen in den vergangenen Jahren stetig angestiegen ist. Die Bewältigung dieses höheren Stresses erfordert heutzutage den Einsatz aller verfügbaren Ressourcen." (McGhee, 2012: 198). Klingt logisch, auch hier den Humor nicht außen vor zu lassen und ihn einzubeziehen. Vor allem, wenn man bedenkt, wie viel Positives man darüber hört und weiß. Vergleichbar ist das Trainieren von Humor mit dem Prozess der Entspannungsübung. Entscheidet man sich dafür, ein Entspannungsverfahren zu erlernen, erfordert dies regelmäßiges Üben, um auf Anspannung mit Entspannung reagieren zu können.

> *Mit Humor lässt sich positive Emotion schnell und effektiv erzeugen und dennoch erleben die meisten Menschen, dass der Humor gerade dann verschwindet, wenn sie ihn am nötigsten brauchen – bei Wut, Anspannung, Angst oder Depression. Deswegen ist es so wichtig, in Zeiten guter Stimmung grundlegende Humorfähigkeiten aufzubauen, wie etwa mit der Sprache zu spielen und das Komische zu bemerken, um dann in schlechten Momenten auf diese Gewohnheiten zurückgreifen zu können.* (Ebd.: 200)

Falkenberg et al. (2013) führen aus, dass man sich beim Trainieren der Humorfähigkeiten mit seinen eigenen individuellen Vorlieben zu diesem Thema und sozusagen mit seiner eigenen Humoranamnese beschäftigt. „Um humorvoll sein zu können, braucht man auch eine spielerische Haltung, eine Freude am Ausprobieren." (Ebd.: 1).

> *Sinn für Humor beinhaltet also einerseits das Vorhandensein einer bestimmten inneren Haltung, andererseits aber auch bestimmte assoziierte Verhaltensweisen, wie Lachen, Witze machen, andere zum Lachen bringen etc. All diese Komponenten stehen in Wechselwirkung zueinander. Entsprechend ist es also auch vorstellbar, einzelne Komponenten gezielt zu beeinflussen (z.B. humorvolles Verhalten durch gezieltes Training zu fördern) und dadurch auch Veränderungen in anderen Komponenten (z.B. der heiter-gelassenen inneren Haltung) herbeizuführen.* (Ebd.: 6)

Wenn man selbst nicht offen für solche humorvollen Interventionen und einen spielerischen Umgang ist – oder auch ganz allgemein betrachtet: nicht für neue Dinge – kann man es auch nicht von seinen Patienten erwarten, oder? Veränderung ist möglich, man muss nur wollen! Humortraining kann sehr vielfältig sein. Man kann sich als Einzelperson mit Humor auseinandersetzen und seinen Sinn für Humor schulen und schärfen. Ebenso kann dies gemeinsam in Gesprächen oder Gruppen funktionieren. Hirsch beschreibt eine zweimal die Woche stattfindende Humorgruppe (s. Anhang, Kap. 21.1.3) und deren Wirkung bei älteren Menschen mit psychischen Erkrankungen. Ihm zufolge sind die Lebendigkeit, Fröhlichkeit und Ausgelassenheit während der Gruppe kaum in Worte zu fassen und die Rückmeldungen von Patienten und Mitarbeitern unterstreichen deutlich den Sinn einer solchen Gruppe. Die Gruppenform eignet sich bei ihnen besonders gut, da so Vereinsamung und Isolierung vermieden werden (vgl. Hirsch, 2012b: 243ff.). Titze betrachtet verschiedene Formen von „Lachgruppen“ (z.B. Reflexlachen, Lachmeditation, Lachyoga, Humordrama) und beschäftigt sich mit der Frage, wie therapeutisch diese Lachgruppen eigentlich sind. Er führt dazu einige Studien auf, welche kontrovers diskutiert werden (vgl. Titze, 2012b: 253–272). Es ist nicht wegzudiskutieren, dass Lachen glücklich machen und verschiedene nachgewiesene positive Wirkungen entfalten kann. Es gilt diesen Fachbereich allerdings weiterhin genauer zu untersuchen und zu erforschen, um evidenzbasierte Daten zu erhalten. Wie in Kapitel 8 bereits aufgezeigt, gibt es beim Umgang mit Humor und psychisch erkrankten Menschen einige Dinge zu beachten. Dies sollte man bedenken, wenn man sich bei Patienten auf die Suche nach dieser Ressource macht und vor allem, wenn man den Versuch startet, sie hervorzulocken und zu trainieren. Neben Hintergrundwissen sollte man realistische Erwartungen haben und die eigenen Ziele nicht zu hoch stecken. Manchmal ist es sinnvoll und notwendig, sich an die Geschwindigkeit des Patienten anzupassen und in einer entschleunigten Art und Weise an die Sache heranzutreten. Dies kann einem im psychiatrischen Alltag häufig Frustration und Enttäuschungen ersparen. Bevor man jetzt aber gezielt Humor in der psychiatrischen Arbeit einsetzt, sollte man sich erst einmal über sich und seinen eigenen Humor Gedanken machen.

Reflexionsfragen
Wie sieht es bei Ihnen persönlich mit Humor aus?
Was macht Ihnen Spaß, erheitert Sie oder bringt Sie zum Lachen?
Sind Sie selbst offen für neue, humorvolle Dinge im Leben?

Paul McGhee spricht von sieben Humorgewohnheiten, die man sich aneignen kann:

- Umgeben Sie sich mit Humor (und denken Sie über die Art Ihres Humors nach).
- Kultivieren Sie eine spielerische Haltung.
- Lachen Sie öfter und herzhafter.
- Finden Sie Ihren eigenen Sprachwitz.
- Suchen Sie den Humor im Alltag.
- Nehmen Sie sich nicht so ernst: Lachen Sie über sich selbst.
- Finden Sie den Humor mitten im Stress. (Vgl. McGhee, 2012: 203–208)

> *Einen Sinn für einfühlsame Komik im Alltag zu entwickeln heißt, uns wertzuschätzen, unseren Wert zu schätzen, unsere Würde ernst zu nehmen und dem natürlichen Humor, dem natürlichen Lachen freien Lauf zu lassen. Es heißt auch, unsere Lebensspiele weniger ernst zu nehmen, dafür aber zu merken, was wir wirklich brauchen, und uns das auch zu geben. Es heißt, uns als Geschenk zu sehen und uns nicht so wichtig zu nehmen. Es heißt, ein ganzes Stück bescheidener zu werden und ein ganzes Stück mutiger, bis wir und die Menschen um uns herum die Kraft unseres Lachens als selbstverständlicher Ausdruck unserer natürlichen Lebensfreude und unserer Spiellust entdecken und die verschiedenen Facetten des Humors als normalen Bestandteil unseres alltäglichen Lebens ansehen.* (Gilmore, 2007: 8)

Der erste Schritt ist und bleibt die persönliche Auseinandersetzung mit sich selbst. Erst nach dieser Bestandsanalyse kann man weitergehen und seine

Humorfähigkeiten ausbauen und trainieren, ehe man sie dann erfolgreich im Arbeitsalltag einsetzen kann. Auch wenn manchem solch ein „Humortraining“ vielleicht auf den ersten Blick etwas fremd und ungewöhnlich vorkommen mag, hat es meiner Meinung nach durchaus seine Berechtigung und kann im psychiatrischen Alltag hilfreiche Dienste leisten. Einen ersten Schritt der Auseinandersetzung machen Sie übrigens gerade, in dem Sie sich mit diesem Buch befassen.

Literaturtipp

Wer sich intensiver mit dem Thema „Humortraining“ beschäftigen möchte, dem kann ich folgendes Buch empfehlen: Falkenberg, Irina; McGhee, Paul E.; Wild, Barbara (2013). Humorfähigkeiten trainieren. Manual für die psychiatrisch-psychotherapeutische Praxis. Stuttgart: Schattauer GmbH.

Reflexionsfrage

Wann haben Sie sich das letzte Mal beim Lachen im Spiegel zugesehen? (Falls dies schon eine Weile zurückliegt, probieren Sie es doch heute gleich einmal aus.)

13. Psychohygiene

Humor ist der Knopf,
der verhindert, dass uns der Kragen platzt.
(Joachim Ringelnatz)

In psychiatrischen Teams können Humor und Lachen eine wichtige psychohygienische Rolle spielen. Sie können die seelische Gesundheit aufrechterhalten und schützen. In schwierigen, festgefahrenen, belastenden oder ärgerlichen Situationen tut es gut, ein geeignetes Ventil im Umgang mit den eigenen Gefühlen und Emotionen zu finden. In einem Team sollte man sich über Psychohygiene Gedanken machen und eine einheitliche Meinung dazu finden, dass es nicht zu Konflikten und Spannungen kommt. Es tut manchmal gut, hinter verschlossenen Türen seinen Frust, seine Wut und seinen Ärger herauszulassen, um danach den Patienten wieder vorbehaltlos begegnen zu können. Das heißt nicht, dass man dem Gegenüber sein Empfinden, seine Gefühle und Emotionen nicht benennen darf, sondern eher, sich danach wieder aufs Wesentliche konzentrieren zu können und dem Anderen auf eine professionelle Art und Weise aufzuzeigen, was er mit seinen Verhaltensweisen oder Äußerungen ausgelöst hat. Wichtig dabei sind der gemeinsame Austausch im Team und das Ansprechen von Problematiken, statt Ärger und Wut in sich hineinzufressen, bis man irgendwann explodiert. Sich Hilfe zu holen ist keine Schwäche. Im Gegenteil: Es gibt Situationen im Arbeitsalltag, da sind wir auf die Hilfe von Kollegen oder dem therapeutischen Team angewiesen. Teamwork funktioniert nur mit Offenheit, Ehrlichkeit und Vertrauen. Ein gemeinsamer Raum für entlastende Gespräche in Form von Supervision, kollegialer Beratung oder Fallbesprechungen ist dabei eine äußerst wichtige Plattform, die in keiner Einrichtung fehlen sollte.

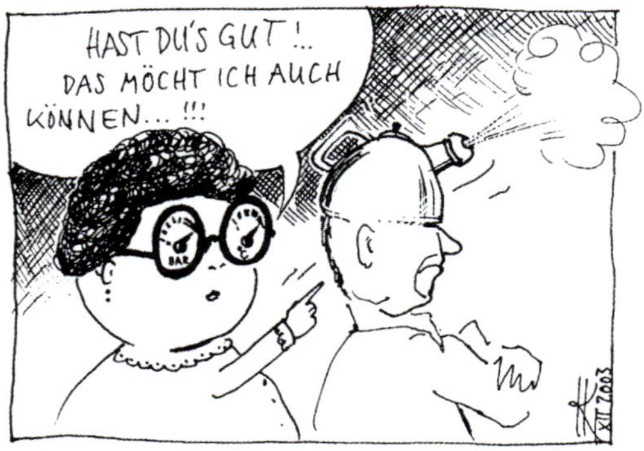

13.1 Burn-out-Prophylaxe

Du kannst die Wellen nicht anhalten, aber du kannst lernen zu surfen.
(Joseph Goldstein)

Ausgebranntsein ist in der Pflege allgemein ein weit verbreitetes Thema und macht auch vor der psychiatrischen Pflege nicht Halt. In Zeiten von erhöhter Arbeitsbelastung, geringer Wertschätzung und Anerkennung der einzelnen Mitarbeiter und ihrer Arbeit, Personalknappheit, Zeit- und Leistungsdruck, erhöhter Mitarbeiterfluktuation, steigender Anforderungen an das Qualitätsmanagement, wachsender Dokumentationspflicht und gestützter EDV-Nutzung, aber auch der Angst, Aggression und Gewalt am Arbeitsplatz sollte man sich über das eigene Gesundbleiben erhebliche Gedanken machen. Und wer kennt folgende Situation aus dem Alltag der psychiatrischen Pflege nicht: Man schuftet sich ab, setzt alle Kenntnisse, Verfahren, Techniken und Interventionen im Umgang mit einem psychisch kranken Menschen ein und vom Patienten kommt nichts, einfach rein gar nichts – zumindest deutet man es so. Zermürbend, oder? Aus mehreren Komponenten (äußeren und inneren Faktoren), die in der Pflege zusammenkommen, entwickeln sich dann unter anderem Erschöpfung, Pessimismus, Resignation, Frustration, Depersonalisation sowie Sarkasmus und Zynismus. Diese Symptome können auf einen Burn-out hinweisen. Für Knuf ist es nicht selten, dass Mitarbeiter im psychiatrischen Arbeitsfeld unter längerfristigen Gefühlen von Stress und Überforderung leiden. Sei es die fehlende Zeit für die Patienten, das Gefühl, den einzelnen Menschen nicht gerecht zu werden oder Überforderung durch bestimmte Patientengruppen, die einem die persönlichen Grenzen aufzeigen. Erhalten die Mitarbeiter nicht die benötigten Hilfestellungen und sind diese Zustände von längerer Dauer, kommt es häufig zu Überlastung und Erschöpfung (vgl. Knuf, 2011: 122). Was kann man dagegen tun? Haben Sie es in Ihrem Alltagsstress schon einmal mit Humor versucht? Zum einen ist es erst einmal wichtig, den eigenen Humor zu bewahren und die Situation vielleicht als momentan gegeben zu akzeptieren, zum anderen aber auch, Humor in der praktischen Anwendung mit einem Betroffenen zu wählen.

Interessant, dass uns Humor in schwierigen und stressigen Zeiten – wo wir ihn am besten gebrauchen könnten – häufig nicht oder nicht sofort zur Verfügung steht. Wieder ein Grund mehr, den eigenen Sinn für Humor zu schärfen und zu trainieren, dass er auch in schwierigen Situationen sofort griffbereit ist. Über sich selbst lachen zu können und sich nicht so ernst zu nehmen sind äußerst wichtige Punkte zur Burn-out-Prophylaxe. Für McGhee bedeutet sich selbst nicht so ernst zu nehmen nicht, dass man nicht ernst sein kann, man sich selbst entwertet, man inkompetent, unreif oder verantwortungslos ist oder dass man eine geringe Meinung von sich selbst hat. Es bedeutet für ihn vielmehr zu erkennen, dass man nicht der Mittelpunkt des Universums ist, die eigene Meinung nur eine von vielen darstellt und man sich nicht von seinen eigenen Schwächen bestimmen lässt (vgl. Falkenberg et al., 2013: 61). Eine ordentliche Psychohygiene kann Burn-out vorbeugen und ist ein wunderbares Präventionsmittel. Hierbei spielt der Empowerment-Ansatz eine wesentlichen Rolle. Knuf äußert sich dazu folgendermaßen: „Es gehört zu einer empowermentorientierten Arbeit, Überforderungs- und Erschöpfungszustände bei Mitarbeitenden zu vermeiden und Sensibilität für die negativen Folgen auf die Klienten zu schaffen. Nur wer selbst stark ist, kann auch andere stark werden lassen." (Knuf, 2011: 123). Für mich ist Humor am Arbeitsplatz eine tragende Säule, um Mitarbeiter gesund zu halten. Humorvolle, gut gelaunte und glückliche Mitarbeiter kommen gerne zur Arbeit. Wird Humor am Arbeitsplatz gelebt und gefördert, kommen sie noch viel lieber. Humor sorgt für eine befreiende, offene, angenehme und heitere Atmosphäre. Diese wiederum kann zu Vertrauen im Team, Reife und Wachstum führen. Es wird also durch Humor ein Raum für Kreativität und Offenheit geschaffen.

Ein Mensch, der danach strebt, gesund zu sein, bringt liebevolles Management und Kreativität an den Arbeitsplatz. Untersuchungen haben gezeigt, daß dort die Abwesenheitsquote zurückgeht und die Produktivität steigt, wenn der Mensch in den Mittelpunkt gestellt, betont auf Gesundheit geachtet und Raum und Zeit für Bewegungsübungen vorgesehen sind. (Adams/Mylander, 1999: 127)

Csikszentmihalyi spricht dabei vom Flow. Im Flow sein bedeutet, dass man sich bei den Dingen, die man tut, wohlfühlt. Freude und Kreativität stehen dabei genauso im Fokus wie das Einssein mit der Tätigkeit und dem Leben. Ist der Mensch im Flow, geht er in seiner Arbeit auf, ist glücklich, zufrieden und erfüllt (vgl. Csikszentmihalyi, 2010). Kann man seine Arbeit humorvoll angehen und ist Humor dabei nicht untersagt, fühlt man sich wohler und kann leichter in den Flow kommen. Betrachten wir noch einmal den Ursprung des Wortes „Humor“, wird uns schnell klar, dass die Begriffe eng miteinander verbunden sind. Humorvoll sein bedeutet, im Flow zu sein.

Eines, wenn nicht gar das beste orale Mittel gegen Burn-out ist Lachen. Es erleichtert das eigene Leben erheblich, wenn man (endlich) lernt, sich selbst nicht so wichtig und ernst zu nehmen und es schafft, über sich selbst zu lachen. Ebenso wie hier hauptsächlich für Mitarbeiter der psychiatrischen Pflege beschrieben, ist Humor selbstverständlich auch eine Möglichkeit zur Burn-out-Prophylaxe für unsere Patienten. Aber warum bin ich jetzt nur auf die Mitarbeitenden eingegangen? Ganz einfach! Es sollte veranschaulicht werden, dass aus Mitarbeitern ganz schnell auch selbst Patienten werden können. Das sollte uns bewusst und Grund dafür sein, auf uns selbst zu achten. Ausgebrannt sind wir weder unseren Patienten noch unsere Kollegen, unserem privaten Umfeld oder uns selbst eine große Hilfe. Deshalb: Geben Sie gut auf sich acht!

13.2 Entspannung

Die beste Hilf' ist Ruhe.
(William Shakespeare)

Entspannungsmethoden können einen wichtigen Beitrag zur Psychohygiene und Burn-out-Prophylaxe leisten. Hier sei angemerkt, dass jeder für sich persönlich herausfinden muss, was ihm guttut und wobei er entspannen kann. Dies können schon einfache Dinge, wie ausreichender Schlaf oder ein erholsames Bad sein. Gezielt angewandte Methoden oder Strategien, wie beispielsweise verschiedene Atemübungen, Progressive Muskelentspannung nach Jacobson, Autogenes Training, Meditation oder Yoga können ebenso zur Entspannung verhelfen. Die Devise dabei lautet: Ausprobieren! Wenn ich in meinem Stressbewältigungstraining den Teilnehmern von Entspannungsmethoden erzähle, berichte ich immer von meinem ersten Kontakt damit.

Praxisbeispiel

Ich war gerade in der Ausbildung zum Gesundheits- und Krankenpfleger und in einer Rehabilitationseinrichtung eingesetzt. Dort durfte ich zum ersten Mal einer Progressiven Muskelentspannung nach Jacobson beiwohnen. Als die Kursleiterin in der Einführungsrunde das Verfahren genauer erläuterte, dachte ich mit meinen knapp 18 Jahren, dass ich mit so einem „Schwachsinn" (ja, so hatte ich das damals bezeichnet) wohl kaum etwas anfangen, geschweige denn entspannen könne. Als ich mich aber auf meine Matte legte und es doch auf einen Versuch ankommen lassen wollte, wurde ich eines besseren belehrt. Ich kann mich noch gut an mein vor Scham errötetes Gesicht erinnern, als die Kursleiterin mich am Ende der Übung aufwecken musste, da ich eingeschlafen war. Da sie bemerkte, wie peinlich mir das war, antwortete sie, dass dies kein Problem sei und das Einschlafen ja ein Zeichen höchster Entspannung wäre.

Auch wenn man manchmal mit diversen Vorurteilen behaftet ist, lohnen sich ein Ausprobieren und die Suche nach der persönlich passenden Entspannungsmethode. Wichtig dabei ist, Routine zu bekommen und die Methode regelmäßig zu praktizieren, damit der Körper lernt, auf Anspannung mit Entspannung zu reagieren. Bekanntermaßen liegt in der Ruhe die Kraft. Was aber haben Entspannungsmethoden mit Humor zu tun, bis auf die Tatsache, dass meine Einschlafgeschichte vielleicht den ein oder anderen zum Schmunzeln gebracht hat? Eine humorvolle Variante einer Entspannungsübung wäre beispielsweise eine humorvoll gestaltete Fantasiereise, wie wir sie in diesem Buch bereits kennenlernen durften. Eine andere Möglichkeit wäre, ein entspannendes Bad zu nehmen und dabei eine CD eines Kabarettisten oder Comedians anzuhören oder ein lustiges Buch zu lesen. So lassen sich Entspannung und Humor bestens kombinieren. Das Lachen führt zu Ablenkung und Entspannung. Anders gesagt: Humor ist entspannend. Ebenso haben wir in diesem Buch bereits festgestellt, dass eine Minute Lachen so wirksam sein kann wie 45 Minuten Entspannungstraining (vgl. Klapps, 2013: 115) und dass es Stresshormone reduzieren kann. Deshalb lohnt es sich, häufiger zu lachen.

Praxisbeispiel

Vor kurzem rief mich eine agitierte Patientin, die an einer bipolaren Störung litt, in ihr Zimmer. Sie war sehr denkzerfahren und stark assoziativ gelockert. Sie wurde von massiven Stimmungsschwankungen geplagt, die sie immer wieder aggressiv werden ließen. Die Patientin saß gerade am Tisch, als ich ihr Zimmer betrat und sie bat mich, mich doch zu ihr zu setzen. Dies tat ich und hörte ihr zu. Auf einmal sagte Sie: „Herr Gutmann, können Sie jetzt einfach einmal kurz gemeinsam mit mir lachen?“ Diese Einladung nahm ich selbstverständlich gerne an und ich setzte mich ihr genau gegenüber. Wir sahen uns in die Augen und fingen beide an, herzhaft zu lachen. Unser gemeinsames Lachen dauerte etwa eine gute Minute lang. Danach nahm die Patientin meine Hand und sagte: „Ich glaube Sie können sich nicht vorstellen, wie gut das gerade getan hat. Diese Entspannung und Erleichterung ist unbeschreiblich. Vielen Dank.“

Reflexionsfrage

Was verhilft Ihnen zur Entspannung?

13.3 Private Kontakte und Interessen pflegen

Eine wichtige seelische und moralische Stütze können soziale Kontakte sein. Diese sollten immer gut gepflegt werden, denn sie sind Gold wert! Auch die verschiedenen Interessen und Hobbies sollten ihren Stellenwert im Leben haben und müssen gehegt und gepflegt werden. Diese Dinge können den persönlichen Akku immer wieder aufladen. Sie geben uns Halt, schaffen Freude, Glück oder Ablenkung. Es ist nicht nur wichtig, seine seelischen Tankstellen zu kennen, man muss sie auch regelmäßig anfahren. Vernachlässigen Sie diese lebenswichtigen Gesundheitsquellen nicht! Bleiben Sie interessiert, aktiv, kreativ und tun Sie sich öfter einmal etwas Gutes. Sie haben es sich verdient!

Das soziale Netz schlägt häufig als Erstes Alarm, wenn Dinge aus dem Ruder laufen. Es ist äußerst wichtig, die eigenen Alarmglocken zu hören und ernst zu nehmen. Genauso ist es mit Beobachtungen aus dem sozialen Umfeld. Erkennt man die eigenen Frühwarnzeichen oder nimmt man die aufmerksamen Beobachtungen seines sozialen Umfeldes ernst, können Krisen häufig vermieden werden. Es ist wichtig, sich Zeit für sich, die sozialen Kontakte und Interessen zu nehmen und ehrlich zu sich selbst zu sein. Man sollte versuchen, niemals den Humor zu verlieren. Pflegen Sie deshalb Humor in Ihrem Umfeld und nehmen Sie ihn als Energie- und Kraftquelle wahr.

Reflexionsfragen
Was sind Ihre Frühwarnzeichen für Stress?
Was sind Ihre persönlichen Tankstellen? Wo tanken Sie auf?

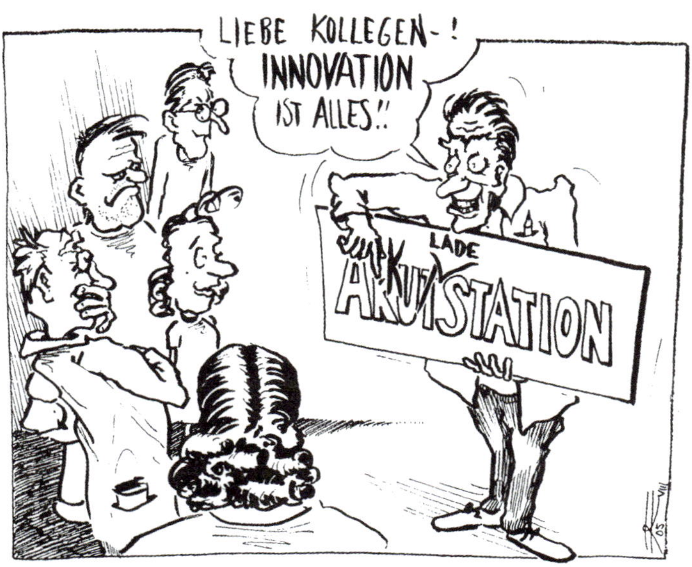

Aus Akutstationen werden Akkuladestationen.

14. Humor – eine Pille ohne Nebenwirkungen?

Bei riesigen Nebenwirkungen fressen Sie die Packungsbeilage oder schlagen Sie Ihren Arzt oder Apotheker.
(Volksmund)

Farrelly und Brandsma sehen Humor als Erleichterungshilfe, um die bitteren Pillen, die Patienten manchmal in der Therapie schlucken müssen, zu versüßen. Sie beschreiben, dass Humor einige der harten psychologischen Lektionen, die verdaut und assimiliert werden müssen, weicher und schmackhafter machen kann (vgl. Farrelly/Brandsma, 1986: 154). Bekanntermaßen gibt es im psychiatrischen Bereich kaum eine Pille, welche nicht die Gefahr diverser Nebenwirkungen in sich birgt. Auch wenn viele Autoren immer wieder behaupten, bei Humor träten keine Nebenwirkungen auf, gibt es doch einige Dinge, die man zwingend beachten sollte, damit der Humor nicht doch Schäden anrichten kann. Humor birgt nämlich durchaus verschiedene Gefahren in sich. Zuerst muss man natürlich anerkennen, dass nicht jede Person geeignet ist, Humor anzuwenden. Versucht man krampfhaft lustig zu sein, kommt dies beim Gegenüber aufgesetzt und künstlich an. Psychisch kranke Menschen haben häufig sehr feine Antennen und ein äußerst gutes Gespür für die Authentizität ihres Gegenübers. Schnell wirkt man nicht mehr authentisch und die Beziehung sowie der Therapieerfolg geraten ins Wanken. Der Einsatz von Humor sollte immer freiwillig und eine Sache des Herzens sein. Ich teile aber auch die Meinung vieler Experten, die behaupten, dass jeder Mensch Humor oder Humorfähigkeit lernen kann, wenn er bereit und offen dafür ist. Es ist also nie zu spät! Wie wir aber bereits erkennen konnten, ist Humor nicht immer angebracht. Es gilt unter anderem, die Biografie des Patienten ein wenig zu kennen, einen guten Draht, also eine tragfähige Beziehung zu ihm haben, die jeweilige Situation und die Umstände zu kennen sowie die Psychopathologie des Störungsbildes einzubeziehen (vgl. Müller, 2008: 162). Zudem sollte man das Sprachverständnis, die emotionale Reife und die geistige Aufnahme- und Verarbeitungsfähigkeit eines Menschen berücksichtigen (vgl. Hirsch, 2011: 23).

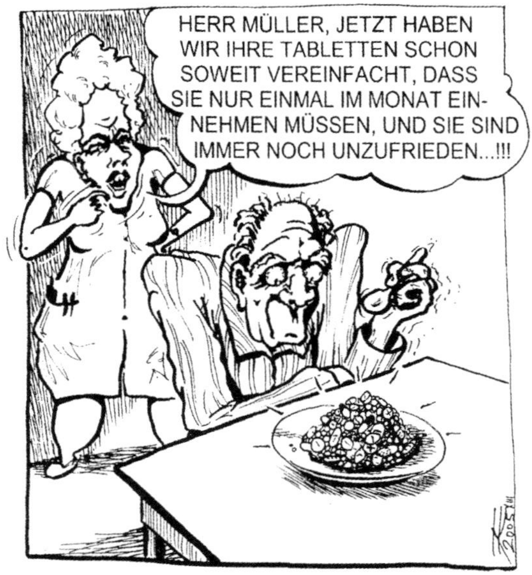
HERR MÜLLER, JETZT HABEN WIR IHRE TABLETTEN SCHON SOWEIT VEREINFACHT, DASS SIE NUR EINMAL IM MONAT EINNEHMEN MÜSSEN, UND SIE SIND IMMER NOCH UNZUFRIEDEN...!!!

Für Lotze (2013: 116) berücksichtigt angemessener Humor „alle individuellen Eigenarten des Humorstils des Pflegeempfängers. Außerdem sind die humorspezifischen kognitiven, emotionalen, sozial-kommunikativen und materiell-gegenständlichen momentanen Ressourcen des Pflegeempfängers einzuplanen [...]". Zu Problemen kann es für Lotze kommen, wenn es zu einer Fehleinschätzung dieser vier Punkte kommt:

- *kognitive Fehleinschätzung* (z.B. durch Überforderung oder mangelhaftes Einbeziehen der Humorerfahrung)
- *emotionale Fehleinschätzung* (z.B. durch falsches Einschätzen der Situation des Patienten)
- *sozial-kommunikative Fehleinschätzung* (z.B. durch falsches Interpretieren des Willens des Patienten)
- *materiell-gegenständliche Fehleinschätzung* (z.B. durch einen falsch gewählten Humorstimulus). (Ebd.: 116)

Man sollte also immer eine gewisse Vorsicht an den Tag legen. Der Witz oder Spruch: „Wieso braucht man einen Sixpack, wenn man auch ein Fässchen haben kann“, wäre bei einem übergewichtigen Patienten – bezogen auf seinen Bauch – vielleicht nicht unbedingt angebracht. Zum einen müsste man vorher wissen, ob der Patient offen für Humor ist. Hinzu käme, ob er für diese Art von Humor offen ist. Es könnte beispielsweise sein, dass er ein Problem mit seinem Übergewicht und dem eigenen Körperempfinden hat. Dies könnte wiederum sehr schambesetzt sein und zu Rückzug und Isolation führen. Die Folge wäre, dass der Patient verletzt oder gekränkt ist. Oder der Patient hat eine Suchtproblematik, er kann dadurch getriggert werden und es kann zu Suchtdruck oder gar einem Rückfall führen. Mit diesen Beispielen möchte ich verdeutlichen, dass man sich durchaus Gedanken machen sollte, bei wem man welchen Witz machen kann und bei wem man ihn lieber vermeidet.

Zudem sollte Humor nie missbräuchlich, kränkend und/oder beleidigend, sondern immer mit Wohlwollen gegenüber dem Patienten eingesetzt werden. Sonst kann es zu einem massiven Vertrauensbruch führen und dem Patienten, der Beziehung und der Behandlung deutlichen Schaden zufügen. Es genügen bereits die leidigen Diskussionen über Machtmissbrauch in der Psychiatrie durch Zwangsbehandlungen. Also sollte man sich davon deutlich distanzieren. Machtkämpfe sollten in der Psychiatrie keinen Platz haben und es sollte eher der von vielen Experten geforderte Ansatz „Verhandeln statt Behandeln“ in den Mittelpunkt gerückt werden. Humor kann dabei ein sehr wichtiger Einflussfaktor sein. Die Devise lautet dabei, gemeinsam mit dem Patienten, statt über ihn lachen. Wie wir wissen, ist Sensibilität beim Einsatz von Humor ein zentraler Punkt. Hat ein Mensch in der Vergangenheit schlechte Erfahrungen mit dem Thema „Humor“ gemacht, kann bei dessen Einsatz Scham hervorgerufen werden. Auch gegenseitiges Übertrumpfen, wer humorvoller ist oder die besseren Witze hat, ist mit Vorsicht zu genießen, denn schließlich geht es in der Therapie nicht darum.

Gerhard und Stefan Buchkremer (2012) sprechen von einigen Kontraindikationen, bei denen von einem Einsatz von Humor abgeraten wird:

- fehlende trag- und belastungsfähige Beziehung zwischen Fachpersonal und Patient,
- wenn Patienten sich von Fachpersonal nicht wertgeschätzt fühlen oder gar abgewertet fühlen

- bei vorliegenden formalen und inhaltlichen Denkstörungen
- wenn humorvolle Konfrontation sich nicht nur auf eine Eigenschaft des Patienten, sondern auf dessen ganze Person bezieht
- wenn ein Witz schadenfroh, abwertend oder hämisch ist
- fehlende Empathie bei der humorvollen Äußerung
- wenn ironische Bemerkungen und Äußerungen gegen den Patienten gerichtet oder von ihm so wahrgenommen werden
- wenn die psychische Störung und die Persönlichkeit des Patienten nicht angemessen berücksichtigt werden. (Vgl. Ebd.: 144)

Hier wird wieder deutlich, dass man beim Einsatz von Humor in der psychiatrischen Arbeit sehr viel Fein- und Fingerspitzengefühl benötigt. Eine gewisse Berufs- und Lebenserfahrung sowie fundiertes Fachwissen können besonders hilfreich sein. So ist es auch zu empfehlen, weniger erfahrene oder jüngere Kollegen durchaus zum Einsatz von Humor bei der Betreuung zu ermutigen, aber gerade sie auf mögliche Hürden oder Fehler hinzuweisen. Bei positivem Humor fällt es mir schwer, im Allgemeinen von „Kontraindikationen" zu sprechen. Jeder Mensch ist ein absolut einzigartiges Individuum, ein Unikat, welches man kein zweites Mal auf diesem Planeten finden wird. Es gibt nicht „den Depressiven", „den Dementen", „den Psychotiker", „den Maniker", „den Suchtkranken", „den Persönlichkeitsgestörten" etc. Zwar findet man bei Menschen mit dem gleichen Störungsbild durchaus Parallelen oder Gemeinsamkeiten, aber das ist kein Grund, jemanden in eine Schublade zu stecken. Die in diesem Buch benannten Eigenheiten verschiedener Krankheitsbilder sollen nur allgemeine Hilfen bieten und auf gehäufte Denkmuster hinweisen. Es bleibt aber nach wie vor die Kunst, jeden Patienten einzeln, mit seinen ganz persönlichen Eigenschaften und seinem eigenen Sinn für Humor kennen zu lernen. Deshalb spielt für mich die Individualität in der Behandlung und Betreuung psychisch kranker Menschen eine große und wichtige Rolle. Man sollte die Verhaltensmuster und -regeln nicht bei jedem Menschen automatisch immer gleich anwenden. Der eine benötigt mehr Nähe, der andere profitiert von mehr Begrenzung. Dies gilt es bei jedem Menschen individuell herauszufinden. Genauso ist es mit dem Humor.

Aus diesem Grund sind die R-Regeln, wie wir sie von der Medikamentengabe kennen (richtiger Patient, richtiges Medikament, richtige Dosierung, richtige Applikationsart, richtiger Zeitpunkt, richtige Dokumentation), eine gute Richtlinie für den Einsatz von Humor im psychiatrischen Bereich. Es gibt einige Versuche, die R-Regeln auf Humor anzuwenden (vgl. Danninger, 2012: 139; Müggler, 2008: 264). Die Autoren liefern bereits gute Ansätze zu diesem Thema, die allerdings noch weiter ergänzt werden können, beispielsweise auch um einen sechsten Punkt: richtige Dokumentation. In Tabelle 14-1, S. 202 sehen Sie eine eigene Zusammenfassung der R-Regeln für den Umgang mit Humor.

Reflexionsfrage

Haben Sie beim Einsatz von Humor schon einmal negative Erfahrungen gemacht?

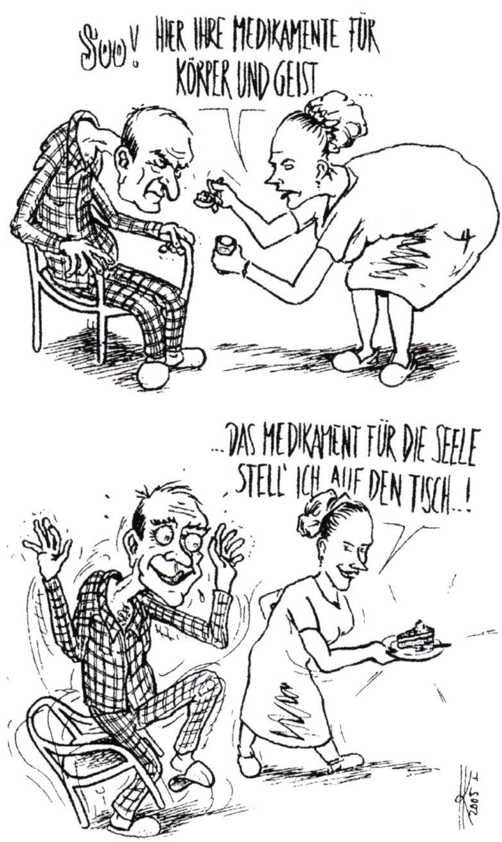
SOO! HIER IHRE MEDIKAMENTE FÜR KÖRPER UND GEIST ...
... DAS MEDIKAMENT FÜR DIE SEELE STELL' ICH AUF DEN TISCH..!

Tabelle 14-1: R-Regeln für den Umgang mit Humor (Quelle Eigenerstellung)

Richtige/r...	Merkmale
Person	Damit gemeint sind sowohl Sender als auch Empfänger einer humorvollen Intervention. Es ist nicht jeder Mitarbeiter geeignet, jede Intervention bei jedem Patienten durchzuführen. Des Weiteren muss beachtet werden, dass Menschen unterschiedlich sind und nicht jeder Patient von jedem Mitarbeiter Humor annehmen kann.
Art	Der Humor gegenüber dem Patienten sollte immer wollwollend und wertschätzend sein. Niemals sollte dem Patienten destruktiver, kränkender Humor entgegengebracht werden.
Zeitpunkt	Häufig geschieht Humor im pflegerischen Alltag spontan. Er kann aber auch geplant eingesetzt werden. Der Einsatz erfordert durchaus Menschenkenntnis und Fingerspitzengefühl. Man sollte wissen, in welcher Situation der Betroffene gerade steckt, um Humor gewinnbringend einzusetzen und nicht zu verletzen. Das richtige Timing ist also äußerst wichtig.
Intervention	Nicht jeder Mensch kann mit jeder Art von Humor und jeder Intervention etwas anfangen. Es gilt zu beobachten und herauszufinden, wie ein Mensch zum Thema „Humor" steht und was an Interventionen in die Therapie mit eingebracht werden kann. Man sollte sich auch Gedanken machen, ob man eher direkten Humor wählt oder indirekten Humor anbietet.
Dosierung	Die Devise lautet nicht „Viel hilft viel". Manchmal ist weniger durchaus mehr. Durch zu viel Humor kann die Ernsthaftigkeit Einbußen erleiden und mancher Patient fühlt sich missverstanden oder nicht ernst genommen. Es gilt immer das richtige Maß zu finden. Es ist dabei wie mit dem Salz: Ein wenig Salz tut gut, zu viel Salz verdirbt die Suppe.
Dokumentation	Es ist wichtig, die Interventionen gemeinsam zu evaluieren und danach auch zu dokumentieren. Dies kann im Rahmen der Pflegeplanung geschehen, aber auch in einer Verlaufsdokumentation Platz finden. Gibt es eine schriftliche Dokumentation, kann jederzeit von jedem Teammitglied nachgelesen werden, was bisher hilfreich war und wie auf bisherige humorvolle Interventionen reagiert wurde.

15. Muss man sich denn immer zum Clown machen?

Zwei Kannibalen essen einen Clown.
Sagt der eine: „Schmeckt irgendwie komisch, ...“
(Volksmund)

Ich habe einmal in der Klinik, in der ich arbeite, eine Fortbildung zum Thema „Humor in der psychiatrischen Pflege“ gehalten. Als das Thema im Fortbildungsprogramm erschien, wurde ich von einigen Mitarbeitern zu allererst gefragt, ob ich denn dort eine rote Nase aufsetzen würde. Dies scheint wohl das Erste zu sein, woran man bei Humor in einer Klinik denkt. Zum einen ist es natürlich verständlich, denn Humor wird oft mit Clowns assoziiert. Zum anderen ist es aber auch befremdlich und erschreckend, dass sich doch einige Pflegefachkräfte fragen, wozu es denn eine Fortbildung zu diesem Thema geben müsse, und sie das Thema auf eine rote Nase reduzieren. Es scheint, als würde das Thema „Humor in der psychiatrischen Pflege“ nicht ernst genug genommen. Für mich hat Humor in der psychiatrischen Pflege nicht immer zwangsläufig oder ausschließlich etwas mit einer roten Nase zu tun, auch wenn diese durchaus positive Dinge vollbringen kann, wie Sie bereits erfahren durften. Sie kann beispielsweise in spielender Leichtigkeit einen raschen Perspektivwechsel ermöglichen, ohne dass – wie von vielen Fachpersonen vermutet – die Professionalität abhandenkommt. Ganz im Gegenteil! Sehr häufig nehmen Patienten die rote Nase als therapeutischen Gegenstand äußerst positiv auf. In Kinderkliniken und Altenheimen sind Klinik- oder Gericlowns bereits zu finden, aber in der Psychiatrie? Es gibt mittlerweile einige Projekte und Orte, in denen Clowns auf psychiatrischen Stationen (vorwiegend mit dementen oder depressiven Menschen) eingesetzt werden. Dazu zählen zum Beispiel die Klinik für Psychiatrie und Psychotherapie der Universität Tübingen oder das Isar-Amper-Klinikum in München/Haar. Barbara Wild beschreibt als Ergebnis eines dieser Clown-Projekte, dass alle Beteiligten erstaunt waren, wie lebhaft depressive oder demente Patienten mit den Clowns interagierten und sich beispielsweise auch zum Singen oder Tanzen motivieren ließen. Es kam zu positiven Veränderungen der Akzeptanz und die Patienten gaben häufig an, dass sie ihre eigenen Sorgen durch die Clowns für einen Moment vergessen konnten. Es kam also zu einer kurzen Stimmungsaufheiterung. Als weiteren Resümeepunkt stellt sie dar, dass Clowns den Patienten Humor als Copingstrategie näherbringen können (vgl. Wild et al., 2007: 571–574). Titze beschreibt den Clown als Co-Therapeuten in einer Gruppentherapieform, dem Humordrama. Es lässt sich schon am Namen erahnen, dass diese Gruppenform dem Psychodrama nach Moreno entlehnt wurde. Das Humordrama wurde als eine spezifische Behandlungsmethode des „Pinocchio-Syndroms“ bzw. der Gelotophobie entwickelt (vgl. Titze/Lambrecht, 2013: 138). Die Autoren beschreiben: „Im Humordrama geht es zunächst um die Schilderung schamauslösender Situationen, die dabei in einen lebensgeschichtlichen Zusammenhang gestellt werden.“ (Ebd.: 141). Menschen mit schamspezifischen Symptomen befinden sich laut Titze zwangsläufig in der unfreiwilligen Situation eines Clowns, also in der Situation, dass Menschen über sie lachen. Der Clown steht dem Patienten in der Gruppentherapie als Doppelgänger in kindlicher Form zur Seite. Er zeigt dem Betroffenen, was es bedeutet, lustvoll zu scheitern und hilft ihm, falsche Ideale und Ansprüche zu durchbrechen. Ebenso hilft der therapeutische Clown durch Ablenkung, ein selbstkontrollierendes, kopflastiges Denken zu verhindern. Er setzt dabei bewusst Zeitlupenbewegungen ein, bewegt sich hölzern, läuft unbeholfen umher oder verändert absichtlich seine Sprache. Sinnbildlich verkörpert er also ein kleines, unverletztes und unverschämtes Kind. In diesen Rollenspielen ist es möglich, Lachen einzuüben und es unterscheiden zu lernen.

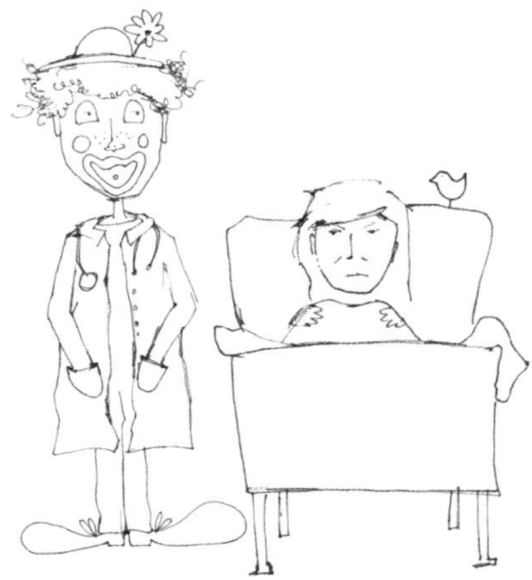

Eine weitere Möglichkeit in der Gruppentherapie ist laut Titze ein dümmliches Lachen, das der Betroffene wieder mithilfe des therapeutischen Clowns einübt. Es soll ebenfalls dazu dienen, gemeinsam die Hemmung zu verlieren, die Scham zu überwinden und wieder Freude am Leben zu haben (vgl. Titze, 1995: 300–304; Titze, 2013a: 33–38).

Ich glaube, dass (therapeutische) Clowns somit durchaus ihren Sinn in psychiatrischen Einrichtungen haben können und es in manchen Fällen schaffen, das Eis dort zu brechen, für Freude und Erheiterung zu sorgen und die Probleme des Alltags für kurze Zeit vergessen zu lassen. Passend dazu schreibt Moody (1979):

> *Auf meine Behauptung, daß es Clowns gelegentlich gelingt, einen Patienten aus einem schon lange andauernden Zustand der Unansprechbarkeit zurückzuholen, werden manche Ärzte mit einem gesunden Skeptizismus reagieren. Ärzten, die diesen Zweifel hegen, möchte ich empfehlen, einmal einen erfahrenen professionellen Clown in ihr Krankenhaus einzuladen. Erst nachdem sie ihn während seines Besuchs beobachtet haben, sollten sie sich eine Meinung bilden.* (Ebd.: 41)

Selbstverständlich geht es beim Einsatz von Humor im psychiatrischen Bereich nicht in erster Linie darum, sich als Pflegefachkraft zum Clown zu machen und einen Witz nach dem anderen zu reißen. Das ist meiner Meinung nach auch der falsche Denkansatz vieler Clown- und Humorkritiker. Erfahrene professionelle Clowns, wie sie auch Moody nennt, agieren sehr einfühlsam. Fey (2013) beschreibt den Clown als jemanden, der ohne Anspruch kommt, der jeden Menschen schätzt und ihn ernst nimmt. Wertlosigkeit ist ein Fremdwort für den Clown. Er präsentiert Fehler, die ihm aber keinesfalls peinlich sind. Der Clown verspürt von sich aus keinen Widerstand und durch seine „Ahnungslosigkeit“ weicht er starre Regeln auf. Er kennt keine Tabus. Mit seiner Arbeit berührt er die Gefühle der Menschen.

> *Eine der wichtigsten Aufgaben des Clowns, vielleicht seine wichtigste, besteht darin, die Schwierigkeiten des Lebens zu relativieren, uns die Absurdität des Alltags zu verdeutlichen. Verbunden damit ist die Aufgabe, die jedem Menschen innewohnende Fähigkeit anzusprechen, darüber lachen zu können, das heißt, seinen Humor zu aktivieren.* (Ebd.: 87)

Auch Ruckgaber (2012) beschreibt die Figur des Clowns:

> *Weil sie der Unzulänglichkeit der äußeren oder der inneren Welt eine heitere Gelassenheit entgegensetzt, kann die Clownfigur Sinnbild für einen freundlicheren und menschlichen Umgang mit schwierigen Situationen sein. Wir sprechen sogar vom Glück des Stolperns – denn Clowns inszenieren ein bestimmtes heilsames Chaos, sie spielen mit der Tücke des Objekts, mit den Missgeschicken des Lebens. Der Clown, wie wir ihn verstehen, ist ein untypischer Held, der trotz aller Niederschläge und Schwierigkeiten nicht aufgibt.* (Ebd.: 277)

Kommen wir noch einmal zurück zu der Frage, der ich vor meiner Fortbildung so häufig begegnet bin. Um ehrlich zu sein, lag mir hier und da auch der Gedanke nahe, dass dem einen oder anderen griesgrämigen Skeptiker eine Clownsnase ganz gut stünde und es ihm einmal ganz guttäte, über den eigenen Schatten zu springen und sich auf die Suche nach dem Clown in sich zu machen. Letzteres kann durchaus hilfreich sein: „Den Clown in sich zu finden, das könnte etwas sein wie ein neuer Lebensweg, eine grundsätzliche Änderung in der Lebenshaltung.“ (Gilmore, 2007: 9).

Begibt sich eine Pflegekraft in die Rolle des Clowns, ist eine Unterscheidung der Rollen äußerst wichtig. Es sollte klar sein, dass man einen Rollenwechsel vornimmt und in eine andere Rolle schlüpft. Später ist es auch wieder wichtig, sich von dieser Rolle zu verabschieden und wieder eine andere Rolle einzunehmen.

Reflexionsfrage
Haben Sie den Clown in sich schon gefunden?

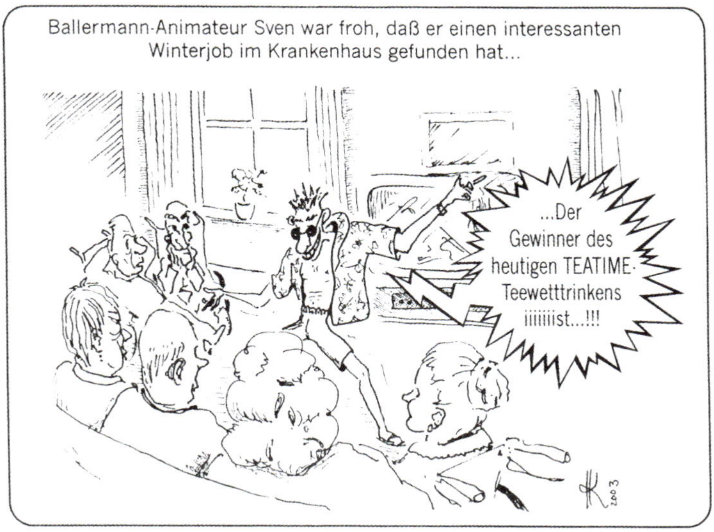
Ballermann-Animateur Sven war froh, daß er einen interessanten Winterjob im Krankenhaus gefunden hat...
...Der Gewinner des heutigen TEATIME-Teewetttrinkens iiiiiiist...!!!
2003

16. Wenn die Humorquelle versiegt – oder: Wenn Pflegen keinen Spaß mehr macht

Auch Quellen und Brunnen versiegen,
wenn man zu oft und zu viel aus ihnen schöpft.
(Demosthenes)

Das Vorhandensein von Humor in einem Team ist eine hilfreiche Messgröße für einen guten und vielleicht auch professionellen Umgang miteinander. Humor ist ein Qualitätsmerkmal patientenorientierter psychiatrischer Pflege und zählt zu den Schlüsselqualifikationen psychiatrisch Pflegender. Die Arbeit und der Umgang mit Menschen sind nicht immer einfach. Wenn plötzlich kein Humor oder kein Sinn für Humor am Arbeitsplatz mehr vorhanden ist, kann dies aus meiner Sicht ein echtes Problem sein oder zumindest zu einem ernsthaften Problem werden. Dann kann es geschehen, dass sich Unzufriedenheit, Frustration, Verbitterung, Sarkasmus, Zynismus, Rivalität und Spaltungspotenzial im Team oder eine erhöhte Krankheitsrate der Mitarbeiter breitmachen und die professionelle Patientenversorgung leidet. Man kann dann nicht mehr von einem offenen, gemeinsamen, professionellen Umgang miteinander sprechen. Die Stimmung ist vergiftet und die Arbeit wird zur Belastung oder Qual. Vermisst man den Humor bei der Arbeit, sollte man sich zwei Fragen stellen: Ist einem der Humor lediglich selbst abhanden gekommen? Oder betrifft es das gesamte Team? Steht man damit allein da, besteht durchaus die Gefahr des eigenen Ausbrennens und man sollte dieser Erkenntnis auf den Grund gehen. Häufig sind es perfektionistische Ansprüche, zu hohe Erwartungen oder falsche Denkweisen, die den Weg zum Burn-out ebnen. Manchmal ist es hilfreich, Situationen aus einer anderen Perspektive zu betrachten, um eine neue Sichtweise zu erhalten. Dabei fällt einem vielleicht auf, dass man selbst an so mancher Situation nicht ganz unschuldig ist. Mit dieser Erkenntnis gilt es dann professionell umzugehen und zu handeln. Auch hier hilft das Eingeständnis, das eben kein Mensch perfekt ist. Fehlerfreundlichkeit und Humor bahnen den Weg zur Zufriedenheit. Es ist wohl jedem klar, dass die Arbeit nicht immer gleich viel Spaß oder Freude bereitet. Es gibt immer wieder schwere, belastende Situationen, mit denen es umzugehen gilt. Wichtig ist dabei die gemeinsame Reflexion solcher Geschehnisse – frei nach dem Motto: „Gut, dass wir darüber gesprochen haben". Daher ist eine Kultur regelmäßiger Besprechungen äußerst wichtig. Jede Institution sollte die Möglichkeit zu Hilfsangeboten und -gesprächen bieten. Geht es mehreren Personen in einem Team so, ist es oft hilfreich, sich Hilfe in Form von Gesprächen mit den Vorgesetzten, Supervision oder kollegialer Beratung zu holen. Dabei kann erörtert werden, wo die Auslöser der Problematik zu identifizieren sind. Probleme können offen und ehrlich in einem gemeinsamen, dafür geschaffenen Rahmen angesprochen werden und es wird nach Lösungs- oder Veränderungsmöglichkeiten gesucht. Wichtig dabei ist die Gemeinsamkeit – nur gemeinsam sind wir stark! Des Weiteren kommt man in solchen Situationen häufig nicht daran vorbei, sich zwangsläufig mit den Themenbereichen der eigenen Identität, Werte, Ideale und Identifikation auseinanderzusetzen. Dies kann ein wichtiger Schritt in die richtige Richtung sein und den Weg für ein positives, heiteres und erfülltes Miteinander ebnen.

Zur Mitarbeiterzufriedenheit tragen verschiedene Dinge bei, zum Beispiel:

- Partizipation (Mitentscheidung beim Erstellen von Konzepten oder der Dienstplangestaltung/Wunschdienstplan etc.)
- Flexibilität
- Gleichgewicht zwischen Über- und Unterforderung
- eigenverantwortliches Arbeiten
- Entfaltungsmöglichkeiten
- Raum für Kreativität und Neues
- Fort- und Weiterbildungsangebote
- Freiheit in der Arbeitsgestaltung oder
- die Bezahlung.

Zielvereinbarungen können die Motivation steigern.

Die Hierarchiestruktur kann sich ebenso auf die Mitarbeiterzufriedenheit auswirken. Ein streng geführtes Regiment mit wenig Entscheidungsfreiheiten, Entfaltungsmöglichkeiten und Kreativität hemmt meist die Arbeitsfreude. Manchmal kann eine Neuorientierung die letzte Lösung eines Problems sein. Ein Wechsel der Station (z.B. von der Akutstation auf eine allgemeinpsychiatrische oder psychotherapeutische Station), des Arbeitsplatzes oder gar des Arbeitgebers wäre dabei zu bedenken. Bevor man diesen Schritt wählt, sollte man sich gut damit auseinandersetzen, was man eigentlich persönlich möchte und was einem am Arbeitsplatz wichtig ist. Ein neuer Arbeitsplatz bedeutet nicht immer auch keine weiteren Probleme. Häufig nimmt man die eigenen Probleme dorthin mit. Deswegen seien Sie wachsam und reflektieren Sie regelmäßig Ihr eigenes Tun, Handeln und Befinden, auch mit ihren Kolleginnen und Kollegen gemeinsam. Sprechen Sie Missstände an und suchen Sie gemeinsam nach Lösungen und Verbesserungspotenzialen. Ein gut harmonierendes und funktionierendes Team ist im psychiatrischen Alltag Gold wert. Es entlastet, schützt, stützt in schwierigen Situationen und kann den Reifeprozess fördern. Es kann die eigene Gesundheit aufrechterhalten und den Patienten optimal begleiten und unterstützen. Haben Sie deshalb Mut, Dinge offen und ehrlich anzusprechen. Unter dem Deckmantel des Schweigens lässt sich schwer Gehör finden.

Reflexionsfrage

Wie viel Spaß und Freude bereitet Ihnen Ihre Arbeit gerade?

17. Pflegestandards für Humor in der psychiatrischen Pflege

Die übertriebene Standardisierung führt dazu,
dass nicht mehr der kranke Mensch mit einer Diagnose gesehen wird,
sondern nur noch die Diagnose.
(Jörg-Dietrich Hoppe)

Braucht es diesem Zitat nach wirklich Standards in der psychiatrischen Pflege? Und dazu auch noch zum Thema „Humor"? Standards und Konzepte sind durchaus von großer Bedeutung in der psychiatrischen Pflege. Wir können damit zum Beispiel unser Tun begründen, vereinfachen neuen Mitarbeitern den Einstieg und professionalisieren die psychiatrische Pflege. Ein Konzept über Humor kann beispielsweise als erhebliche Überzeugungskraft und als Überzeugungsmittel bei Vorgesetzten dienen, überlegt man sich, Humor in einer Einrichtung zu implementieren. Hilfreiche, positive und schriftlich dargelegte Informationen gibt es hierüber bereits sehr viele. Ebenso hilfreich kann im Übrigen auch eine Pilot- oder Projektphase sein, in der man humorvolle Interventionen einführt, beobachtet und evaluiert. Die Evaluation kann durch Fragebögen oder Interviews gezielt unterstützt und schriftlich dargelegt werden. Bei all den Konzepten und Standards sollten der Patient und sein Wohl im Mittelpunkt stehen.

Im Folgenden möchte ich einige Pflegeprobleme hinsichtlich Humor und Lachen im psychiatrischen Alltag aufgreifen. Ich habe versucht, diese als Pflegestandards darzustellen. Sie werden sich an dieser Stelle vielleicht fragen, warum es dazu eines Standards bedarf, wenn doch in diesem Buch häufig von einem individuellen Umgang mit psychisch erkrankten Menschen die Rede war. Da haben Sie vollkommen Recht. Diese Standards für die Pflegeplanung sollen keine direkten Vorgaben sein, an die man sich zwingend halten muss. Wenn wir wieder auf die Einzigartigkeit eines jeden Menschen zu sprechen kommen, verstehen wir, warum. Sie sollen lediglich eine kleine Hilfestellung sein, Hinweise geben und Interventionsmöglichkeiten in der psychiatrischen Pflege – bei bestimmten Problemen – aufzeigen. Diese müssen selbstverständlich für jeden Patienten individuell betrachtet und ausgewählt werden.

Problem 1

Ein häufiges Problem bei depressiven Menschen ist, dass sie aufgrund ihrer Krankheitssymptome keine Freude empfinden können und somit bei Witzen oder anderen humorvollen Bemühungen nicht lachen können (Tab. 17-1).

Problem 2

Ein weiteres, im psychiatrischen Bereich sehr häufig anzutreffendes Phänomen ist die Angst vor dem Ausgelachtwerden. Auch wenn sie im psychiatrischen Alltag kaum direkt so bezeichnet oder der Begriff selten genannt wird, handelt es sich dabei um die Gelotophobie (Tab. 17-2, S. 216).

Problem 3

Kognitive Beeinträchtigungen kommen sehr häufig im Feld der psychiatrischen Versorgung vor. Gehäuftes Auftreten dieser Beeinträchtigungen zeigt sich beispielsweise bei Demenz, Depression, Schizophrenie oder Suchterkrankungen, wie dem Alkoholismus. Auch Medikamente können dazu beitragen, dass die kognitive Fähigkeit eingeschränkt wird (Tab. 17-3, S. 217).

Reflexionsfrage

Wäre eine Art „Pflegestandard Humor“ auch etwas für Ihre Institution?

Tabelle 17-1: Pflegeproblem: Der Patient kann aufgrund depressiver Symptomatik nicht lachen (Quelle: Eigenerstellung)

Pflegeproblem: Der Patient kann aufgrund depressiver Symptomatik nicht lachen.	
Pflegeziele	
Nahziele	• Der Patient akzeptiert seinen aktuellen Krankheitszustand und definiert authentisches Lachen als ein mögliches Nahziel. • Der Patient erkennt, dass Lachen als ein Stück Normalität angesehen werden kann.
Fernziele	• Der Patient kann wieder lachen. • Der Patient erkennt und nutzt Humor als eine mögliche Ressource.
Mögliche Ressourcen (in gesunden Phasen sichtbar bzw. sichtbarer)	• Der Patient kann lachen. • Der Patient lacht gerne über Witze. • Der Patient mag Comedians. • Der Patient wird von Angehörigen als heiterer, geselliger Mensch beschrieben.
Pflegemaß-nahmen und Hinweise	• Verhaltensweisen, Gedanken und Gefühle des Patienten ernst nehmen • Empathische Grundhaltung dem Patienten gegenüber zeigen • Dem Patienten mit einem freundlichen, authentischen Lächeln (nicht aufgesetzt und überzogen) begegnen • Eine verlässliche, vertrauensvolle Beziehung anbieten • Eine hoffnungsvolle Haltung bewahren und dem Patienten Hoffnung vermitteln • Den Patienten nicht mit humorvollen Interventionen überhäufen, sondern gemeinsam kleine Schritte und Ziele vereinbaren • Gesprächsbereitschaft signalisieren und Kurzkontakte anbieten • Den Betroffenen in den Tagesablauf integrieren • Psychoedukation über die Erkrankung und Verdeutlichung, dass das Nicht-lachen-Können ein (vorübergehendes) Symptom der Krankheit sein kann • Falls vom Arzt angedacht, evtl. über medikamentöse Behandlung sprechen und den Patient dazu ermutigen

Tabelle 17-2: Pflegeproblem: Der Patient hat Angst davor, ausgelacht zu werden (Quelle: Eigenerstellung)

Pflegeproblem: Der Patient hat Angst davor, ausgelacht zu werden.	
Pflegeziele	
Nahziele	• Der Patient fühlt sich ernst genommen, akzeptiert und wertgeschätzt • Der Patient spricht über seine Ängste. • Der Patient erhält seine sozialen Kontakte aufrecht und zieht sich nicht zurück.
Fernziele	• Der Patient versteht den Unterschied zwischen Lachen und Auslachen und bezieht Gelächter nicht grundsätzlich auf sich. • Der Patient hat keine Angst mehr davor, ausgelacht zu werden.
Mögliche Ressourcen	• Der Patient hat einen guten Draht zu seiner Bezugspflegeperson. • Der Patient hat ein großes, intaktes soziales Netz. • Der Patient hat Vertrauen in die Behandlung. • Der Patient hat Spaß und Freude am Leben. • Der Patient hat viele Hobbys.
Pflegemaß-nahmen und Hinweise	• Den Patienten mit seinen Sorgen und Ängsten ernst nehmen • Gesprächsbereitschaft signalisieren • Ein vertrauensvolles Verhältnis aufbauen • Kognitionstraining (Glaubenssätze relativieren) • Gemeinsames Lachen anbieten • Realitätsorientierende Gespräche anbieten • Psychoedukation zum Thema „Lachen und Angst“ • Den Unterschied zwischen Lachen und Auslachen erläutern • Den Patienten in den stationären Alltag einbeziehen (z. B. Selbstversorgungsaufgaben, pflegerische Gruppen, Co-Therapien) • Empathisches Expositionstraining

Tabelle 17-3: Pflegeproblem: Der Patient hat aufgrund kognitiver Beeinträchtigungen Probleme beim Erkennen von Humor (Quelle: Eigenerstellung)

Pflegeproblem: Der Patient hat aufgrund kognitiver Beeinträchtigungen Probleme beim Erkennen von Humor.	
Pflegeziele	
Nahziele	• Der Patient fühlt sich ernst genommen, akzeptiert und wertgeschätzt. • Der Betroffene kann Hilfe und Unterstützung annehmen. • Aufrechterhaltung größtmöglicher Autonomie trotz kognitiver Einschränkungen.
Fernziele	• Der Patient kann Humor wieder wahrnehmen und erkennen. • Die kognitiven Defizite werden verbessert oder beseitigt.
Mögliche Ressourcen	• Der Patient lacht gerne. • Der Patient kann (kurzen) Gesprächen folgen. • Der Patient macht gerne Kreuzworträtsel und Sudoku. • Der Patient ist der Behandlung gegenüber sehr offen und dankbar für Hilfe und Unterstützung. • Der Patient hat Vertrauen ins Behandlungsteam.
Pflegemaßnahmen und Hinweise	• Den Patienten mit seinen Sorgen und Ängsten ernst nehmen • Gesprächsbereitschaft signalisieren • Mehrere tägliche Kurzkontakte • Genaue Beobachtung des Patienten • Kognitionen im Alltag fördern (nicht über-, aber auch nicht unterfordern) und den Patienten in den Stationsalltag einbeziehen • Den Patienten zum kognitiven Training motivieren und positive Aspekte verdeutlichen (Aktivierung und Training, keine Bloßstellung) • Gesellschaftsspiele anbieten • Gemeinsames Singen/Musizieren • Offen und ehrlich über eventuelle Medikamenteneinnahme (wenn vom Arzt angedacht) sprechen • Humorressourcen (Biografie) erfragen • Nicht verstandenen Humor genau erläutern und aufklären (auch Witze erklären) • Lange, komplizierte Sätze und Witze vermeiden

18. Sensibel-humorvolle Ernsthaftigkeit in der Angehörigenarbeit

Es gibt nur eine wahrhafte Freude: den Umgang mit Menschen.
(Antoine de Saint-Exupéry)

Angehörige werden in der Behandlung psychisch kranker Menschen häufig vergessen oder es wird ihnen zu wenig Aufmerksamkeit geschenkt. Als Sohn einer an Depression erkrankten Mutter weiß ich sehr gut, wovon ich rede. Für den einen Mitarbeiter sind Angehörige ein Segen, während sie für den anderen manchmal als Fluch gelten. Wer kennt es nicht, wenn Angehörige auf eine Station kommen und einem erklären wollen, wie man seine Arbeit zu erledigen hat? Dabei muss man die Angehörigen jedoch ein wenig in Schutz nehmen. In den allermeisten Fällen möchten sie nur das Beste für ihre Familienmitglieder. Sie sind allerdings häufig verunsichert, fühlen sich hilflos und agieren entsprechend. Dies gilt es zu verinnerlichen und zu berücksichtigen.

Im Umgang mit Angehörigen spielt der kulturelle Hintergrund des Betroffenen und seiner Familie eine große Rolle. Es ist wichtig zu wissen, wie im Herkunftsland mit einer psychischen Erkrankung umgegangen wird und was es dort bedeutet, „psychisch krank“ zu sein. Manche Menschen oder Kulturkreise lehnen psychische Störungen vollständig ab. Es heißt dann zum Betroffenen beispielsweise: „Stell dich doch nicht so an“, „Reiß dich doch endlich mal zusammen“ oder „Sei doch nicht so dumm“. Genauso verhält es sich mit Humor. Nicht jede Nation oder jeder Mensch geht gleichermaßen damit um. Deshalb ist immer eine gewisse Grundsensibilität vonnöten. Kultursensibilität ist ein wichtiger Punkt in der Auseinandersetzung mit ausländischen Patienten und deren Angehörigen. Ich glaube, dass es ein zentraler

Aspekt im Genesungsprozess psychisch kranker Mensch ist, die Angehörigen in eine Behandlung einzubeziehen. Vor allem bei psychischen Krisen können sie eine entscheidende Rolle spielen und eine Krise schon früh erkennen sowie gegebenenfalls dazu beitragen, dass der Erkrankte frühzeitig Hilfe sucht. Dadurch kann Schlimmeres vermieden werden. Bekanntermaßen trägt ein gutes, intaktes soziales Umfeld zur Stabilisierung des Betroffenen bei, daher sollte nicht nur in sozialpsychiatrisch geprägter Arbeit das frühestmögliche Einbeziehen der Angehörigen äußerst wichtig sein. Warum nicht gleich die Angehörigen in ein Aufnahmegespräch einbeziehen, statt sie sofort nach Hause zu schicken?

Ein weiteres Stichwort wäre die Psychoedukation, die mit sensibel-humorvoller Ernsthaftigkeit erfolgen sollte. Damit meine ich nicht, den Angehörigen maximal wortlos eine Informationsbroschüre einer Pharmafirma (die in letzter Zeit trotz Unsummen an Gewinnen immer weniger Broschüren in Papierform herstellen und stattdessen PDF-Downloads bevorzugen) in die Hand zu drücken, sondern ihnen ein aktives Einbeziehen, Gespräche und Gruppenangebote anzubieten. Sicher wäre in diesem Zusammenhang auch die Bedeutung einer trialogischen Arbeit aufzuführen. Es ist wichtig, Angehörige über die psychischen Störungen und den Umgang damit empathisch aufzuklären. Wichtig ist auch die Verdeutlichung eines Miteinander-Lachens statt des Lachens über den Menschen und seine manchmal komischen oder skurrilen Verhaltensweisen. Dabei sollte auch ein positiver Umgang in der Öffentlichkeit angesprochen werden. Es gilt dabei sehr feinfühlig zu sein und den Betroffenen, wenn nötig, aus der Schussbahn zu nehmen und ihn vor Hohn und Spott zu schützen. Ziel sollte der gemeinsame Einsatz gegen die Stigmatisierung psychisch kranker Menschen sein. Es ist wichtig, gemeinsam herauszuarbeiten, dass es nicht schlimm ist, über Verhaltensweisen des Betroffenen zu schmunzeln und man sich deshalb keine Schuldgefühle machen muss. Manchmal erleichtert dies den Umgang mit einem psychisch kranken Menschen enorm und muss keinesfalls ein negatives Zeichen oder Merkmal mangelnder Liebe und Zuneigung für den erkrankten Angehörigen sein.

Auch Angehörigengruppen spielen eine wichtige Rolle im Umgang mit der Erkrankung eines geliebten Menschen. Besucht man solche Gruppen, stellt man fest, dass dort häufig gelacht wird – und das trotz des ernsten Themas. Humor ist dabei sehr wichtig. Er hat Ventilfunktion und schafft Erleichterung inmitten der Schwere der Erkrankung. Das „Gemeinsam“ ist dabei für Angehörige entscheidend. Sie fühlen sich ernst genommen und verstanden – von Angehörigen psychisch erkrankter Menschen häufig mehr als von Mitarbeitern des Gesundheitswesens. Ich bin der Meinung, dass „besserwisserische Angehörige“ nicht mehr so häufig in Erscheinung träten, bezöge man sie besser in die Behandlung ein und gäbe ihnen das Gefühl, mit ihren Meinungen, Befürchtungen, Sorgen und Ängsten wahr- und ernst genommen zu werden. Abschließen möchte ich dieses Kapitel mit einem Satz von Iren Bischofberger in Anlehnung an Max Frisch. Bischofberger (2008a: 47) schreibt, „dass Humor pflegebedürftigen Menschen und deren Angehörigen wie ein warmer Mantel hingehalten und nicht wie ein nasser Waschlappen ins Gesicht geschlagen werden soll“.

Reflexionsfrage

Wie sieht es in Ihrer Institution mit Angehörigenarbeit aus?

19. Hammerhart, hammermäßig oder einfach nur Hammer?

Humor ist ein Geschenk des Himmels,
eine Gabe, ein Werkzeug, das die Welt verändern kann.
(Jonathan Gutmann)

Fast am Ende dieses Buches angelangt, ist Ihnen vielleicht aufgefallen, dass ich mich mit einem eigenen Vergleich zum Thema „Humor" äußerst bedeckt gehalten habe. Ich möchte Ihnen meinen Vergleich keinesfalls vorenthalten, hielt ihn aber gegen Ende dieses Buches für am passendsten, da er das Gelesene zusammenfasst und auf den Punkt bringt. Für mich ist Humor wie ein Hammer. Der Hammer ist eines der ältesten Werkzeuge und wahrscheinlich auch das allererste. Als erster Hammer gilt häufig ein in die Hand genommener Stein. Es kam also irgendwann einmal irgendjemand darauf, sich eines Steins als Hilfsmittel zu bedienen. Humor lässt sich ähnlich betrachten. Jeder Mensch trägt einen Sinn für Humor in sich. Wir tragen ihn also mit der Geburt in uns und müssen ihn nur noch aktivieren und zur Hilfe nehmen. Das angeborene Lächeln und spätere bewusste Lachen ist ein erster Schritt dazu. Robinson äußert: „Die meisten Studien deuten darauf hin, daß Lachen bzw. Lächeln zwar genetisch oder biologisch angelegt sind, der Sinn für Humor, so wie wir ihn verstehen wollen, sich jedoch erst mit der Zeit entwickelt." (Robinson, 2002: 147). Karpawitz und Berenbrinker (2013) führen dies weiter aus:

> *Humor dagegen ist eine Geisteshaltung, die uns nicht einfach in die Wiege gelegt wird. Er setzt beim Menschen erst mit der Entwicklung des Ich-Bewusstseins ein. Während Babys als Überlebensstrategie schon kurz nach der Geburt lächeln und mit vier bis sechs Monaten beginnen zu lachen, kann Hu-*

mor erst entstehen, wenn der Mensch zum abstrakten und abgrenzenden Denken fähig ist. So gehört Humor zu den Soft Skills, die im Rahmen der sozialen Kompetenzen entwickelt werden. Und dies je nach Umfeld, in dem wir aufgewachsen sind. (Ebd.: 141)

Befasst man sich nun weiter mit dem Hammer, stellt man sehr schnell fest, dass es nicht nur den einen Hammer gibt, sondern sehr viele verschiedene Modelle. Wie bei Humor! Es gibt verschiedene Arten von Humor, wie Sie in diesem Buch feststellen konnten.

Dem einen Menschen wird handwerkliches Geschick in die Wiege gelegt, dem anderen wird der Umgang mit dem Handwerk schon früh beigebracht und ein Dritter hat zwei linke Hände. Selbst diese dritte Person hat mit Übung und Training die Möglichkeit, den Umgang mit dem Hammer zu erlernen. Mit Humor verhält es sich ähnlich. Wir lächeln und lachen also alle bereits im Säuglingsalter. Später bekommt man in der Erziehung und im Umfeld Humor beigebracht oder, wie ich es sehe, der angeborene Sinn für Humor bildet sich dann erst richtig aus und entfaltet sich. Man wird also geprägt und lernt am Modell. Humorlose Personen oder solche, die von sich denken, sie seien humorlos, haben immer noch die Möglichkeit, sich im Laufe des Lebens Humor anzueignen, ihn einzuüben und zu trainieren, denn jeder trägt den Sinn für Humor in sich. Er wartet nur darauf, entdeckt und trainiert zu werden, um sich zu entfalten. Voraussetzung dafür sind allerdings die Offenheit und der Wille dazu.

Symbolisch steht der Hammer für Aktivität und Stärke. Humorvolle Menschen nehmen sich selbst nicht so ernst und wichtig, was für mich ein großes Zeichen von Stärke ist. Die Herkunft des Wortes „Humor" sagt uns, dass etwas im Fluss ist, sich bewegt, also eine Aktivität darstellt. Nimmt man einen Hammer in die Hand, möchte man aktiv irgendetwas damit tun, erreichen, reparieren, bauen, einreißen, befestigen, glätten oder verformen. Mit einem Reflexhammer lässt sich bekanntermaßen auch etwas bewegen. Würde man dazu allerdings einen Schlosserhammer verwenden, würde man vielleicht eine Verletzung riskieren. Genauso ist es mit dem Einsatz von Humor in der psychiatrischen Pflege. Wenn man zu diesem „Instrument" greift, möchte man etwas erreichen oder bewegen. Es ist allerdings wichtig, die richtige Wahl zu treffen – bei Humor eben die richtige Intervention zu wählen.

Es gibt Zeiten, in denen der Gebrauch eines Hammers nicht angebracht ist. Ihre Nachbarn werden sich bedanken, wenn Sie nachts um 2.00 Uhr zu hämmern beginnen. So ist es auch bei Humor eine Sache des richtigen Timings und manchmal ist Humor eben einfach nicht angebracht.

Ein Hammer kann in einem Werkzeugkasten liegen oder an einer Wand hängen. Er kann aber auch in die Hand genommen werden. Indirekt und direkt – wie bei Humor.

Mit dem Hammer lässt sich auch die härteste Nuss knacken. Schlägt man allerdings zu fest zu, kann die Nuss kaputtgehen. Bei Humor ist die Devise nicht immer „Viel hilft viel". Mit der Holzhammermethode kommt man bekanntermaßen nicht immer zum Erfolg. Ebenso kann man beim Benutzen eines Hammers auch einmal danebenhauen und sich selbst oder andere damit verletzen. Er ist also ein Werkzeug, kann aber auch als Waffe dienen. Humor in seiner maladaptiven Art (Sarkasmus, Zynismus, Hohn, Spott) kann eine verletzende Waffe sein und sollte in der psychiatrischen Arbeit nichts verloren haben. Humor kann allerdings auch als Waffe gegen die Widrigkeiten des Lebens gesehen werden. So hilft er einem aus der Opferrolle heraus. Für Viktor Frankl ist Humor eine Waffe der Seele im Kampf um ihre Selbsterhaltung (vgl. Frankl, 1987: 74). Diese „Waffe" kann also auch positive Verwendung finden.

Was der Hammer für den Handwerker ist, sollte der Humor für die psychiatrische Pflegekraft sein: immer griffbereit und eine von vielen verschiedenen Interventionsmöglichkeiten, die, im richtigen Moment eingesetzt und richtig dosiert, zum gewünschten Ergebnis und Erfolg führen kann.

20. Schluss mit lustig!

Humor ist das Salz der Erde,
und wer gut durchgesalzen ist, bleibt lange frisch.
(Karel Capek)

Am Ende angelangt, möchte ich gerne auf die Fragen zu Beginn des Buches zurückkommen. Psychiatrische Pflege kann bzw. sollte definitiv eine humorvolle Angelegenheit sein. Damit schlägt man mehrere Fliegen mit einer Klappe, denn es ist sowohl den zu betreuenden Menschen, den Angehörigen als auch dem Pflegepersonal wohler dabei. Eine Psychiatrie ohne Humor ist für mich eine tote Psychiatrie. Sie hat dann sicher nicht die Ziele der Psychiatrie-Enquéte, des ICN-Ethikkodex, der Ottawa-Charta oder der UN-Konvention verstanden. Da Humor immer Definitions- und Ansichtssache ist, ist es auch Ansichtssache, was man unter dem Wort „verrückt" versteht. Deshalb erneut meine Frage, ob wir das Wort „verrückt" immer in einem negativen Zusammenhang verwenden sollten? Oder um es noch einmal mit George Bernard Shaws Worten zu sagen: „Was wir brauchen, sind ein paar verrückte Leute; seht euch an, wohin uns die normalen gebracht haben." Wer in der psychiatrischen Pflege Humor hat, ist klar im Vorteil. Auch bei den mittlerweile immer häufigeren, lästigen Diskussionen über die Umbenennung von Patienten in Kunden. Die Deutsche Gesellschaft für Soziale Psychiatrie rät im Übrigen zur Vorsicht, wenn Patienten plötzlich zu Kunden werden. In den meisten Fällen würde bei Übernahme von Institutionen des Gesundheits- und Sozialwesens durch Unternehmer der Kunde die Zeche zahlen. So antworten die Verfasser der Denkanstöße der DGSP auf die Frage, warum Patienten keine Kunden sind, mit folgendem Satz: „Weil auf Krankheit nicht wie auf Konsumgüter verzichtet werden kann." (Deutsche Gesellschaft für Soziale Psychiatrie, 2010: 9). Der psychisch kranke Mensch sucht sich seine Krankheit nicht freiwillig aus. Wenn der „Kunde“ in einer Einrichtung denn wenigstens immer auch König wäre, hätte man vielleicht weniger gegen diesen Begriff einzuwenden. Leider ist das in den meisten Fällen nicht die Realität. Meiner Meinung nach ist und bleibt der Begriff des Kunden dafür unpassend. Wir sollten eher den Begriff des Menschen verwenden. Das trifft es wohl am besten!

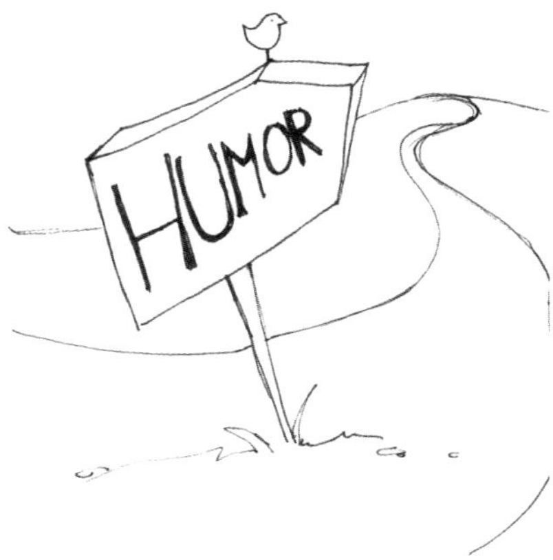

Zur nächsten Frage: Warum eine Differenzierung zwischen psychiatrischer und somatischer Pflege? Die psychiatrische Pflege ist ein eigenständiges Berufsbild. Auch wenn es natürlich einige Parallelen zur somatischen Pflege gibt, fallen einem bei näherem Betrachten große Unterschiede in der Praxis auf. Schon wenn man einen Tag in der somatischen Pflege mit einem Tag in der psychiatrischen Pflege vergliche, würde einem schnell bewusst, dass es in der somatischen Pflege immer weniger möglich ist, sich wirklich ausgiebig um seine Patienten zu kümmern. Man hat keine Zeit für mehrminütige oder gar mehrstündige empathische Gespräche oder einfach für den Moment, sich neben ein Bett zu setzen und einmal ohne großen Zeitdruck in aller Ruhe einfach nur zuzuhören. Der Zeitdruck in der Somatik ist wirklich immens und legt häufig große Steine in den Weg. Die bürokratische Arbeit, die mit den Jahren immer erdrückender geworden ist, möchte ich hier gar nicht besonders thematisieren. Ein anderer Unterschied ist, dass es in der Psychiatrie um den Menschen an sich geht und nicht um das „Knie in Zimmer 5“, die „Hüfte in Saal 2“ oder die „Lungenentzündung am Fenster“. Der Mensch steht im Mittelpunkt bzw. sollte dort stehen.

Bei psychisch kranken Menschen werden Worte und Wahrnehmungen viel mehr gewichtet und Aussagen und Verhaltensweisen viel häufiger persönlich genommen. Sie fühlen sich als Person oder durch ihr Verhalten häufig in Frage gestellt oder angegriffen. Aufgrund der Vulnerabilität der erkrankten Menschen müssen in der Behandlung gekonnt Techniken und Interventionen sorgsam eingesetzt werden. Deshalb sind ein breites Hintergrundwissen über die verschiedenen psychischen Störungen und die theoretischen Grundlagen des Humors äußerst wichtig. Es gibt kaum einen zweiten Fachbereich der Medizin, der gleichermaßen mit Scham und Vorurteilen besetzt ist, wie die Psychiatrie. Die Psychiatrie ist der seelische Intimbereich. Wer gibt schon gerne Einblicke in sein Innerstes und legt freiwillig einen Seelenstriptease hin? Erst recht, wenn dort Chaos herrscht, es Probleme oder Hilflosigkeit zu entdecken gibt. Dass Männer noch weniger gerne darüber sprechen, brauche ich sicher nicht zu erwähnen. In anderen medizinischen und pflegerischen Bereichen kann man die seelischen Probleme vielleicht verbergen. In der Psychiatrie wird das zum Ding der Unmöglichkeit. Deshalb ist dort ein gesondertes, spezifisches Wissen über Humor, seine Besonderheiten, den Umgang damit und seine Risiken dringend notwendig. Die Hoffnung sollte niemals aufgegeben werden – auch nicht in der somatischen Pflege. Wie sagte Johann Wolfgang von Goethe einst: „Auch aus Steinen, die einem in den Weg gelegt werden, kann man Schönes bauen." Für mich war der – meines Erachtens – unmenschliche Umgang in der Somatik allerdings ein Hauptgrund, mich bewusst für die psychiatrische Pflege zu entscheiden. Ich würde diesen Schritt immer wieder tun!

In diesem Buch habe ich versucht, das Thema „Humor" speziell für die psychiatrische Pflege herauszuarbeiten und aufzuzeigen, welche Möglichkeiten und Chancen der Einsatz von Humor dort bietet. Ich sehe in diesem Themenbereich enormen Entwicklungs- und Forschungsbedarf, dessen sich die Pflegewissenschaft und -forschung dringend annehmen sollten. Lotze (2013) führt aus:

> *Und gerade der* therapeutische *Humor ist ein Thema, mit dem es sich durchaus wissenschaftlich zu beschäftigen lohnt. Bei der „Humorrecherche" eröffnen sich dem Interessierten ungeahnte Horizonte und er entdeckt verdienstvolle geistige Vorbilder, die zwar nicht explizit für die Pflege geforscht, aber große Verdienste auf diesem Wissensgebiet in benachbarten (therapeutischen) Disziplinen erworben haben.* (Ebd.: 12)

An dieser Stelle sei noch zu erwähnen, dass die Aussage, therapeutischer Humor dürfe nur von Therapeuten verwendet werden, ein Trugschluss ist. Zum einen arbeiten wir in der Pflege (pflege)therapeutisch und zum anderen hat niemand, also auch keine Berufsgruppe, den Humor, auch den therapeutischen, für sich gepachtet.

20.1 Der Weg zum Humorexperten

Wie aber werden Sie nun zu einem Humorexperten auf ihrem Arbeitsplatz? Eckart von Hirschhausen schreibt dazu in Anlehnung an Laurence J. Peter folgendes: „Es gibt drei Dinge, die man beachten muss, um garantiert witzig zu sein. Leider ist keines davon bekannt.“ (Hirschhausen, 2012a: 293). Robinson findet trotzdem drei Punkte, die einem dabei behilflich sein können (Abb. 20-1). Auch Salameh benennt in seinem „Humor Immersion Training“

Wahl der Waffen	• Befassen Sie sich mit verschiedenen Humorstilen. • Wählen Sie Ihren individuellen Humorstil für sich aus und üben Sie. • Man muss sich zuerst mit sich selbst befassen, ehe man zu weiteren Taten voranschreitet. Fragen Sie sich, was Sie lustig/humorvoll finden und überlegen Sie, worüber Sie lachen können. Halten Sie Ihre Augen im Alltag offen für Absurdes und Humorvolles.
Material-sammlung	• Sammeln Sie alle möglichen lustigen, humorvollen, witzigen Dinge (z. B. Zeitungsartikel, Cartoons, Karikaturen, Witze, Sprichwörter, Geschichten oder Gedichte). • Sie können diese Dinge in einem Koffer oder Ordner sammeln und aufbewahren. In Einrichtungen sind solche «Sammelstellen» sehr hilfreich, da man so immer darauf zugreifen kann, wenn man einmal gerade nicht so spontan ist.
Selbst Humor schaffen	• Erzählen Sie Witze oder lustige Geschichten, die Sie irgendwann einmal gehört oder gelesen haben. • Erzählen Sie anderen von selbst erlebten, lustigen Geschichten oder Situationen. • Wenden Sie verschiedene Humortechniken an.

Abbildung 20-1: Die drei Schritte auf dem Weg zum versierten Humoristen (Quelle: mod. n. Robinson, 2002: 163–166)

wichtige Grundregeln, die einem beim Einsatz von therapeutischem Humor behilflich sein sollen. Als Erstes ist es wichtig, eine realistische Erwartungshaltung zu haben. Damit gemeint ist: Man muss sich bewusst machen, dass nicht jeder Mensch mit freudigem Lachen auf den Humor reagiert, den man ihm entgegenbringt. Als zweiten Punkt beschreibt er, man solle sich auf die Suche nach Gemeinsamkeiten machen. Humor werde seinen Weg finden, wenn man ein Verbindungsstück zwischen den Verschiedenheiten der Menschen fände. Als dritten Punkt beschreibt Salameh das Ausschau-Halten nach Absurditäten im Alltag. Als weiteren Punkt benennt er die Individualität, über die wir uns alle im Klaren sein sollten. Er bezeichnet jeden Menschen als bereichsweise unnormal. Diese Erkenntnis und das Akzeptieren der eigenen individuellen Abweichung von der Norm macht ihm zufolge das Leben erst erträglich oder sogar erfrischend. Wichtig sei es, am Ball zu bleiben, damit das Vertrauen in die eigene Humorfähigkeit wächst, sich eine gewisse Entspanntheit im Umgang damit einstellt und sich eine humorvolle Identität entwickeln kann. Übung macht bekanntermaßen den Meister. Man sollte lernen, ein Gefühl dafür zu bekommen, wann humorvolle Äußerungen angebracht sind und wann besser nicht. Man sollte ebenso lernen, den Humor einfach zu halten, da Komplexität auf Unverständnis stoßen oder zu Missverständnissen führen kann. Einfachheit und Spontaneität sind hingegen das bessere Mittel (vgl. Salameh, 1995: 327ff.).

Wie gehen Sie es also an, wenn Sie Humor in Ihrer Einrichtung oder an Ihrem Arbeitsplatz einsetzen möchten? Die Macher unter Ihnen stürzen sich vielleicht einfach ins Vergnügen oder springen ins kalte Wasser, anderen fällt das vielleicht nicht ganz so leicht. Hierfür habe ich eine Anleitung für eine mögliche Vorgehensweise aufgestellt (Tab. 20-1, S. 232), mit der Sie den Humor schrittweise in Ihrem Arbeitsfeld integrieren können.

Tabelle 20-1: Mögliche Herangehensweise zur Einführung von Humor am psychiatrischen Arbeitsplatz (Quelle: Eigenerstellung)

Schritt	Beschreibung
1. Persönliche Auseinander-setzung	Setzen Sie sich mit Ihrem eigenen Humor auseinander und beobachten Sie Humor bei sich selbst und Ihren Mitmenschen. Über was lachen Sie gerne? Welchen Humor bevorzugen Sie? Definieren Sie Humor für sich persönlich.
2. Humor am Arbeitsplatz thematisieren	Sprechen Sie das Thema „Humor am Arbeitsplatz" an. Reden Sie mit Kolleginnen und Kollegen sowie Ihren Vorgesetzten. Tauschen Sie sich gemeinsam im Team darüber aus. Sprechen Sie Ängste, Unsicherheiten und Risiken an. Lesen Sie in Stationsrunden gemeinsam Artikel zum Thema „Humor". Finden Sie eine gemeinsame Definition von Humor für Ihre Arbeit und lernen Sie Humor als wichtige und hilfreiche Ressource genauer kennen.
3. Eigenen Sinn für Humor schärfen	Lesen Sie Witzebücher, sehen Sie sich Komödien oder lustige Filme an und gehen Sie ins Kabarett. Befassen Sie sich intensiver mit dem Thema „Humor", seinem Wesen, seinen Ausdrucksweisen und -formen sowie seinen Wirkungen und Nebenwirkungen. Die sieben Humorgewohnheiten von McGhee können Ihnen dabei behilflich sein: • Umgeben Sie sich mit Humor (und denken Sie über die Art Ihres Humors nach). • Kultivieren Sie eine spielerische Haltung. • Lachen Sie öfter und herzhafter. • Finden Sie Ihren eigenen Sprachwitz. • Suchen Sie den Humor im Alltag. • Nehmen Sie sich nicht so ernst: Lachen Sie über sich selbst. • Finden Sie den Humor mitten im Stress. (Vgl. McGhee, 2012: 203–208)
4. Interventions-möglichkeiten sammeln	Beginnen Sie, verschiedene Humorinterventionen aufzuschreiben, zu sammeln und im Team in einer Art Brainstorming zusammenzufügen. Sammeln Sie Cartoons, Witze, Zeitungsartikel, Comics, Scherzartikel, DVDs, etc. Halten Sie diese Dinge in einem Humorordner fest, initiieren Sie einen Humorkoffer oder erstellen Sie einen eigenen Humorstandard, in dem die verschiedenen Interventionsmöglichkeiten aufgelistet werden und für jeden Mitarbeiter schnell zugänglich sind.
5. Regeln festlegen	Es sollte stets nur der positive, wohlwollende Humor eingesetzt werden. Negativer, verletzender, kränkender oder beleidigender Humor sollte keinen Platz im Umgang mit dem Patienten haben. Als psychohygienischer Faktor kann durchaus einmal geschimpft,

Tabelle 20-1: *Fortsetzung*

Schritt	Beschreibung
	geflucht oder seinem Ärger freien Lauf gelassen werden. Dies sollte allerdings nicht in Gegenwart des Patienten geschehen. Eine regelmäßige Selbstreflexion sollte daher unabdingbar sein. Es sollte immer Fehlerfreundlichkeit gelten. In Fettnäpfchen kann immer wieder getreten werden, wichtig ist der Umgang damit. Eine ehrliche Entschuldigung bricht keinen Zacken aus der Krone und sollte selbstverständlich sein.
6. Indirekten Humor einführen	Beginnen Sie damit, indirekten Humor einzuführen. Initiieren Sie eine Humorecke oder einen Humorwagen, erstellen Sie eine Humorpinnwand, hängen Sie Karikaturen, lustige Bilder oder einen Witzekalender auf, legen Sie Witzebücher bereit oder stellen Sie ein lustiges Bild in Ihrem Computer als Desktophintergrund oder Bildschirmschoner ein.
7. Reaktionen und Effekte beobachten/ erfragen	Beobachten Sie die Reaktionen und Effekte auf die indirekten Humorgegenstände. Wie reagieren die Patienten darauf? Werden die Dinge wahrgenommen? Es ist sinnvoll, die Patienten darüber zu befragen, wie sie dazu stehen, was sie davon halten, ob sie sich Humor in der Behandlung wünschen und in welcher Art und Weise.
8. Ausprobieren von direktem Humor – Teil 1 (privates Umfeld/ Arbeitskollegen)	Lernen Sie Witze auswendig (wichtig: die Pointe nicht verderben) und beobachten Sie sich, Ihre Mimik und Gestik dabei im Spiegel. Lachen Sie sich im Spiegel selbst an, versuchen Sie sich im privaten Umfeld oder im Team gegenseitig Witze zu erzählen und erproben Sie dort direkte Humorinterventionen. Dies kann beispielweise auch gefilmt und gemeinsam analysiert werden.
9. Ausprobieren von direktem Humor – Teil 2 (psychiatrischer Alltag)	Fühlen Sie sich einigermaßen sicher, können Sie mit einer realistischen Herangehensweise loslegen. Setzen Sie geplanten oder spontanen Humor im psychiatrischen Pflegealltag ein. Vergegenwärtigen Sie sich vorher dazu noch einmal Tabelle 9-2.
10. Evaluieren	Am Ende der Humorintervention sollte diese gemeinsam evaluiert werden. Was wurde wahrgenommen? Wie haben Sie sich dabei gefühlt? Wie hat der Patient darauf reagiert? Was hat die Intervention hervorgerufen und bewirkt? Was gilt es zu verbessern? Die eigenen Wahrnehmungen sind dabei genauso wichtig wie die Wahrnehmungen des Patienten. Daher sollte der Patient in den Evaluationsprozess einbezogen werden.

20.2 Humor – Zusammenfassung

Was lässt sich nun zusammenfassend über den Humor, wie ich ihn als Wortbegriff sehe, sagen?

Humor ...

- ... lässt sich schwer in Worte fassen.
- ... entzieht sich jeglicher einheitlicher Definition.
- ... ist Ansichtssache.
- ... erheitert das Gemüt.
- ... ist eine Haltung.
- ... ist eine Charaktereigenschaft und -stärke.
- ... aktiviert die Selbstheilungskräfte.
- ... ist eine Gabe, die gepflegt werden muss.
- ... ist eine Verhaltensweise.
- ... schafft Distanz zu sich selbst und lässt einen sich nicht so wichtig nehmen.
- ... ist erlern- und trainierbar.
- ... bedeutet, den Ernst zu kennen.
- ... ist ein Schmiermittel.
- ... fördert und stärkt das Miteinander sowie das Gemeinschaftsgefühl.
- ... ist ein Verarbeitungsmechanismus.
- ... beinhaltet eine spielerische Haltung.
- ... ist ein Katalysator.
- ... erleichtert den Umgang mit der psychischen Erkrankung.
- ... kann als Abwehrmechanismus eingesetzt werden, um sich selbst zu schützen.
- ... durchbricht festgefahrene Denkmuster und verhilft zu einem Perspektivwechsel.
- ... ist ein Lebenselixier.
- ... dient zur Burn-out-Prophylaxe.
- ... ist ein Ventil, um sich Luft zu verschaffen.
- ... schafft Vertrauen.
- ... lässt einen das Gesicht wahren und Kontrolle behalten.
- ... verschafft Ablenkung.
- ... ist eine Trotzmacht.
- ... vereinfacht das Leben.
- ... ist eine Interventionsmöglichkeit.

- ... schafft es spielerisch, Konflikte und Anspannungen zu bewältigen und aufzulösen.
- ... ist Widerstand gegen die Widrigkeiten des Lebens.
- ... baut Stress ab.
- ... fördert die Kreativität.
- ... ist eine äußerst wirksame Copingstrategie.
- ... führt zu heiterer Gelassenheit.
- ... macht glücklich.
- ... ist ein Zeichen von Weisheit.
- ... erhöht die Lebensqualität.
- ... ist lebensbejahend.
- ... erleichtert die Kommunikation.
- ... ist ansteckend und führt zu Lachen.
- ... beinhaltet Offenheit, Harmonie und Lebenslust.
- ... bedeutet Mut zur Fehlerfreundlichkeit.
- ... ist Ausdruck von Menschlichkeit.
- ... entlastet und befreit.
- ... ist eine Schlüsselqualifikation psychiatrisch Tätiger.
- ... hilft heilen.
- ... öffnet das Tor zum Menschen.
- ... ist eine Brücke zwischen zwei Menschen und verbindet.
- ... ist eine sprudelnde Quelle der Freude.
- ... kann die Welt positiv beeinflussen und verändern.
- ... ist der Hammer.
- ... ist ein Qualitätsmerkmal psychiatrischer Pflege und daher ein Muss!

Ich habe die Hoffnung, dass meine Ausführungen vielleicht den einen oder anderen dazu anregen, sich mehr mit diesem wichtigen und wunderbaren Thema auseinanderzusetzen. Ich würde mir wünschen, dass Menschen dadurch motiviert werden, Humor in der psychiatrischen Arbeit mutig auszuprobieren und als Vorbild voranzugehen. Es muss Vorbilder geben, denen Menschen folgen können (Lernen am Modell). Alles hat ein Ende, nur das Humorwürstchen hat zwei. Sie haben also die Wahl, welches Ende Sie wählen. Das eine Ende wäre ein tatsächliches Ende des Themas „Humor" und Sie sagen sich: „Ist ja alles schön und gut, aber nichts für mich." Oder aber Sie entscheiden sich für das zweite – meines Erachtens sinnvollere und bessere – Ende und nehmen sich des Humors an, beginnen bei sich persönlich, tragen das Thema in Ihr Team und an Ihren Arbeitsplatz und beginnen zu trainieren.

Nach der Lektüre dieses Buches sind Sie vielleicht ein einigermaßen guter Theoretiker, was aber noch lange nicht heißt, dass gute Theoretiker auch gute Praktiker sind. Ich möchte Sie wirklich dazu ermutigen, sich auf die Suche nach Ihrem eigenen Humor, dem Humor in Ihrer Einrichtung sowie dem beruflichen Pflegealltag zu machen und eine Vorbildfunktion für Ihre Kolleginnen und Kollegen einzunehmen. Darüber sprechen kann man viel, aber wenn man es nicht selbst vorlebt, wird einem wenig Glauben geschenkt.

Humor kann so viele Dinge erleichtern. Für uns Pflegende, für unsere Patienten, für die Angehörigen unserer Patienten oder für das Miteinander im multiprofessionellen Team. Und das Beste an der Sache: Es kostet noch nicht einmal etwas – es muss zumindest nicht immer Geld kosten. Es kostet sicher manchmal Mut und Überwindung, aber ich bin der Überzeugung, dass es sich auch für Sie lohnen wird. Humor und Lachen sind sicherlich nur zwei Teile im großen Puzzle der ganzheitlichen psychiatrischen Pflege. Fehlen diese Teile allerdings, ist das Puzzle nicht komplett.

Ich hoffe, dass ich mit diesem Buch einen kleinen Denkanstoß geben konnte und wünsche Ihnen viel Spaß beim Ausprobieren und Implementieren von Humor in die Praxis. Nehmen Sie den Hammer in die Hand und küssen Sie den Frosch zu einem wunderschönen Prinzen. Und vergessen Sie niemals: „Es sind nicht die großen Projekte, die den pflegerischen Alltag verändern, sondern es sind die kleinen Farbtupfer, mit denen das Miteinander von helfenden und leidenden Menschen bunter gestaltet wird.“ (Eyser/Müller, 2011: 186).

Am Ende bleibt mir noch zu sagen, dass nicht nur die alte Weisheit und der Titel des gleichnamigen Buches von Dörner et al. (2002), „Irren ist menschlich“, etwas Wahres in sich birgt, sondern auch, wenn man diesen Satz in Laiensprache etwas provokativ verändert: „Irre sind menschlich“. Seien Sie einmal ehrlich zu sich selbst: Sind wir nicht alle ein bisschen Bluna?

Falls Ihnen das bisher noch nicht aufgefallen ist, sollten Sie dringend einmal genauer hinsehen. Aber da Sie sich anscheinend für Humor in der psychiatrischen Pflege interessieren und dieses Buch bis zum Ende gelesen haben, gehe ich davon aus, dass Sie wissen, wovon ich rede. Ich möchte mich abschließend den Worten von Patch Adams anschließen: „In einer gesünderen Welt wäre Humor eine Lebensweise.“ (Adams/Mylander, 1999: 112). „Es wird Zeit, Lachen und Liebe miteinander zu verbinden, denn beides sind Hauptwege, um der Menschheit durch Heilung zu dienen.“ (Adams/Mylander, 1999: 83).

Mit Humor können wir gemeinsam die psychiatrische Pflege verbessern, menschlicher gestalten und voranbringen. Ich habe dieses Buch mit einigen Fragen begonnen und ich möchte es nun mit ein paar Fragen beenden.

Reflexionsfragen

Wie stehen Sie zum Einsatz von Humor in der psychiatrischen Pflege?

Hat sich nach dem Lesen dieses Buches etwas an Ihrem Humorverständnis geändert?

Haben Sie den Mut, das Phänomen „Humor" in Ihre tägliche Arbeit einzubeziehen?

Jetzt sind Sie am Zug. Sie entscheiden, wie Sie Ihr Umfeld, Ihren Arbeitsplatz, Ihre Kolleginnen und Kollegen sowie Ihre Patienten prägen. Ich wünsche Ihnen viel Kraft, Geduld, Ausdauer, Mut und Freude dabei. Für mich persönlich ist ein Arbeitstag ohne Humor und Lachen in der psychiatrischen Pflege ein verlorener Tag (angelehnt an Nicholas Chamfort und Charlie Chaplin). Wie ist das für Sie?

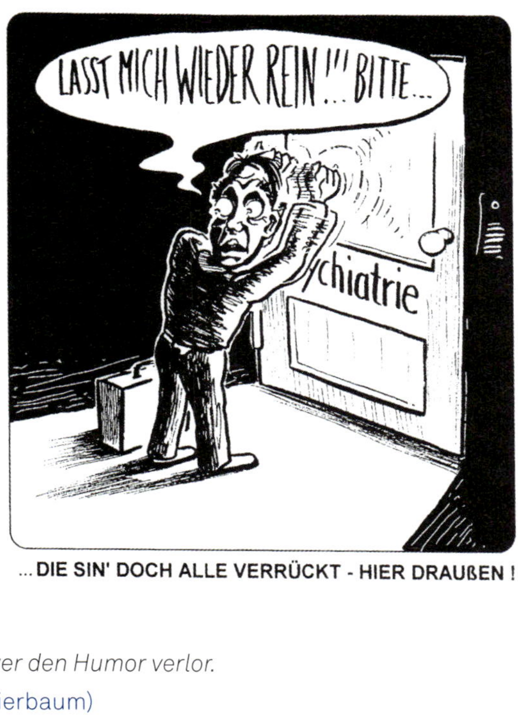

...DIE SIN' DOCH ALLE VERRÜCKT - HIER DRAUßEN !

Verloren ist, wer den Humor verlor.

(Otto Julius Bierbaum)

21. Anhang

21.1 Drei Interviews im Stile eines Trialogs

In trialogischen Veranstaltungen – die es bisher leider immer noch viel zu selten gibt – sollte immer Platz für Humor sein. Es ist wichtig, seine Erfahrungen mit der Erkrankung und auch mit Humor als Bewältigungsstrategie oder Hilfsmittel mit anderen zu teilen. Man kann dabei gegenseitig sehr viel voneinander lernen. Auch wir professionellen Mitarbeiter können viel von unseren Patienten lernen. Während des Schreibens dieses Buches hatte ich das Vergnügen, einige Interviews mit verschiedenen Personen durchzuführen. In einer Unterhaltung mit Hilde Schädle-Deininger kam diese Idee damals auf. Wir entwickelten die Idee weiter zu einer Art „trialogischem Interview". Ich wollte das Phänomen „Humor" gerne von verschiedenen Seiten beleuchten und was passt dazu besser als Interviews mit einer Psychiatrie-Erfahrenen, einer Person, die als Angehörige eines psychisch kranken Menschen ihre Erfahrungen gemacht hat, sowie einem Experten in Sachen Humor. So kommen drei verschiedene Perspektiven ans Licht, die sich perfekt ergänzen.

21.1.1 Interview mit Sibylle Prins

Sibylle Prins ist Psychiatrie-Erfahrene und seit 1991 in der Selbsthilfe Psychiatrie-Erfahrener aktiv. Sie ist Autorin mehrerer Bücher und gefragte Referentin in der Selbsthilfe (www.sibylle-prins.de).

Liebe Frau Prins, Sie sind selbst Psychiatrie-Erfahrene und können seit 1986 auf verschiedenste Erfahrungen in der Psychiatrie zurückgreifen. Welchen Bezug haben Sie zum Thema „Humor"?

Der Humor kam in mein Leben hauptsächlich durch meinen Vater. Eigentlich war er mein Stiefvater, ich erwähne das nur deshalb, weil ich auf genetischem Wege nichts von ihm geerbt haben kann. Sein Humor bestand zum einen darin, andere Menschen scherzhaft aufzuziehen, zum anderen aber konnte er andere und auch sich auf die Schippe nehmen sowie vielen Situationen eine komische Seite abgewinnen. Mit etwas Abstand eben auch solchen Situationen, in denen er selbst schlecht wegkam, gescheitert war oder Situationen, die für ihn eher peinlich waren. Ich lernte also die befreienden Seiten des Humors schon früh kennen. Ich denke, dass Humor etwas ist, was man teilweise einüben kann – man muss dafür aber auch eine Empfänglichkeit mitbringen. Ich kenne Menschen, die haben kein oder ein unterentwickeltes Gespür für Komik – sie regen sich auch nach 30 Jahren noch über eine vermeintlich kränkende Bemerkung von jemandem auf, während für mich, die ich die Situation vielleicht miterlebt habe, völlig klar ist, dass die Bemerkung ein freundlicher Scherz war. Das kann ich dem oder der Gekränkten aber nicht klarmachen. Später, im jungen Erwachsenenalter, waren politische und alltagsbezogene Satiren meine Lieblingslektüre. Ich mag auch heute noch gerne Bücher, die humorvoll sind.

Passen die Begriffe „Humor" und „psychisch krank zu sein" überhaupt zusammen?

Wenn Sie das so fragen, zuckt man natürlich zusammen und denkt, das ginge gar nicht. Und tatsächlich kann man durch eine psychische Erkrankung oder die Erlebnisse in der Psychiatrie seinen Humor verlieren. Abgesehen davon, dass es dabei oft um sehr ernste Dinge geht, bei denen es mir sicherlich nicht in den Sinn käme, mit Humor zu reagieren, wo sich das verbietet, oder bei denen mich mein Humor dann im Stich lässt. Trotzdem denke ich, dass man sich von einer psychischen Erkrankung ja auch wieder erholen kann. Wenn eine humorvolle Seite zu dem Menschen gehört, wird auch sie wieder erstarken. Ich merke aber auch, dass sowohl Betroffene als auch professionelle Helfer oft irritiert reagieren, wenn eine Psychiatrie-Erfahrene auf ihre Situation mit Humor reagiert. Ich habe den Eindruck, dass sie denken, ich verstünde den Ernst der Lage nicht oder das sei eine Form von Abwehr, mich möglichst nicht mit meiner Situation beschäftigen zu müssen. Das ist nicht der Fall! Mir hat einmal ein anderer Betroffener gesagt, er kenne keine andere Psychiatrie-Erfahrene, die so viel lachen würde, wie ich. Ich finde nicht, dass ich besonders viel lache – aber ich lache gern. Wenn dann allerdings die Phase der Irritation bei meinem Gegenüber vorbei ist, sind sie oft erleichtert, dass man in einer Umgebung, die eigentlich von so vielen schweren Themen geprägt ist, wo vieles gar nicht lustig ist, auch einmal lachen darf. Ich glaube weiter, dass Lachen/Humor oft dann entsteht, wenn Begebenheiten, Sichtweisen oder Systeme, die eigentlich nichts miteinander zu tun haben, gedanklich zusammengebracht werden. Dabei entsteht eine Spannung, die durch das Lachen gelöst wird. In der Psychiatrie müssen zum Beispiel sehr unterschiedliche Erfahrungswelten miteinander in Einklang gebracht werden. Wenn dann die Bereitschaft besteht, diese Dissonanzen humorvoll aufzufassen und nicht zu sehr als „Problem" der Nichtverständigung, könnte ja schon einiges gewonnen sein. Die Bedingung sollte allerdings immer sein, den anderen nicht abzuwerten oder auszulachen. So könnte gerade in der Psychiatrie ein gutes „Lernfeld für humorvolle Kommunikation" geübt werden.

„Mit Schizophrenie hat man nichts zu lachen!" Diesen Satz hört man immer wieder. Stimmt das wirklich?

Also zunächst stimmt das natürlich. Sehr sogar. Allein schon wegen des unsäglichen Begriffs „Schizophrenie". Trotzdem: Wir haben in unserer früheren Selbsthilfegruppe Psychose-Erfahrener auch immer viel gelacht. Es ist nämlich nicht gleichgültig, wer da worüber lacht. In meinen Psychosen passieren oder tue ich auch lustige Dinge, die ich zumindest hinterher, wenn der Schmerz über das Psychotischsein abgeebbt ist, lustig finde. Wenn ich selbst darüber lache oder bei einem Vortrag den Zuhörenden erlaube, mit mir darüber zu lachen, ist das in Ordnung. Ganz anders und ganz schlimm ist es, wenn andere einfach ungefragt über mich und meine Psychose-Erfahrung lachen. Ich war einmal in einem stationären Therapieprogramm. Dort wurde uns Psychose-Erfahrenen ein Film gezeigt, der psychotisches Erleben darstellen sollte. Das Hauptproblem an dem Film war, dass der Protagonist, welcher psychotisch wurde, eine ganz unsympathische Figur war und schon vom Äußeren her keineswegs zur Identifikation einlud. Wie es eigentlich zu den psychotischen Inhalten kam, wurde auch nicht deutlich. Hinterher haben sich die beiden „Therapeuten" in unserem Beisein über die gezeigten psychotischen Erlebnisse kolossal lustig gemacht. Ich empfand das uns gegenüber als sehr respektlos, demütigend und entwürdigend.

Inwieweit hat Humor Ihnen geholfen, mit Ihrer Erkrankung und den dazugehörigen Umständen besser umzugehen?

Mit Humor auf etwas reagieren zu können hat mir wieder ein Stück Souveränität gegeben. Ich hatte ja Zeiten, in denen ich das Gefühl hatte, mein Leben gar nicht mehr gestalten zu können, sondern nur noch mit größter Mühe auf äußere Notwendigkeiten zu reagieren. Wenn ich dann über diese Situation lachen konnte, hieß das, sie aus einer anderen, erweiterten Perspektive betrachten zu können. Allerdings war es oft ein bitterer Humor, Galgenhumor eben. Vielleicht hat das auch manchen irritiert. In einem Anflug von Größenwahn habe ich einmal aufgeschrieben, wir Menschen seien dadurch den Göttern überlegen, dass wir Galgenhumor entwickeln könnten. Es ist also eher ein Humor der Verzweiflung. Trotzdem wurden dadurch auch die eigentlich bitteren Situationen aufgeweicht. Ich bin vor einer durchgängigen Lebensverbitterung, wie sie manche Betroffenen befällt, bewahrt worden. Wenn ich mich selbstironisch betrachte, nehme ich ja eine Art Außenperspektive auf mich ein, das kann manchmal hilfreich sein. Es darf nur nicht darin umkippen, mich selbst „auszulachen" oder eine bösartige Ironie auf mich selbst anzuwenden. Später, in meinen Veröffentlichungen, habe ich ja diese „böse" Ironie durchaus auch auf die Psychiatrie angewandt. Das war dann mein Weg, mich gegen die An- und Zumutungen der Psychiatrie zur Wehr zu setzen.

Sie haben einmal in Bezug auf eine Werbekampagne der Firma Eli Lilly and Company gesagt: „Goethe ist stärker als Zyprexa®". Ist Humor auch stärker als Zyprexa®?

Humor leistet etwas ganz anderes, als ein Medikament das könnte. Ich bin keine totale Medikamentengegnerin, nur sind die Möglichkeiten eines Medikaments eben begrenzt und man zahlt für die erwünschten Wirkungen mitunter einen sehr hohen Preis. Ein Medikament verhilft mir nicht zu einer konstruktiven Sicht auf das Leben und gegebenenfalls auf die „Erkrankung", zu einer neuen Lebensperspektive, zu einem guten Selbstwertgefühl oder zu guten sozialen Beziehungen – um nur mal wenige Bereiche zu nennen. Das muss woanders herkommen. Dabei kann Humor hilfreich sein. Die Pharmaindustrie wird man leider mit Humor nicht ändern können, da müssen andere Mittel eingesetzt werden.

„Humor ist, wenn man trotzdem lacht", ist ein bekannter Ausspruch. Wann fühlt man sich als Psychiatrie-Erfahrene dabei nicht wohl?

Ganz klar wenn man in einer verzweifelten Lage ist – objektiv, wenn beispielsweise der Job, das Einkommen oder die Wohnung verloren wurde, Beziehungen zerstört wurden, man in der Psychiatrie Zwang erleben muss oder Ähnliches. Ebenso, wenn man subjektiv, also gefühlt in einer verzweifelten

Lage ist und dann aufgefordert wird, man solle das mal humorvoll sehen – „trotzdem“ darüber lachen. Das ist natürlich ein No-Go! Dennoch finde ich es gut, dass Sie den Begriff „trotzdem“ hier eingebracht haben. Denn ja, über ein Schicksal zu lachen kann auch eine Form der Rebellion, des Widerstands oder des Nicht-Aufgebens sein. Deshalb bin ich auch nicht so eine große Freundin von dem Konzept der „radikalen Akzeptanz“, in der man – grob vereinfacht – aufgefordert wird, seine Situation, wie sie gerade ist, vollständig zu akzeptieren. Ich denke, dass gerade das Nicht-Akzeptieren manchmal große Kräfte freisetzen kann. Sie haben übrigens noch gar nicht gefragt, wie es ist, die Psychiatrie humorvoll aufs Korn zu nehmen. Auch darin steckt ein „Trotzdem“.

Wie ist es denn, die Psychiatrie humorvoll aufs Korn zu nehmen?
Sehr befreiend! Endlich konnte ich vieles von dem loswerden, was mir auf der Seele lag: an Widerspruch, der mir in der Psychiatrie nicht möglich war, an Ärger, an Beobachtungen, die ich gemacht hatte und auch an Fragen. Für mich war es so, dass man mit dem harmlos aussehenden Pfeil und Bogen des Humors manchmal das Ziel genauer trifft und mehr bewirkt als mit der Maschinengewehrsalve der blinden Wut. Wenn es schiefläuft, füge ich mit Letzterem mir selbst die meisten Schmerzen zu. Und ich fühlte mich dadurch nicht mehr so hilflos und ausgeliefert. Ich sagte ja schon, dass der Humor mir ein Stück Souveränität zurückgab.

In vielen Ihrer Veröffentlichungen haben Sie die Situationen im psychosozialen Bereich humorvoll beschrieben. Was davon erscheint Ihnen für die Berufsgruppe der Pflegenden am wichtigsten?
Für alle Berufsgruppen erscheint mir am wichtigsten, dass wir Psychiatrie-Erfahrenen nicht als die „ganz Anderen“ wahrgenommen werden, eben die „Kranken“, die durch eine breite, unüberbrückbare Kluft von den „gesunden“ Mitarbeitern getrennt sind. Vielleicht haben wir andere, besondere Erfahrungen mit seelischen Grenzzuständen gemacht, vielleicht sind unsere Lebensläufe „anders“ – aber wir stehen alle auf demselben Erdboden. Aufgeregt habe ich mich auch häufig darüber, dass man in der Psychiatrie oft in eine kindliche, unmündige Rolle gedrängt wird. Mir scheint wichtig, was ich in dem Text „Patienten in weiß“ unter „Destruktiv therapeutischem Pessimismus“ karikiert habe: dass es nicht vor lauter Berufserfahrung dazu kommt, dass Psychiatrie-Erfahrene nur noch von ihrer problematischen

Seite, ihren Schwierigkeiten und Beeinträchtigungen her gesehen werden, den Mitarbeitern die Arbeit eigentlich gar keinen Spaß mehr macht und sie eher vom schlechtesten Verlauf ausgehen. Sie haben mich zwar unter dem Aspekt meiner „humorvollen" Veröffentlichungen gefragt, ich will aber noch eine weitere, ernsthafte Antwort geben, die nicht unmittelbar aus meinen eigenen Erfahrungen als Patientin erwächst, sondern aus meiner Tätigkeit im psychiatriepolitischen Bereich und als Fortbildungsreferentin: Mir liegt daran, dass es eine starke Pflege gibt, also eine Eigenständigkeit und Selbstbewusstsein der Pflegeteams, insbesondere auch in der Zusammenarbeit mit den Ärztinnen und Ärzten. Mir liegt auch daran, dass Pflegekräfte sich auf politischer Ebene für gute Rahmenbedingungen ihrer Arbeit einsetzen – zum Beispiel für Finanzierungssysteme, die gute Arbeit wirklich möglich machen.

Wie sehen Sie den Umgang von professionellen Helfern mit dem Thema „Humor in psychiatrischen Einrichtungen"?

Das ist gar nicht so einfach. Einerseits freue ich mich, wenn ich auf wirklich humorvolle Mitarbeiter treffe – was etwas anderes ist als nervige „Witzbolde". Aber gerade im akutklinischen Bereich muss man da Vorsicht walten lassen. Die Menschen dort befinden sich oft in schweren Notlagen. Ängste und veränderte Wahrnehmung können noch hinzukommen. Meine Erfahrung ist, dass Menschen in akuten Krisen oft mit ironischem oder gar sarkastischem Humor gar nichts anfangen können. Auch ein durchaus freundlich gemeintes „Auf-den-Arm-Nehmen" wird mitunter nicht so wahrgenommen, sondern wörtlich und als gemeine Kränkung verstanden, die man mitunter ein Leben lang nicht vergisst. Da ist also viel Fingerspitzengefühl gefragt (und möglichst ein gutes Kennen des Patienten), um kein zusätzliches Unheil anzurichten.

Ich selber bin auch skeptisch, wenn man Humor nun in der Psychiatrie „implementieren" will, als „therapeutische Intervention" sehr gezielt und bewusst einsetzt. Das kann manchmal helfen, aber es können dadurch auch ganz gekünstelte und unnatürliche Beziehungssituationen entstehen. Ich mag mir nicht ausmalen, wie es ausgeht, wenn jemand, der von seinem Naturell her völlig humorlos ist, nun in Lehrgängen den Humor in der Pflege erlernen will. Humor ist doch auch etwas Spontanes, was die Person sichtbar in ihrem Wesen und authentisch macht. Ich weiß auch nicht, ob ich über den Einsatz von Krankenhausclowns in der Psychiatrie erfreut wäre. Sowas wie

Lachyoga braucht man meiner Meinung nach weder im stationären noch im ambulanten Bereich anzubieten.

Andererseits kann angemessener und nicht verletzender Humor den Menschen Mut machen, schwierige Situationen mildern, versöhnlich stimmen, neue Sichtweisen und Räume öffnen oder man kann einem Menschen in einer finsteren Zeit einfach einen hellen Moment bereiten. Dabei ist es wichtig, den Menschen, dem man mit Humor begegnet, keinesfalls lächerlich oder klein sowie hilflos zu machen, sondern so paradox es klingt, gerade durch den Humor zu zeigen, dass man ihn/sie ernst nimmt.

In der psychiatrischen Pflege ist es sehr wichtig, den psychisch erkrankten Menschen auf Augenhöhe zu begegnen. Humor hat für mich dabei eine äußerst menschliche Komponente, die Fehlbarkeit. Nobody's perfect! Auch nicht die psychiatrischen Pflegekräfte. Selbstverständlich ist Humor in der psychiatrischen Pflege in gewisser Hinsicht auch immer eine Gratwanderung. Lässt sich eine Pflegekraft auf eine humorvolle Arbeit mit psychisch kranken Menschen ein, sollte ihr bewusst sein, dass dabei Fehler passieren können und auch dürfen. Sollte man anstatt Humor aus Angst davor, unprofessionell zu wirken, Fehler zu machen oder in Fettnäpfchen zu treten, vollkommen außen vor zu lassen, nicht lieber diesen Schritt wagen? – Mit der Prämisse, dem Anderen auf Augenhöhe zu begegnen und sich bei Fehlern eben einfach auch direkt zu entschuldigen.

Im Prinzip bin ich natürlich dafür, diesen Schritt zu wagen. Die Vorteile des Humors schilderte ich ja schon und es kann richtig guttun, einen Mitarbeiter auch mal als „fehlbaren" Menschen zu erleben. Nur ist es meine Erfahrung, dass MitarbeiterInnen sich manchmal damit sehr schwertun, sich bei einem Patienten zu entschuldigen oder überhaupt einzusehen, dass ihnen da ein Fauxpas unterlaufen ist ... und so „auf Teufel komm raus" humorvoll sein zu wollen – es zu erzwingen – das kann es ja auch nicht sein. Ich bringe sehr gern andere Menschen zum Lachen, bin aber oft bewusst zurückhaltend damit, insbesondere, wenn ich nicht gut einschätzen kann, wie der andere es aufnimmt. Vielleicht kann man den Humor wie ein besonderes Gewürz betrachten, das weder unter- noch überdosiert sein sollte.

Liebe Frau Prins, Sie treffen einen Nagel auf den Kopf, der mich auch immer wieder bewegt und den ich schon lange zu verstehen versuche: Wa-

rum fällt es psychiatrisch Pflegenden denn häufig so schwer, sich eigene Fehler einzugestehen und sich auch einmal beim psychisch kranken Menschen zu entschuldigen? Was hindert daran, sich auf Augenhöhe mit ihm zu begeben? Wäre es nicht auch endlich an der Zeit, mehr von professioneller Nähe, anstatt von professioneller Distanz zu sprechen?
Mit der Rede von der „professionellen Nähe" bin ich schon lange unterwegs. Meine Vermutung ist, dass manche Mitarbeiter sich insgeheim vor psychischer Erkrankung fürchten könnten, etwa selbst betroffen zu sein oder zu werden. Ein anderer Punkt ist der, dass insbesondere im klinischen Bereich ein deutliches Machtgefälle zwischen Mitarbeiter und Patient besteht. Allein schon deshalb, weil die Mitarbeiter auch ordnende und kontrollierende Funktionen haben. Sich bei jemandem zu entschuldigen, der in der Hierarchie „unter" einem steht, fällt eben schwer. Vielleicht empfindet manch einer es so, dass er damit seine eigene Rolle oder Position untergraben würde. Der dritte Punkt, der da mit hineinspielen könnte, ist eben dieses Denken, ein psychisch erkrankter Mensch sei eben ganz grundsätzlich anders als man selbst, oder zumindest irgendwie unvernünftig, unfähig oder gar „selbst schuld" an seiner Lage. Hauptsache, man weist keinerlei Ähnlichkeit mit ihm auf...?

Das ist jetzt die Negativseite. Ich muss aber sagen, dass ich glücklicherweise auch MitarbeiterInnen kennengelernt habe, die ich als sehr angenehm und wohltuend empfand und die wirklich eine Leidenschaft für die Menschen und für ihre Arbeit mitbrachten.

Was muss Ihrer Meinung nach passieren oder was kann man dafür tun, dass diese Barrieren in den Köpfen vieler in der psychiatrischen Pflege tätiger Menschen endlich abgebaut werden?
Vor längerer Zeit hielt ich einen Vortrag vor Menschen, welche die psychiatrische Fachkrankenpflege erlernten. Nachdem ich mich breit darüber ausgelassen hatte, was ich mir als Patientin vom Pflegepersonal wünschte, fragte ich zurück: „Was wünschen Sie sich denn von Ihren Patienten?" Der Dozent des Kurses – ein ehemaliger Pfleger und Pflegedienstleiter – antwortete mir, er hätte sehr gern die Patienten auch einmal außerhalb ihrer Krisen, in ihren gesunden und stabilen Zeiten erlebt. Das hätte sicherlich sein Bild von ihnen noch einmal sehr verändert. Ich glaube, dass Mitarbeiter gerade im akutklinischen Bereich einen verengten Blickwinkel auf Psychiatrie-Erfahrene bekommen können – ebenso wie Mitarbeiter, die mit psychisch sehr schwer und langfristig beeinträchtigten Klienten arbeiten, eher keine Psychiat-

rie-Erfahrenen kennen, die mit denselben Diagnosen ihr Leben erfolgreich gemeistert haben. Und wer mit letzterer Gruppe gern arbeitet – man hat dann ja auch schöne Erfolgserlebnisse als Profi – vergisst vielleicht die erstgenannte Gruppe... Es kann also helfen, die Psychiatrie-Erfahrenen außerhalb der Klinikzeiten oder in ihrer weiteren Lebensgeschichte zu kennen. Weiterhin ist wichtig, Psychiatrie-Erfahrene in anderen Rollen zu erleben – zum Beispiel als ReferentInnen oder DozentInnen in der Ausbildung oder Fortbildung. Bei diesen Veranstaltungen geht es ja oft darum, die Sichtweise von „psychischer Erkrankung" oder das Erleben der Psychiatrie aus Betroffenensicht zu hören und mit den psychiatrie-erfahrenen DozentInnen ins Gespräch zu kommen. Meiner Meinung nach gehört das unbedingt in jeden Ausbildungsgang. Nicht etwa, um erlernte Fachbegriffe auf denjenigen anzuwenden, sondern durchaus auch, um die rein fachliche Sicht zu hinterfragen und zu bemerken, dass psychische Krise weit mehr bedeutet als die Schulweisheit uns vorgibt. Ich meine auch, die Profis dürften sich ruhig öfter fragen: „Wie ginge es mir in dieser Situation? Würde ich das Krankenhaus oder die Station, auf der ich arbeite, selbst in Anspruch nehmen oder für nahe Angehörige/Freunde empfehlen? Wie würde ich gerne behandelt oder angesprochen werden?"

Darüber hinaus finde ich es gut, wenn Psychiatrie-Erfahrene Mitglieder von professionellen Teams werden, wie es zum Beispiel die EX-IN-Ausbildung vorsieht. Für mich selbst kommt das zwar nicht in Frage, aber ich denke, die Anwesenheit von psychiatrie-erfahrenen KollegInnen verändert die Kultur eines Teams. Ich war zum Beispiel sehr verblüfft, als ich einmal in einem Seminar von einem Pfleger gefragt wurde: „Ja, dieses Auf-Augenhöhe-Sein – wie macht man das eigentlich, wie sieht das konkret aus?" Mir war gar nicht klar, dass das eine Frage sein könnte... Ich denke, auch da können psychiatrie-erfahrene Genesungsbegleiter (so die offizielle Bezeichnung) eine gute Hilfe sein. Um auf das Thema „Humor" zurückzukommen: Psychiatrie-Profis (und nicht nur sie) sollten sich zwar ernst, aber nicht immer so wichtig nehmen...

Vielleicht wollen Sie uns am Ende teilhaben lassen am humorvollsten Erlebnis, was Sie in der Psychiatrie hatten?

Die Frage beruht vielleicht auf einem Missverständnis: Ich habe ziemlich wenig in der Psychiatrie erlebt, was ich wirklich lustig oder humorvoll fand. In den von Ihnen so bezeichneten „humorvollen Texten" ziehe ich ja Dinge,

Situationen oder Vorgehensweisen in der Psychiatrie ins Lächerliche und weise auf ihre Widersprüchlichkeit, Lebensferne oder Absurdität hin. Das darf durchaus als Kritik verstanden werden. Manchen Psychiatrie-Erfahrenen war diese Kritik nicht beißend und nicht scharf genug, aber wenn ich nur meinem Zorn freien Lauf gelassen und mit Vorwürfen und Anschuldigungen um mich geworfen hätte, hätte ich ja niemals professionelle LeserInnen oder ZuhörerInnen erreicht. Diese klappen dann das Buch genervt zu oder verlassen erzürnt meine Veranstaltung. So lachen die Leute, aber sie lachen ja über sich und ihre Arbeit. Manchem bleibt das Lachen auch im Halse stecken oder beim Lachen fällt ihm gleichzeitig die Kinnlade runter. Es ist ein bisschen so wie bei der Schluckimpfung: Eine bittere Medizin wird auf ein Stück Zucker geträufelt. So kann Humor auch eine Waffe sein. Den psychiatrie-erfahrenen Lesern und Zuhörern möchte ich, ähnlich wie es mir selbst ging, ein Stück von ihrer Souveränität zurückgeben und aufzeigen, dass man nicht immer nur Opfer seiner Situation oder der Psychiatrie bleiben muss. Für sie soll das Lachen befreiend sein. Naja, und ein paar Texte gibt es auch, die haben nicht so einen hehren Anspruch, da will ich einfach nur unterhalten.

Vielen herzlichen Dank für das Interview!

21.1.2 Interview mit Irmela Boden

Irmela Boden bekam als Tochter eines psychisch erkrankten Vater hautnah die Rolle eines Angehörigen mit. Mittlerweile kann sie reflektierend auf die schwierige Zeit zurückblicken. Sie war Studienrätin, arbeitet als Heilpraktikerin, EX-IN-Trainerin sowie Tanz- und Gestalttherapeutin (www.irmela-boden.de).

Liebe Frau Boden, Sie sind Angehörige eines psychisch erkrankten Menschen. Häufig bedeutet dies eine große Herausforderung. Ist es möglich, trotz der Schwere der Erkrankung eines geliebten Menschen humorvoll zu sein oder zu bleiben?

Als erwachsene Tochter eines an Schizophrenie erkrankten Vaters blicke ich auf 50 Jahre Erfahrung mit Psychiatrie zurück. Eine lange Zeit, die von scheinbar unverrückbarer Schwermut überschattet war. Es war das Stimmungsbild in der Familie, dem ich mich angeglichen und es nicht in Frage gestellt habe. An Humor kann ich mich nicht erinnern. Ich habe mir das Lachen erhalten, allerdings nicht in seiner Gegenwart. Heute lache ich viel – auch mit Psychiatrie-Erfahrenen – und frage mich, was in meiner erlebten Vergangenheit so schwer war. Ich wusste lange Zeit nicht, dass erst das darüber Reden Schwere nimmt. Im Trialog habe ich entdeckt, dass sich mit dem Reden nicht nur die Schwere des Erinnerns wandelte, sondern verborgene Liebesgefühle für meinen Vater auftauchten. Das hat mich sehr verwundert und Freude als auch Trauer über nicht gelebtes liebenswertes Miteinander ausgelöst. Mittlerweile ist mein Vater gestorben und ich kann die Veränderungen nur im Erinnern umwenden. Humor braucht diese Offenheit, dass Gefühle fließen können.

Wie hilfreich sind ein ausgeprägter Sinn für Humor und eine humorvolle Gelassenheit in der Begleitung eines psychisch kranken Angehörigen?
Meine Lebenserfahrungen haben mir schon gezeigt, dass mit Humor viele Hürden im Leben leichter überwunden werden konnten. Warum sollte das bei psychischen Erkrankungen nicht so sein? Humor und ganz besonders Gelassenheit ist bestimmt hilfreich – wenn man nicht so mitbetroffen wäre, was die Umsetzung so schwierig macht. Meine Mutter habe ich nie humorvoll gelassen erlebt – alles war Sorge. Sie war in Sorge um ihren Mann, in Sorge um die Zukunft, Sorgen um die Entwicklung ihrer Kinder und Sorgen um die Finanzen der Lebensführung. All diese Sorgen drückten sie nieder. Sie gönnte sich nichts mehr, sondern hielt die ganze Familie zusammen. Neben ihr traute ich mich auch nicht, irgendetwas für mich zu wollen.

Haben Sie bei Ihrem Vater in der Krankheitsphase auch noch einen gewissen Sinn für Humor verspürt oder blieb dieser auf der Strecke?
Sofern die Krankheit chronisch ist, gibt es da Krankheitsphasen? Verschlimmerungen kenne ich, aber keine Abwesenheit von Erkrankung. Es gibt da leider keine Gesundschreibung. In der Krankheitsphase, der sich steigernden Aufregung einer sich ankündigenden Psychose hatte Humor für mich keinen Platz. Das war Drama und hochgradiger Stress. Verfolgungswahn ist nicht lustig. Da habe ich eher sich steigernde Angst bei ihm wahrgenommen, die dann die Familie mit involvierte. Ich kann mir auch nicht vorstellen, dass Humor geholfen hätte. Wissen Sie, der Fokus der Aufmerksamkeit auf die Eigen- oder Fremdgefährdung hat Gelassenheit blockiert. Wenn ich es recht betrachte, dann hat der Fokus immer nur auf der Krankheit gelegen. Mein Vater hat ein Büchlein geschrieben mit drei Schwerpunkten: seine Lebensge-

schichte als junger Mensch mit zahlreichen Anekdoten und „Streichen“ – offenbar ein lustiger Lebensgeselle. Dann die Krankheit, die er nicht als solche verstand, sondern als von den Mitmenschen falsch verstandene Lebensumstände und ein Resümee seines beruflichen Schaffens, dem Sinn seiner beruflichen Laufbahn, auf die er sehr stolz sein konnte. Wenn man den Menschen ganz in den Blick nimmt, dann ist er mehr als Krankheit und sicherlich finden sich Ansätze zum Humor in jedem seiner Lebensfelder. Mit seinem Buch hat er ausdrücklich darauf hingewiesen, wie gerne er lacht und Späße macht. Nur ... ich habe sie in Krankheitszeiten nicht mehr wahrgenommen.

Psychisch kranke Menschen geraten durch ihre Verhaltensweisen oder Äußerungen manchmal unfreiwillig ins Visier von Humor und Komik. Wie reagiert man als Angehöriger in der Öffentlichkeit am besten darauf?

Ich suche nach einem Beispiel... Alles, was rot oder grün ist, auf einem Scheiterhaufen auf der Wiese vor der Tür zu verbrennen. Ist das vielleicht lustig? Vieles war doppelbödig und es braucht starke Nerven, um darauf mit Humor zu reagieren. Diese hatte ich als Jugendliche nicht. Ich habe mich einfach für ihn geschämt. Er empfand keine Scham und ich sehnte mich nach dem Mut des Widerstands. Humor hätte hier bestimmt Erleichterung gebracht! Ein Arzt sagte meiner Mutter einmal: „Im Alter wird es besser, denn dann hält man ihren kranken Mann einfach für senil.“

Wie würden Sie heute auf diese Situation reagieren und was sollten Angehörige tun, wenn Betroffene durch solche Aktionen zum Gespött anderer Menschen werden?

Diese Situation, die ich beschrieb, gipfelte ja nur in dem Verbrennen von Rot und Grün. Zunächst verbrannte er wertvolle Fachbücher der Medizin. Das ist für mich menschlich verständliche Resignation, da er seinen Zahnarztberuf nicht mehr ausüben konnte und weckte durchaus mein Mitgefühl. Hingegen Rotes und Grünes zu verbrennen überstieg mein Verständnis. Er hörte die Stimme Gottes, die ihre Antworten in die Schreibmaschine tippte. Das wirkte damals auf mich unheimlich. Es betraf zudem nicht nur seine Sachen, sondern auch Hab und Gut der Familie (grünes Auto: verschenken; grüne Sessel: verschenken; roten Wohnzimmerteppich: verschenken; rote Knüpfhandarbeit seiner Frau: verbrennen; rotes und grünfarbenes Kinderspielzeug: verbrennen...). Was folgte war die Zwangseinweisung, aufgrund der Befürchtung von Fremd- und Eigengefährdung – die einzige Voraussetzung zur Hilfe.

Was würde ich anders machen? Als 16-Jährige mit der jetzigen Erfahrung von Trialog, Angehörigengruppe und als EX-IN Trainerin? Dass sich eine Psychose anbahnte, war ja schon eher zu merken. Ich würde nicht mehr bis zum Äußersten warten, bis die Situation in die Öffentlichkeit kippt und man zum Gespött der Nachbarn wird. Ebenso wüsste ich heute Ansprechpartner. In der Krise brauchen der Erkrankte, aber auch die Angehörigen Hilfen, jemanden der kommt, der da ist und gelassen bleibt. Auch weiß ich, wie wichtig das Gespräch hinterher ist – gemeinsame Vereinbarungen für die Zukunft treffen. Das Ausformulieren hilft der ganzen Familie. Das Nicht-darüber-Reden verhindert auch die Wahrnehmung und Benennung von Wahrnehmungen, die schon im Vorfeld dazu dienen könnten, gesundheitsfördernde Änderungen herbeizuführen. Ideal wären regelmäßige Netzwerkgespräche: Der Erkrankte, behandelnde Ärzte, Therapeuten, Familienangehörige, wohlgesonnene Nachbarn, Freunde und nicht zu vergessen: die Kinder, die ein soziales Netz des Gehaltenwerdens bilden – Stützen für den Fall einer Krise. Wenn man durch die Krise nicht alleinverantwortlich hindurch muss, kann man auch darüber lachen – jedenfalls ein bisschen Rumpelstilzchen war schon dabei. Worüber ich aber überhaupt nicht lachen kann, ist die Stigmatisierung. Diese mischt sich so unmerklich in die Erkrankung ein. Öffentliche Auftritte wie der väterliche Scheiterhaufen, die Zwangseinweisung mit Polizei und Krankenwagen sind Stigmatisierung. Man fühlt sich schuldig, dies nicht verhindert zu haben. Das würgt das Lachen über skurriles Verhalten ab und man fühlt sich nur als Versager.

Dient Humor manchmal auch als Ventil, wenn sich die Situation des Familienmitgliedes aus Sicht eines Angehörigen festgefahren hat, man sich über seine krankheitsbedingten Verhaltensweisen ärgert oder er sich von außen scheinbar einfach nicht helfen lassen möchte?

Wo sollte dieser Humor herkommen? Manchmal ist man einfach leer, unwissend und einsam. Ich habe immer alles ernst genommen. Die Atmosphäre in meinem Elternhaus war sehr von meinem erkrankten Vater dominiert. Das Ventil des Lachens habe ich vermisst. Dazu braucht es einen Verbündeten außerhalb des Familiensystems, den ich später wunderbarerweise in meinem Mann gefunden habe. Er brachte das Natürliche wieder in mein Leben und das hat sich auch positiv auf meinen Vater ausgewirkt.

Häufig kommen die Angehörigenarbeit und Psychoedukation (auch mit Einbezug Angehöriger) in psychiatrischen Einrichtungen viel zu kurz und die Angehörigen bleiben am Ende mit ihren Fragen und dem Unwissen, wie Sie es beschreiben, alleine zurück. Vielleicht könnten oder sollten mehr Hilfestellungen und Tipps von professionellen Helfern kommen oder das Thema „Humor und Erkrankung" mehr Raum im Trialog finden?

Humor und Erkrankung zum Thema im Trialog zu machen – das werde ich gerne aufgreifen. Schon jetzt zeigt sich bei mir ein innerer Ortswechsel in der Betrachtung der Erkrankung. Die Differenzierung von Erkrankung und Stigmatisierung gelingt einfacher, wenn ich mich erforsche: worüber kann ich Verständnis und Humor entwickeln und bei welchem Thema nicht. Ich finde auch, dass die Angehörigenarbeit in den psychiatrischen Einrichtungen oft zu kurz kommt. Da sprechen Sie ein mir wichtiges Thema an. Angehörige bleiben doch sehr im Schatten der Erkrankung. Alle Hilfen stellen die Erkrankung in den Mittelpunkt und damit ihren Träger. Andere Menschen dienen den Bestrebungen nach Gesundung, lehren oder lernen den „richtigen" Umgang mit der Erkrankung. Der Blickwinkel sollte darüber hinaus jedoch geweitet werden, denn die mitmenschlichen Beziehungen leiden in den Familien. Nicht selten erkranken Angehörige an Stresssymptomen, weil sie im Dauereinsatz sind. Somatische Störungen, Magenprobleme, Herzprobleme und Schlafstörungen sind dann die Folge. Das hat meine Mutter alles mitgemacht und stets in den Hintergrund geschoben. Angehörige leiden an Ängsten, an Zweifeln, Einsamkeit und verzichten auf eine eigene sinnerfüllte Lebensgestaltung. Da findet oft in den Augen von Außenstehenden eine Verdrehung statt: Weil der Angehörige so ist, ist es doch kein Wunder, dass der Betroffene so erkrankt ist. Das erleichtert die Beziehungsentflechtung keinesfalls. Der Fokus der Hilfen sollte bei den Angehörigen speziell auf ihren Rollen als Vater, Mutter, Partner, Kind und ihren Bedürfnissen liegen. Die Angehörigenselbsthilfegruppen sind da ein Segen. Hier sind Angehörige unter sich und können loslassen, Rat finden und Informationen austauschen, was hilft, wer hilft und wo man spezielle Hilfen findet. Hier wird auch viel gelacht. In den Angehörigenverbänden bekommen Angehörige das aus meiner Sicht absolut notwendige Wissen über die Erkrankung, Wirkung von Therapie und Medikamenten sowie Rechte bei Zwangsbehandlung. Ich glaube, dass Angehörige sich am besten von Angehörigen verstanden fühlen. Ich denke aber auch, dass Profis sicherlich gute Tipps bei Fragen und Lösung von Konflikten geben könnten. Ebenso könnten sie mehr darauf hinweisen, wo es solche Angehörigengruppen zu finden gibt.

Glauben Sie, dass Humor einen positiven Einfluss auf psychische Störungen und/oder den Umgang damit haben kann?

Fast könnte ich meinen, dass Humorfähigkeit ein Gradmesser für innere Gelassenheit, Akzeptanz der Erkrankung und für Angehörige eine Orientierung hin zum Leichten sein könnte. Aus heutiger Sicht bin ich überzeugt, dass Humor einen wohltuenden Einfluss auf den Angehörigen hat. Wenn dieser sich innerlich distanzieren kann, dann ist diese Wirkung auch auf den erkrankten Angehörigen spürbar. Es war ja meine Angst, dass meine Fröhlichkeit deplatziert war. Wenn der Angehörige humorvoll sein kann, dann ist auch die Beziehung zu Nachbarn, Freunden und Familienmitgliedern entspannter. Der Ernst der Lage bleibt – der geht sowieso nicht verloren – aber er ist weniger mit dem Angehörigen verstrickt.

Was würden Sie Angehörigen von Menschen mit einer psychischen Erkrankung, aber auch professionellen Mitarbeitern im Umgang mit ihren erkrankten Angehörigen in Bezug auf das Thema „Humor“ raten?

Ich leite seit ein paar Jahren eine Angehörigengruppe und erlebe mit den Angehörigen Freud und Leid. Mich macht es froh, wenn ich in der Angehörigengruppe miterleben kann, wie wichtig Mitgefühl ist und im Anschluss daran eine Prise Humor die Veränderung der inneren Einstellung offen macht. Das Wichtigste scheint mir als Leiterin der Angehörigengruppe zu sein, dass ich nicht überall Schwermut fahre, aber jemanden abholen kann und bei allem Mitgefühl innerlich den Humor mit mir trage. Was den Rat für professionelle Mitarbeiter in der Psychiatrie betrifft: Bevor ich EX-IN kennenlernte, kannte ich professionelle Mitarbeiter nicht wirklich. In meiner Erfahrungswelt als Angehörige meines psychisch erkrankten Vaters begegnete ich ihnen nie. Sie waren für mich am Rande der Bildfläche, trugen Schlüssel, balancierten Medikamente, schrieben in Dokumenten, waren weiß gekleidet und guckten ernst. Erst durch Trialog und EX-IN taten sich für mich neue Begegnungsfelder auf, miteinander zu reden und zu arbeiten. Seitdem erfahre ich viel, erlebe den Profi als Menschen und mir gefällt das systemische Denken. Ich setze mich sehr dafür ein, Angehörige zu befähigen, aus ihrer Erfahrung hilfreiche Kompetenzen zu entwickeln, beispielsweise in Ausbildungen zum Angehörigenbegleiter (EX-IN-Genesungsbegleiter). Mir vorzustellen, dass es diese Form des Miteinanders schon früher gegeben haben könnte, gibt mir den Vergleich und ich sehe einen großen Schritt in Richtung humane Psychiatrie, wo der Mitmensch an Bedeutung gewinnt. Mein Ideal wäre, miteinander zu lachen sowie die Erfahrung gemeinsam zu teilen, wie Humor Anspannung löst und man einander einen Augenblick in die Augen schauen kann. Menschen – ich denke hierbei besonders an die professionellen Mitarbeiter oder Peers – die nicht persönlich mit den Emotionen des erkrankten Angehörigen verstrickt sind, können mit Humor und oder Gelassenheit einen Weg aus der Sackgasse zeigen.

Wenn Sie aus Sicht der Angehörigen Humor in Zusammenhang mit psychischer Erkrankung spontan definieren müssten, wie würden Sie das formulieren?

Humor ist der lebendige Funke zwischen den Menschen, ob gesund oder krank. Nur in Krisenzeiten oder bei schwerem Verlauf einer psychischen Erkrankung kann der Funke selten oder gar nicht gezündet werden. Man sollte die Hoffnung aber nie aufgeben: zu wohltuend ist der Humor des schmelzenden Lachens und Weinens. Wer den berühmten Pantomime-Clown Dimitri kennt, kann diese Qualität in vollendeter Weise nachvollziehen. Er macht Lachen, welches das Weinen erlaubt. Es befreit! Liebe Angehörige, sorgt für Euer Wohlbefinden. Holt Euch das Lachen und den Humor aus eigenen Quellen.

Gibt es eine humorvolle Begebenheit in Zusammenhang mit Ihrer Rolle als Angehörige, die Ihnen spontan einfällt und die Sie gerne mitteilen möchten?

Ich glaube, mein kranker Vater spielte auch gut Theater, nachdem die Krankheit und der Umgang damit über die Jahrzehnte gut „eingespielt“ war. Aus irgendeinem Grund durfte, konnte, wollte er nie allein zu Hause sein. So blieb ich bei ihm, wenn meine Mutter mal in die Stadt fahren wollte und wurde Zeuge des Schauspiels. Zuerst die Abschiedsszene mit der bangen Frage, wann sie denn zurückkomme, sodass es einem vor Mitgefühl fast das Herz brach. Kaum war sie weg, stürmte er ins Haus, um sich eine Flasche Bier zu genehmigen, was sie wegen der Medikamente nie gutgeheißen hätte. Er genoss die Freiheit und dann, eine halbe Stunde vor ihrer Rückkehr, kam als letzter Akt die untröstliche Erwartung. Als hätte er nur gewartet, ging er ständig vor die Haustüre. Sie verging vor Schuldgefühl. Ja, was soll man dazu sagen? Das habe ich später mit meinen Kindern auch erlebt: „Mama wolltest Du nicht jetzt in die Stadt gehen? Übrigens, wann kommst Du wieder?“ Das kam mir sehr bekannt vor. War es bei meinen Eltern eine Tragödie, so bei meinen Kindern eine Komödie.

Vielen herzlichen Dank für das Interview!
Und ich bedanke mich bei Ihnen. Die Beschäftigung mit Humor hat eine Entwicklung in mir ausgelöst. Anfänglich glaubte ich, in Zusammenhang mit Psychiatrie keinen Humor zu kennen. In anderen Zusammenhängen bin ich ein froher Mensch, der gerne lacht. Diese Qualität übertragen zu können – darin haben Sie mir Mut gemacht. Ich habe nicht einfach eine Humorbrille aufgesetzt – das wäre unecht – sondern ich habe in mir meine Humorader ausgegraben und nun fließt eine Quelle der Lebensfreude, die ich gerne mit anderen Menschen teile. Mein innerer Resonanzraum ist reicher geworden. Danke für dieses Interview.

21.1.3 Interview mit Prof. Dr. phil. Dr. med. Dipl.-Psych. Rolf Dieter Hirsch

Prof. Dr. phil. Dr. med. Dipl.-Psych. Rolf Dieter Hirsch ist Facharzt für Nervenheilkunde, Geriatrie, Psychotherapeutische Medizin und Psychoanalyse. Er war früher Chefarzt der Abteilung für Gerontopsychiatrie und -psychotherapie und des Gerontopsychiatrischen Zentrums der LVR-Klinik in Bonn. Er ist Präsident der Akademie für Gerontopsychiatrie und -psychotherapie e.V. und erhielt 2009 das Bundesverdienstkreuz für seinen Einsatz und Verdienst im gerontopsychiatrischen Bereich. Derzeit ist er in eigener Praxis in Bonn tätig (www.hirsch-bonn.de).

Sehr geehrter Prof. Dr. Dr. Hirsch, Sie haben vor vielen Jahren eine der ersten Humorgruppen für gerontopsychiatrische Patienten ins Leben gerufen. Wie kamen Sie auf die Idee, so eine Gruppe genau dort zu starten? Ist die Psychiatrie ein so humorloser Ort, dass solch eine Gruppe vonnöten ist?
1996 war der 1. Basler Humorkongress, bei welchem ich einen Vortrag zu Humor im Alter hielt und viele Humorexperten traf, mit denen ich mich austauschte. Auf der Rückfahrt von Basel nach Bonn las ich das Taschenbuch „Heilkraft des Lachens“ (1985) von Michael Titze. In diesem beschrieb er

eine „Humorstation". Mein Gedanke war, eine „Humorstation" in der Gerontopsychiatrie einzurichten, wird mir nicht gelingen, aber eine Humorgruppe, das müsste klappen. Ich machte mir Gedanken dazu, sprach mit einem Mitarbeiter, einem Psychologen, der von der Idee begeistert war und „spinnisierte" mit ihm, wie wir das machen könnten. Und dann fingen wir einfach an. Mit den Erfahrungen, die wir in den ersten Gruppensitzungen machten, versuchten wir dann, die Humorgruppe etwas zu strukturieren. Wir veröffentlichten deren Ergebnisse. Nach einer Karenzzeit folgte eine weitere differenziertere Untersuchung, die uns noch mehr ermutigte, weiterzumachen. Und so entwickelte sich ein Acht-Stufen-Programm, welches ich mit einer sehr engagierten und humorbesessenen Psychologin kontinuierlich anbot. Hierzu gibt es ebenfalls einige Veröffentlichungen, die nahelegen, eine Humorgruppe als festen Bestandteil einer gerontopsychiatrisch/-psychotherapeutischen Behandlung für alte Menschen mit einer psychischen Störung (Ausschluss: Menschen mit Demenz) zu integrieren.

Die Psychiatrie hat immer Angst, für nicht voll und nicht ernst genommen zu werden. Ist der Humor in somatischen Kliniken schon verpönt, so ist dies in der Psychiatrie - bis auf wenige Ausnahmen - noch obsoleter. Man kennt zwar das pathologische Lachen, nicht aber das lebensbejahende, fröhliche Lachen und noch weniger den Humor als Therapeutikum. Inzwischen bin ich der Auffassung, dass in der Weiterbildung aller helfenden Berufe (Ärzte, Psychologen, Sozialarbeiter, Kranken- und Altenpflegeberufe, Therapeuten) zumindest ein Modul „Heiterkeit und Humor" ein fester Bestandteil sein sollte. Im stationären psychotherapeutischen/psychiatrischen Bereich sollte eine Humorgruppe fester Bestandteil eines multiprofessionellen Behandlungskonzeptes sein. Jeder Mensch hat mehr oder weniger einen Sinn für Humor. Diesen zu nützen, fördert die Gesundheit und verringert die Krankheit.

Ist so eine Gruppe nur für gerontopsychiatrische Patienten sinnvoll oder würden auch Menschen mit anderen psychischen Störungen und unterschiedlichen Alters genauso davon profitieren?

Für alte Menschen halte ich eine Humorgruppe für besonders wichtig, da viele von ihnen mit sehr gravierenden Einschränkungen oder Belastungen leben müssen und gesellschaftlich eher diskriminiert werden. Eine Humorgruppe kann zu Einstellungsveränderungen führen und alltägliche Missgeschicke auflösen. Sicherlich ist eine Humorgruppe für alle Altersbereiche sinnvoll. Sie muss natürlich dementsprechend ausgerichtet sein. Auch hierzu gibt es derzeit einige sehr ermutigende Ergebnisse. Eine Humorgruppe muss nicht nur im stationären Setting stattfinden. Möglich ist dies auch im ambulanten Bereich oder allgemeiner als eine präventive Intervention. Viktor Frankl meint zu Recht: „Nichts vermöchte die Umstellung gegenüber menschlichen Bedingt- und Gegebenheiten so heilsam zu gestalten, wie der Humor."

Wie kann man sich so eine Gruppe vorstellen und welche Auswirkungen können in einer Humorgruppe beobachtet werden?

Eine Humorgruppe wird meist „slow open" durchgeführt mit acht bis zwölf TeilnehmerInnen. Diese werden vom Team gemeinsam ausgewählt. Ausschlusskriterien sind: kognitive Defizite, exazerbierte Psychosen, akute Suizidalität, manchmal auch Schwersthörigkeit. Sinnvoll ist es, wenn die Gruppe zwei Leiter (Arzt, Psychologe, Sozialarbeiter, Therapeut, Kranken- oder Altenpfleger/in) hat. Entscheidend für die Leiter ist, ein Konzept gemeinsam vorab zu besprechen, diesbezügliche Literatur zu lesen und Mut zur eigenen Unvollkommenheit zu haben. Keinesfalls sollten es „Entertainer" sein, die einfach „bespaßen" wollen. Musik, Tanz und Rollenspiel sind wichtige Hilfsmittel, manchmal auch ein Witze- oder Anekdotenbuch, wenn einem „nichts mehr einfällt". Weitere Hilfsmittel können unterstützend sein: Luftballon, Seifenblasen, Puppen, Kinderspielzeug, Malartikel, „närrische" Kleidungsstücke, Musikinstrumente, CD-Player und anderes. Natürlich spielen „Humortechniken" (z.B. Über- und Untertreibung, Relativieren, Absurdität, Überraschung, Wortspiel, Körperhumor) eine wichtige Rolle, die, gezielt eingesetzt, eine erhebliche Bereicherung zur „Humorisierung" einer Situation oder Beziehung sind. Der Verlauf von Gruppensitzungen wird in Tabelle 21-1, S. 258 dargestellt.

Aus mehreren Untersuchungen geht hervor, dass alte Menschen mit einer psychischen Störung erheblich von einer Humorgruppe profitieren können. Deutlich ist, dass alte Menschen sehr wohl noch über Humorfähigkeit verfügen und diese auch steigern können. Wird durch eine Humorgruppe auch die Gesundheit der TeilnehmerInnen gefördert, so sind die Effekte bezüglich Resilienz und Lebenszufriedenheit erheblich höher und können mehrfach belegt werden. Auch die soziale Kompetenz erweitert sich und der Sinn für Komik. Erstaunlicherweise profitieren alte Menschen mit einer schweren Depression erheblich mehr von der Humorgruppe als diejenigen mit einer leichten.

Tabelle 21-1: Inhalte der Gruppensitzungen (Quelle: Hirsch et al., 2010: 45)

Sitzung	Inhalt
1. Stunde	Warum eine Humorgruppe Begriffserklärung: „Humor" im Unterschied zu „Witz" (Abgrenzung: gemeinsam lachen, nicht über jemanden lachen ...) Erinnerung an erste „humorvolle" Situation oder Person im Leben Lachübung (gemeinsam auf Aufforderung lachen – was passiert dabei/ Situationskomik ...)
2. Stunde	Erinnerung an eine witzig-kränkende und beschämende Situation und Rollenspiel Übung: sich gegenseitig Komplimente machen, sich freundlich begrüßen (im Sitzen zu ihrer Nachbarin oder durch den Raum gehen und sich gegenseitig begrüßen, Erweiterung bis zur grotesken Begrüßung)
3. Stunde	Äußern des ersten Gedankens am heutigen Tag (humorvolle sowie clowneske Verarbeitung) Äußern von „Glücksgedanken" Äußern des letzten Gedankens beim Einschlafen (humorvolle und clowneske Verarbeitung, Einsatz von Witz- und Anekdotenbüchern)
4. Stunde	Aufgabenstellung: Beobachten Sie sich bei Missgeschicken. Welche Missgeschicke haben Sie erlebt? Wie die anderen? (z. B. Gebiss fällt in die Suppe/Rollenspiele: „normal" – „humorvoll" – „clownesk")
5. Stunde	Spielen mit witzigen Gegenständen: Humorsack, der innerhalb der Gruppe auf dem Boden liegt. Jeder darf sich etwas aus dem Humorsack nehmen (rote Nasen, Brillen mit vielfältigen Gläsern, Jammer-, Schimpf-, Lach- und Jodelsack usw.). Aufgabenstellung: Erinnerungen, Assoziationen, Gesten zu den Gegenständen
6. Stunde	Zerrspiegel: Jeder stellt sich vor den Spiegel und schneidet Grimassen „Grübeln" und „Jammern" als Kunst „Irrationale Spiele", z. B. jeder spielt ein Tier, eine Politikerin, einen Beruf, sich als 10-Jährige, als Gewinnerin von einer Million
7. Stunde	Schilderungen über Alltagssituationen und dazu Rollenspiel („normal" – „humorvoll" – „clownesk", z. B. jemanden ansprechen/Kontakt knüpfen) Spielen und/oder lesen bzw. berichten/erzählen von Witzen, Anekdoten
8. Stunde	Biographische Episoden werden erfragt, z. B. der erste Kuss, die Lieblingslehrerin usw. oder auch „Was würden Sie tun, wenn Sie 6 Richtige im Lotto hätten" oder „... noch einmal 20 wären"? Clowneske Darstellung zu „steinalt", „Patientin" etc.

Tabelle 21-1: *Fortsetzung*

Sitzung	Inhalt
„Hausaufgaben“	Jeder wird aufgefordert/motiviert, zum nächsten Mal einen Witz oder eine Anekdote (z. B. aus Zeitung oder Zeitschrift etc.) mitzubringen oder eine erlebte komische Situation zu erzählen Kränkende Situation auf Station soll humorvoll und clownesk umgewandelt und bei Besuch von Angehörigen oder bei Belastungstagen zu Hause geübt werden Komische Situationen sollen beobachtet werden Im Rollenspiel Erarbeitetes soll auf den Alltag übertragen werden

Was kann Humor im Prozess der Regression oder der Stabilisierung bei Menschen mit Demenz bewirken?

Die Stärkung des Sinns von Humor für Menschen mit Demenz muss völlig anders gestaltet werden als für Menschen, die keine oder nur geringe kognitive Defizite haben. Manchmal wäre hier auch eine Kleingruppe oder Einzelintervention sinnvoll. Gerade in der ersten Zeit des Krankheitsverlaufs quälen sich viele, wenn sie erleben, vergesslicher zu werden, sich nicht mehr so orientieren zu können oder von anderen abhängig zu werden. Manche werden unsicher und depressiv. Die Umgangsweise mit Humor kann die Selbstsicherheit und das Selbstwertgefühl fördern. Mit sich selbst nicht so streng umzugehen, der Hang, sich abzuwerten und zu verzweifeln, kann mit Humor verringert werden. Missgeschicke können mit Komik belebt und verarbeitet werden. Hierzu bedarf es eines sehr sensiblen Umgangs mit den Betroffenen und deren Angehörigen. Zahlreiche Erfahrungen gibt es hierzu auch von KlinikClowns. Da der größte Teil unserer Kommunikation nicht verbal, sondern averbal (z. B. Mimik, Gesten, Verhalten) ist und wir auch über ein „Leibgedächtnis“ verfügen, sind diese Bereiche diejenigen, die Grundlage einer Humorgruppe sein müssen. Kognitionen vergehen, Emotionen bleiben! Wie man mit Einbußen umgeht, ist entscheidend. Nicht alles kann mit Humor bewältigt werden, doch viele Kränkungen, Missverständnisse und Folgen von kognitiven Defiziten lassen sich mit Humor besser bewältigen. Sicherlich ist dabei ein humorvolles Milieu entscheidend. „Normalität“ und „Ordnung“ erreichen zu wollen, ist sinnlos. Wir sollten mehr auf G. B. Shaw hören, wenn er schreibt: „Was wir brauchen, sind ein paar verrückte Leute; seht euch an, wohin uns die normalen gebracht haben.“

Gibt es bei Menschen mit demenziellen Erkrankungen Einschränkungen oder Risiken, was das Thema „Humor" angeht?

Gerne zitiere ich Hans Moser: „Im Prinzip wär alles heiter, gäb`s weniger Prinzipienreiter." Nicht humorvoll ist, über jemand zu lachen, ihn zu ver- oder auszulachen. Humor kann sich im gemeinsamen fröhlichen und heiteren Lachen zeigen, insbesondere in bizarren oder grotesken Situationen. Humor fördert Respekt sowie Anstand und führt zu einem freundlich-fröhlichen Umgang mit den Betroffenen. „Normale" haben Schwierigkeiten, die Welt des Menschen mit Demenz zu verstehen. Viele Missverständnisse können leicht zu gewaltsamen Handlungen führen. Einem Menschen mit Demenz sozial angepasstes Verhalten lernen lassen zu wollen ist müßig. Dieses humorvoll aufzugreifen und ein Happening daraus zu machen, fördert Betroffene wie Helfer bzw. Angehörige. So berichtet eine Angehörige: „Wir haben gemeinsam noch nie so viel gelacht, wie jetzt – trotz mancher Belastung!" Menschen mit Demenz können uns „Normale" lehren, dass vieles im Leben gar nicht so wichtig ist.

In Bezug auf die ältere Generation hört man immer wieder die Worte „in Würde altern". Schließen sich Humor und diese Worte nicht aus oder gibt es irgendeine Verbindung oder Beziehung zwischen den beiden?

In Würde altern kann man nur mit Humor. Sich selbst zu wichtig zu nehmen, über Rechthaben zu streiten und immer die Kontrolle zu besitzen, verringert die Chance, in Würde altern zu können. Von alten Menschen wird oft gefordert, pietätvoll, „weise" und altersentsprechend zu sein. Kinder schämen sich für das Verhalten alter Menschen. Warum? Die Sichtweise des Jüngeren sollte nicht entscheidender sein als die des alten Menschen. Die beste friedliche und fröhliche Waffe dagegen ist der Humor. Ihn sollte man allerdings lebenslang fördern und keine Gelegenheit auslassen, mit Humor Alternativen zu entwickeln. Trotzend zu lachen – und das mit Herz – fördert die Lebensqualität und verringert kognitive Einbußen.

Welche Rolle kann Humor für Angehörige demenzkranker Menschen spielen?

Voraussetzung für die Pflege eines Menschen mit Demenz – dies gilt für Angehörige und Professionelle – ist ein gewisses Quantum an Humor. Erstaunlicherweise wird ja in Selbsthilfegruppen für Angehörige viel gelacht.

Dieses befreit – wenn auch erst nur kurzfristig – von Überbelastung, Verzweiflung und Stress. Es geht natürlich nicht darum, Belastungen oder Hilflosigkeit einfach wegzulachen und nicht ernst zu nehmen. Doch es geht meist um den Augenblick in einer kritischen Situation. Diesen aufzugreifen und humorvoll anzugehen ist eine Kunst, die man auch lernen kann. Alternativen gibt es gegenüber Zwang und Gewalt immer. Angehörige können geschult werden, auch humorvolle Interventionen zu lernen. Viele sind dankbar, dass es diese Möglichkeit gibt und mögen diese auch nicht mehr missen.

Welche Voraussetzungen müssen professionelle Helfer mitbringen, um Humor einzusetzen? Kann man diese Fähigkeit erlernen?

Jeder professionelle Helfer hat mehr oder weniger Sinn für Humor. Diesen professionell zu fördern und zu nützen ist entscheidend. Natürlich gelingt dies besser in einem freundlichen und humorvollen Milieu, wofür aber auch jeder Mitarbeiter verantwortlich ist. Es geht um eine Einstellungsveränderung. Natürlich bedarf es auch einer humorvollen Leitung! Daran liegt es oft, wenn Fröhlichkeit und Heiterkeit in einer Einrichtung verpönt sind. Was ist zu tun? Hilfsmittel können sein: Anekdoten- oder Witzebücher zu lesen (täglich etwas), humorvolle CDs (beim Autofahren) oder DVDs (nach oder vor der Arbeit – auch gemeinsam während der Arbeitszeit), humorvolle Kinofilme oder Veranstaltungen zu besuchen. Schön wäre auch, ein „Humorzimmer“ für Mitarbeiter einzurichten, damit sie dort fröhlich entspannen können. Auf jeder Station oder in jedem Wohnbereich sollte mindestens ein Witze- oder Anekdotenbuch sein! In den Stationsrunden könnte man kritische und herausfordernde Verhaltensweisen von Kranken einfach „herumdrehen“. Dann werden diese erstmals komisch und können dann, nach einem gemeinsamen Lachen, humorvoll angegangen werden. In jeder schwierigen Situation steckt etwas Komisches. Dieses herauszufinden ist der Anfang, humorvoller umgehen zu lernen. Natürlich muss man sich selbst mehr hinterfragen: Warum muss der Kranke gerade jetzt etwas tun? Muss er erzogen werden? Ist die Leitlinie für den Helfer da oder umgekehrt? Ein freundliches Wort braucht weniger Zeit als ein unfreundliches! Zudem ist ein Lächeln die kürzeste Verbindung zwischen Menschen! Natürlich gibt es auch Humorschulungskurse oder -seminare (z.B. Improtheater, Grundkurse für Clowns, Vorträge und Seminare auf Tagungen).

Eine abschließende Frage: Was sagen Sie zum Thema „Humor in der psychiatrischen Pflege“: lebensnotwendig oder überflüssig?
Qualifizierte und würdevolle Pflege ohne Humor ist nicht möglich, wenn man sie respektvoll, kompetent und nicht nur leitlinienorientiert durchführen will. Pflege macht mit Humor Freude und verführt den Pflegemitarbeiter dazu, selbst etwas lebendiger zu werden. Mit Musik, Tanz und einem Liedchen auf den Lippen geht die Pflege leichter, kompetenter und fördert die Beziehung. Humor ist ein „Lebensmittel“, welches kontinuierlich, adäquat und menschenorientiert verabreicht werden sollte.

Literaturtipp
Hirsch, Rolf Dieter; Junglas, Karin; Konradt, Brigitte; Jonitz, Markus F. (2010). Humortherapie bei alten Menschen mit einer Depression. *Zeitschrift für Gerontologie und Geriatrie*, 43, 42–52.

21.2 Brief von Patch Adams

Während der Schreibphase dieses Buches hatte ich einen Briefwechsel mit Patch Adams. Man kennt Patch als immer gut gelaunten, liebevollen, positiv denkenden Menschen, Arzt und Clown. Was viele allerdings nicht wissen ist, dass er bereits drei Mal selbst wegen Suizidalität in psychiatrischer Behandlung war. Ich habe mir acht Fragen ausgedacht, die ich ihm geschickt habe:

1. Lieber Patch, du bist ein Pionier unter den Menschen, die Humor in Krankenhäuser und Gesundheitseinrichtungen (und nicht nur dort) bringen. Dabei hast du zuerst einmal eine ganz andere Erfahrung machen müssen und warst selbst wegen Suizidalität einmal Patient in einer Psychiatrie. Wie hat dich die Zeit dort geprägt?
2. Welchen Part spielt Humor für dich in der Gesundheitsfürsorge, der Gesundheitsförderung und welche Rolle kann Humor beim Genesungsprozess psychisch kranker Menschen spielen?
3. In Kliniken wird häufig von „professioneller Distanz“ im Umgang mit Patienten gesprochen. Wäre es nicht viel sinnvoller, von „professioneller Nähe“ zu sprechen?
4. Wieso sollte Humor in der psychiatrischen Pflege genauso dazugehören, wie das Amen in der Kirche?

5. Im Gesundheitswesen werden aus Patienten immer häufiger Kunden. Wie stehst du dazu?
6. Humor und Hoffnung, wie passen diese beiden Worte für dich zusammen?
7. Humor hilft heilen. Ist dieser Spruch aus dem Volksmund nur ein Wunschdenken oder wirklich Realität?
8. Und eine letzte Frage: Hat Humor die Kraft, die Welt zu verändern?

Leider ging die erste Antwort von Patch (vorerst) auf dem Postweg verloren. Später bekam ich den Brief doch noch per E-Mail zugestellt. In der Zwischenzeit hatte ich Patch erneut geschrieben und eine zweite Antwort erhalten. Ich möchte seine beiden Briefe und Antworten hier gerne mit Ihnen teilen.

Dear Jonathan,

Thank you for your kind words and your interest in my work. My experience in answering these questions has shown me that I simply know too much to answer your questions as they are worded. I will be 70 years old this month, and I have been working every single day of my life since the year 1963. It was in 1963 that I was hospitalized three separate times with a desire to kill myself. Between the second and third hospitalizations, I was present at Martin Luther King's "I Have a Dream" speech. During my third hospital visit, I had an epiphany: "You don't kill yourself! You make Revolution!" Clearly, every problem I wanted healed could be dramatically different if the world were loving.

We need a revolution of love – of loving – for all people and for nature.

So I decided to embody 6 qualities I feel make a great human being. I knew, as an extremely extroverted person, putting myself out there worked like magic with most all people. This really would help make a climate where love can flourish. I already saw the magical empowerment of humor that helped midwife friendship, love, and comfort. I was a goofy kid, and saw if I entertained bullies – these bullies wouldn't hit their fool.

I could easily see world societies, and individuals, have such complicated ideas (or no idea at all) about how to be loving, that lots of mistakes are made. Honest communication is infrequent. So many people (especially men) don't want to talk about love ... the love of a partner, love of friends, love of nature ...

My experience in clowning every single day for the past 52 years – in a million situations – is that, in the company of play (clown, toys, etc) there is humor (may it's like a muscle, getting much more trained with practice) fueled by laughter. Clowning is a trick to get love close.

When people ask me about laughter therapy, smile therapy, etc – I shake my head. Humor is not the therapy – it is the stethoscope to the human heart. Everywhere I go – all the time I'm playing with people to explore human intimacy and comfort; the vibe of safety and friendly, hundreds of thoughts of interactions with the intent to connect. I'm worried someday that someone will call the embrace of friends a form of "friend therapy". These qualities (simply appreciations for thousands of qualities) are not therapies – they are healthy actions of our species when working in a community – our repressed tribal instinct.

Laughter, human play; the ticklish triumphant; are the massage, the grease, the maze, the dance to get to the save moment of love. This is a lot of words for the dance of friendship, the dances of a tribe.

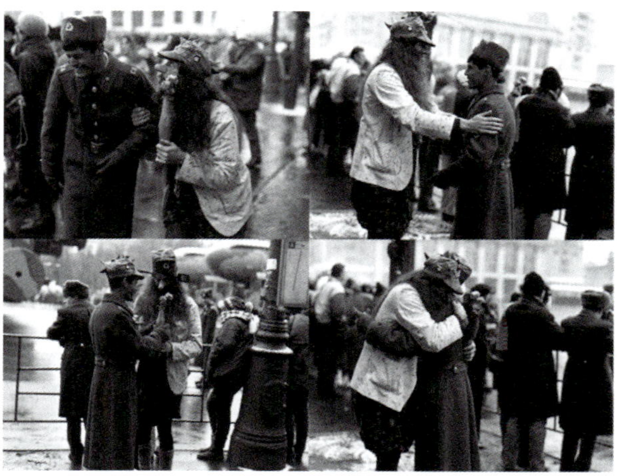

Foto: Holton Rower

The photos shown here come from St. Petersburg, then called Leningrad, It was 1988, and we were standing in front of the Winter Palace – the location the 1917 Russian Revolution began. The Soviet soldier in these photos was guarding parade of missile and tanks (see lower left photo) on display to commemorate a national holiday. You see humor makes it possible to touch the soldier, and get him bending in laughter. We then face each other, touching one another. We then exchanged our hats, and finally hugged in sweetness. Humor often makes communication easier when you don't know the language. Humor also helps keep one present in every interaction. I hope you see why speaking of laughter or humor as a therapy really diminishes what is going on.

Thinking it is "therapy" will inhibit the giver, partly because they might be worried about doing something "wrong" on that something that did or didn't work. This anxiety of "doing the wrong thing" really inhibits the humor.

When I give love, attention, and time in my medical work I don't think of it as "love therapy." I simply want to be a friendly person – a person who shows an interest in those around him. I know that the best possible doctor, the best possible person, the best possible human, I can be is someone who is consistently loving and fun. Humor is a major instrument for building romantic relationships and for building healthy communities. Laughter is the cement, the umbrella, and the wedge. If I had to call one thing therapy ... it would be community therapy.

If the purpose of therapy is that the receiver feels maximally wonderful – lets call it community therapy (or even tribal therapy). The bliss of the experience (feeling and thought) of belong.

One thing thats really wonderful about humor and love is that with them as skills, you can really put the patient at ease, stop pain, help feed, hold tight, sing songs, play with toys, and be present in calm and delight. I love it. I'm glad it's good for patients and families. I'm totally clear how good it – doing it – is good for me. I feel being there is a my sweetest self – the self I like the best.

There is a lot of talk of clown, humor, laughter being something you give to a patient – we'll call it "therapy". What is never discussed is how much the giving should be considered "therapy" for the giver. The giving of mother's (historically) love to her children has been such a health giving thing to mothers that all the real problems of history are due to men. So, who is giving "laughter therapy" to whom?

Love and care is bidirectional, as is humor and other social necessities. This means the relationship between care receiver and care giver is a dance, one that would prevent the care-giver from burning out since the one giving care would also receive care from the care recipient. As one gives care to another, this other fills the cup of the care giver with more care so that the care giver would feel full of care, rather than drained of care.

All this language is present – to diminish the connection with the use of the word "therapy" when talking about all the wonderful things about life – of being happy, funny, loving, cooperating, creative, and thoughtful. Art, music, dance, and all matters of artistic expression should not be thought of as therapies. These are the great things of life (and there are even more where those came from). Therapy is the outside things you bring in to help – as all their beloved things are flourishing, you need less therapy.

I have been with thousands of suicidal patients, and written to many more. I use all these things, not as therapies, but as friendships and see what happens. The way so few people are activists for a better, healthier world – I'm trying to figure how to midwife a violence-free world. Since we're heading for our extinction (if we don't change) – it feels like all non activists are suicidal.

Medical health professionals are often so out of touch with what mental health is – they actually have to question or doubt the value and essential presence of humor, love, joy, creativity, community in a healthy mental state. Do they really need studies? Hasn't a close look at their own life shown them that what they value for their own mental health? Who really needs a study except as one looks at one's own life.

I think professional distance (excuses not to use love or humor) are concepts created by the male health professionals to be an excuse to not get close ("involved") with a patient. I see nothing good about professional distance. Helping thrives in human intimacy.

The worse disease of history is market capitalism, and it will be the probable cause of our extinction – unless we make our value system compassion and generosity for all. There is no place for love in capitalism. Only a capitalist would ever think of a patient as a customer, a consumer, a client.

The rest of the letter answered questions 6, 7, 8.

Your letter firmly sparked me to write something to put on the internet so that I will never again be confused with laughter, humor, or clown therapy.

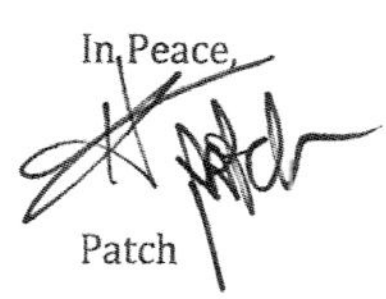

1) I send an old article - to give some backround. It tells of my 3 hospitalizations in one year - 1962-63 - In 3rd hospitalization - I decided to never have another bad day - so I make exactly myself as I decided to be - as a political act - to always be happy, funny, loving, cooperative, creative and thoughtful - I have love this now for 52 years solid. The experience also made me hostile to psychiatric diagnosis and psychiatric medicines - so in 45 years as a funny doctor - I never gave either.

2) - to be funny is an important healthy human emotion - not a therapy. One can do it every day - one can create a humorous spirit. There is lots of research on biochemistry, physcialogy, psychosocial ets on its great effects. Noone should need this research - it is obviously important, like love is.

3) Arrogant, hierarchal men invented the idea of „professional distance“ so that they can explain their inhuman behavior. This is a masculine approach. I recommend the feminine one of compassion and generosity.

4) Humor makes everything better - everywhere and at all times. It makes an atmosphere where everything important can be easier.

5) This is the capitalist system which I consider the worst illness in the world and the probable cause of our extinction. When medicine is a business - patients are customers. It's the biggest, vulgar, greedy business of the united states.

6) I think to be humorous or hopeful are personal choices anyone can make to help make a better life.

7) There is a huge amount of research showing humor helps healing. Any alert person can see this every day. „Comic relief“

8) Ideas in actions by dedicated people can change the world - humor is a great grease to help sustain effort.

In Peace, Patch

21.3 Umfrageergebnisse: Auswirkungen von Humor auf die Depressionsbehandlung

21.3.1 Einleitung

Menschen mit Depression wird häufig nachgesagt, sie verstünden keinen Humor (mehr) und hätten keinen Sinn für Humor (mehr). Ebenso lautet eine häufig genannte These, der Einsatz von Humor bei depressiven Menschen sei schwierig bis unmöglich oder sogar kontraproduktiv. Demgegenüber stehen einige Studien, die einen positiven Effekt durch den Einsatz von Humor in der psychiatrischen Therapie belegen konnten. Hirsch et al. (2010) untersuchten bereits die Humortherapie bei älteren Menschen und zeigten eine Effektivität von Humor. In einer Studie von Falkenberg (2012) zeigte sich, dass sich die Stimmung depressiver Menschen kurzzeitig verbesserte (keine Langzeitwirkung) und die Überzeugung, dass Humor in schwierigen persönlichen Situationen zur Bewältigung hilfreich sein kann.

In dieser dreimonatigen Online-Umfrage wurde versucht, diesen Gedanken auf den Grund zu gehen und zu erörtern, wie depressive Menschen Humor in der Behandlung empfinden und ob dieser einen positiven Einfluss auf die Erkrankung und/oder den Umgang damit haben kann. Ziel dieser Umfrage war es herauszufinden, ob Humor von depressiven Menschen in der Therapie erwünscht ist, wo er in der Therapie gefunden wurde und welche Auswirkungen er auf die Behandlung im stationären psychiatrischen Setting hatte.

21.3.2 Methode

Die Ergebnisse resultieren aus einer dreimonatigen Online-Befragung. Die Teilnehmergruppe umfasste erwachsene Personen mit diagnostizierter Depression, die aufgrund dessen schon mindestens einmal in stationärer psychiatrischer Behandlung waren. Die Teilnehmer beantworteten anhand eines Fragebogens insgesamt elf Fragen. Neben Multiple-Choice-Fragen standen bei fünf Fragen Freitextfunktionen zur Verfügung.

21.3.3 Fragestellungen

1. Geschlecht?
2. Alter?
3. Wie häufig waren Sie wegen Depression schon in stationärer psychiatrischer Behandlung?

4. Wo fanden Sie in der Behandlung einen humorvollen Umgang?
5. Glauben Sie, dass sich Humor positiv auf Ihre Erkrankung und/oder den Umgang damit auswirken kann?
6. Welche Auswirkungen hatte der Humor in der Behandlung?
7. Haben Sie während Ihrer Behandlung auch negative Erfahrungen mit dem Thema „Humor“ gemacht?
8. (Wenn ja, welche?)
9. Hätten Sie sich mehr Humor in der Behandlung gewünscht?
10. (Falls Sie mit „Ja“ oder „Manchmal“ geantwortet haben: Wo hätten Sie sich mehr Humor gewünscht?)
11. Beschreiben Sie kurz das humorvollste Erlebnis, das Sie während Ihrer Behandlung hatten.

21.3.4 Teilnehmende

An der Umfrage nahmen insgesamt 73 Personen teil: 53 % der Teilnehmenden waren weiblich, 47 % männlich. Die größte Altersgruppe bildeten mit 46,5 % Personen im Alter zwischen 46 und 60 Jahren. Die zweitgrößte Gruppe, mit 31,5 %, waren Menschen im Alter von 31 bis 45 Jahren. Mit jeweils 11 % beteiligten sich Personen im Alter von 18 bis 30 Jahren sowie eine Gruppe von Personen ab 60 Jahren.

Mit 35,6 % war die größte Gruppe der Befragten einmal in stationärer psychiatrischer Behandlung; 13,7 % waren bereits über fünfmal wegen ihrer Erkrankung in der Psychiatrie (Abb. 21-1, S. 270).

21.3.5 Ergebnisse

Die erste themenspezifische Frage betraf die Bereiche, in denen die Teilnehmenden einen humorvollen Umgang während der Behandlung erlebten. Hierbei waren Mehrfachnennungen möglich. Als größte Gruppe stellten sich hierbei mit 83,6 % die Mitpatienten heraus, gefolgt von den etwa gleichauf liegenden Gruppen der Pflegemitarbeiter (57,5 %) und der Co-Therapien (Ergotherapie, Bewegungstherapie, Kunsttherapie, Tanztherapie etc.) mit 56,2 %. Ärzte und Psychologen lagen mit 31,5 % deutlich dahinter. In der Ober-/Chefarztvisite hingegen fanden nur 16,4 % Humor (Tab. 21-2, S. 271). Angaben zu Humorecken oder -pinnwänden gab es kaum.

Eine andere Frage beschäftigte sich mit der Meinung der Betroffenen, ob sich Humor positiv auf ihre Erkrankung und/oder den Umgang damit auswirken könne. 82 % der Befragten äußerten, Humor könne sich positiv auf

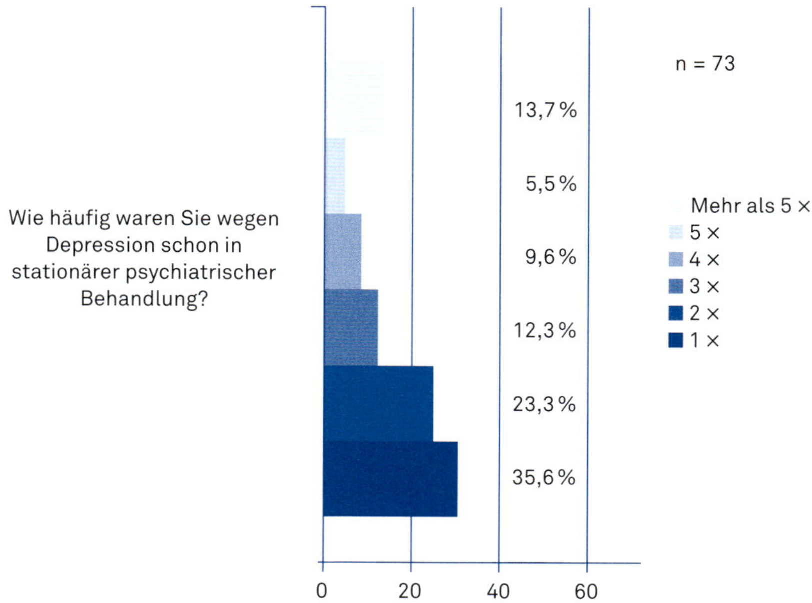

Abbildung 21-1: Häufigkeit der stationären psychiatrischen Behandlungen (Quelle: Eigenerstellung)

ihre Erkrankung und/oder den Umgang damit auswirken. 14 % waren unsicher und antworteten, dass sie es nicht wüssten. Hingegen äußerten nur 4 % der Befragten, Humor könne sich nicht positiv auf die Erkrankung und/oder den Umgang damit auswirken (Abb. 21-2, S. 272).

Eine weitere Frage beschäftigte sich mit den genauen Auswirkungen von Humor auf die stationäre Behandlung. Hierbei waren wieder Mehrfachnennungen möglich. An der Spitze der Antworten steht die Erheiterung des Gemüts. Für 56,2 % der Befragten steht diese knapp vor der Vertrauensbildung mit 52,1 %. Für 42,5 % der Befragten war Humor ein Hilfsmittel bei der Entschärfung von schwierigen Situationen und für 41,1 % diente er zum Abbau von Unruhe und Spannungen. Lediglich 6,8 % der Befragten äußerten keinen Effekt von Humor auf die Behandlung (Tab. 21-3, S. 272).

Der Großteil der Gruppe gab mit 71,2 % an, während der Behandlung keine schlechten Erfahrungen mit dem Thema „Humor“ gemacht zu haben. Insgesamt 28,8 % der Teilnehmer gaben an, bereits negative Erfahrungen mit dem Thema „Humor“ in einer stationären psychiatrischen Behandlung gemacht zu haben. Zu den negativen Erfahrungen gehörte größtenteils die

Tabelle 21-2: Humorvoller Umgang in der Behandlung (Quelle: Eigenerstellung)

Humorvoller Umgang in der Behandlung	Prozent-werte	Absolute Werte
Mitpatienten	83,6 %	61
Pflegemitarbeiter	57,5 %	42
Co-Therapien (z. B. Ergo-, Bewegungs-, Kunst-, Tanztherapie)	56,2 %	41
Ärzte/Psychologen	31,5 %	23
Pflegerische Gruppen (z. B. Kochgruppe, Backgruppe, Aktivitätengruppe)	27,4 %	20
Mitarbeitende des Reinigungsdienstes	21,9 %	16
Oberarzt-/Chefarztvisite	16,4 %	12
Sonstiges	8,2 %	6
Seelsorge	5,5 %	4
Sozialdienst	4,1 %	3
Aufnahmesekretariat	4,1 %	3
Humorpinnwand	1,4 %	1
Humorecke	1,4 %	1

Wahrnehmung der Betroffenen, ihre Symptomatik würde dadurch heruntergespielt werden und sie fühlten sich nicht ernst genommen. Auch ein Missverstehen von Humor in Krankheitsphasen wurde angemerkt. Für eine Person war es nicht zu ertragen, in schweren depressiven Phasen nicht mitlachen zu können. Eine weitere Person beschrieb den Humor als Trigger bei einem traumatisierten Patienten. Zynische Mitpatienten, die nicht auf die Gefühle anderer achten, eigene sarkastische Angaben, mit denen das Personal nicht umgehen konnte und schwarzer Humor, der abschreckte, wurden als weitere Beispiele genannt.

Mehr Humor in der Behandlung hätten sich 26 % der Befragten gewünscht. 34 % äußerten, dass sie sich manchmal mehr Humor gewünscht hätten. Von den Beteiligten, die nicht mit „Nein" geantwortet hatten, mach-

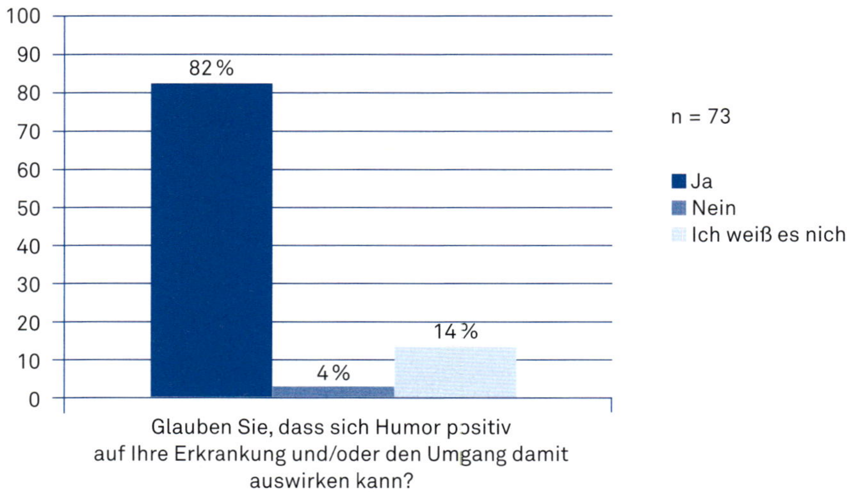

Abbildung 21-2: Einfluss von Humor auf die Erkrankung und/oder den Umgang damit (Quelle: Eigenerstellung)

Tabelle 21-3: Auswirkungen von Humor auf die Behandlung (Quelle: Eigenerstellung)

Auswirkungen von Humor auf die Behandlung	**Prozent-werte**	**Absolute Werte**
Erheiterung des Gemüts	56,2 %	41
Vertrauensbildung	52,1 %	38
Entschärfung schwieriger Situationen	42,5 %	31
Abbau von Unruhe und Spannungen	41,1 %	30
Durchbrechen ungünstiger Gedankenmuster	41,1 %	30
Ermöglichen einer neuen Sichtweise auf die Dinge	30,1 %	22
Angstabbau	27,4 %	20
Positive Stressbewältigung	24,7 %	18
Ventilfunktion (Ärger/Wut, Frust herauslassen)	21,9 %	16
Ich fühlte mich ernst genommen und wertgeschätzt.	20,5 %	15
Keine	6,8 %	5
Sonstiges	5,5 %	4

ten 28 Personen Angaben, in welcher Art oder Situation sie sich mehr Humor gewünscht hätten. Über die Hälfte der Antwortenden (57,1%) gaben auf diese Frage an, sie hätten sich von ärztlicher/therapeutischer Seite (mehr) Humor erwünscht.

64,4% der Umfrageteilnehmenden gaben eine Antwort auf die Frage nach ihrem humorvollsten Erlebnis während der Behandlung, obwohl auch viele antworteten, dass sie sich an kein spezielles Erlebnis mehr erinnerten, da die Behandlung schon längere Zeit zurücklag.

21.3.6 Zusammenfassung und Diskussion

Um die genauen Zusammenhänge dieses Themas zu erkunden, bedarf es weiterer Nachforschungen, die bestenfalls in persönlichen Interviews mit Betroffenen betrieben werden können. Diese Umfrage kann nur grobe Hinweise geben, in welche Richtung sich der Einsatz von Humor in der Behandlung depressiver Menschen entwickeln kann.

Mit dem Ergebnis von 82% der Befragten, für die Humor einen positiven Einfluss auf die Erkrankung und/oder den Umgang damit haben kann, ist erwiesen, dass Humor auch für depressive Menschen in der Therapie von Bedeutung ist. Somit sollte er ihnen in der stationären psychiatrischen Behandlung – vor allem von Ärzten und Therapeuten – nicht vorenthalten werden. Die deutliche Aussage der Betroffenen, dass sie sich mehr Humor, vor allem durch Ärzte und Therapeuten, gewünscht hätten, sollte aufzeigen, dass sich Humor und Professionalität keinesfalls ausschließen müssen.

Ein interessantes Bild ergibt sich bei der Frage, in welchen Bereichen genau den Teilnehmenden in der Behandlung Humor begegnet ist. Aus diesen Ergebnissen (s. Tab. 21-2) könnte sich ergeben, dass der Einsatz von Humor sinkt, je höher die Qualifikation des professionellen Helfers ist. Hierbei stellt sich wahrscheinlich die Frage nach der Seriosität oder der Professionalität. Häufig scheint Humor für viele höher gestufte Mitarbeiter nicht zu diesen beiden Begriffen zu passen. Mitpatienten hingegen müssen nicht „professionell" sein und sitzen im gleichen Boot. Vielleicht ist deshalb bei ihnen die Humorquote deutlich höher. Eine weitere Überlegung dazu wäre die Frage nach der Augenhöhe. Vielleicht verschiebt sie sich je nach Höhe der Qualifikation der therapeutischen Mitarbeiter. Demnach fiele es Ärzten beispielsweise schwerer als Pflegekräften, sich mit Patienten auf Augenhöhe zu begeben. Dies ist eine Hypothese, der weiter nachgegangen werden sollte. Im Aufnahmesekretariat und Sozialdienst geht es bekanntermaßen viel um organisatorische Angelegenheiten, wie beispielsweise Anträge. Vielleicht kommt der Humor durch den vielen Papierkram dort etwas zu kurz oder wird nicht besonders wahrgenommen. In der Seelsorge wird Humor scheinbar nicht ausgeschlossen, ist aber wahrscheinlich auch ein heißes Eisen, nach dem nicht immer gegriffen wird, da Probleme und Sorgen des Patienten im Mittelpunkt stehen und womöglich religiöse Themen Vorrang haben. Humorecken und -pinnwände gibt es es kaum. Diese Interventionsmöglichkeiten scheinen demnach nicht weit verbreitet zu sein.

Aus den hohen Prozentzahlen bei den Auswirkungen auf die stationäre Behandlung (s. Tab. 21-3) lässt sich folgern, dass Humor für die Betroffenen und den Erfolg der Behandlung wichtig ist. Man kann dabei aber auch erkennen, dass nur etwas über die Hälfte der Teilnehmer Humor als Erheiterung erlebten, was zeigt, dass der Sinn für Humor in depressiven Phasen deutlich beeinträchtigt ist.

Auf die Frage, ob die Teilnehmenden sich mehr Humor in der Therapie gewünscht hätten, hätte etwas spezifischer eingegangen werden können. Antwortet jemand mit „Nein“, kann das bedeuteten, dass es genug Humor gab, es kann aber auch sein, dass man sich keinen Humor in der Behandlung wünscht.

Interessanterweise wünschten sich viele Teilnehmende mehr Humor von Therapeuten (Ärzten/Psychologen) in der Behandlung. Dieser Wunsch widerlegt für mich den Gedanken von Humor als Unprofessionalität und zeigt auf, dass Humor in der Behandlung erwünscht ist.

Bei der Frage nach den humorvollsten Erlebnissen während der Behandlung wäre von weiterem Interesse gewesen, ob diese Erlebnisse direkt während einer depressiven Phase, eher beim Abklingen der Depression oder im Nachhinein als humorvoll wahrgenommen wurden. Interessant wäre auch der Schweregrad der Depression gewesen.

Einigen Teilnehmenden scheinen humorvolle Situationen nicht mehr präsent zu sein, da sie sich nicht mehr an spezielle Ereignisse erinnern konnten. Durch das Schildern von einzelnen humorvollen Aktionen, Geschichten und Begebenheiten lässt sich allerdings erkennen, dass depressive Menschen durchaus einen Sinn für Humor haben, auch wenn dieser in Krankheitsphasen meist deutlich beeinträchtigt ist.

Die Erfahrung zeigt, dass Humor bei depressiven Menschen ein gewisses Fingerspitzengefühl erfordert. Wichtig ist, die Situation und Stimmung des Patienten zu kennen und den Negativismus durch Lachen oder humorvolle

Interventionen nicht weiter zu verstärken. Ebenso können die Schuldgefühle depressiver Menschen verstärkt werden, weil sie nicht mitlachen können. Dies gilt es zu vermeiden. Depressive Menschen sollten trotzdem nicht nur in Watte gepackt und in den normalen Alltag einbezogen werden. In einem normalen Stationsalltag finden sich auch Humor und Lachen wieder. Diese Dinge zeigen ein gewisses Maß an Normalität. Es gilt mit depressiven Menschen gemeinsam Lösungen zu erarbeiten und sie zu stärken. Als Nahziel könnte dabei dienen, dass Lachen als normale Reaktion gewertet wird, dass man sich zwar momentan in einem depressiven Zustand befindet, jedoch wieder darauf hinarbeiten möchte. Dies sollte durch ständiges Geben von Hoffnung durch die professionellen Helfer unterstützt werden. Ein weiterer wichtiger Punkt ist das Gefühl der Wertschätzung und des Angenommen- und Ernstgenommen-Werdens. Manchmal fühlen sich depressive Menschen durch humorvolle Aussagen nicht ernst genommen oder sie gehen durch ihre Denkweise davon aus, dass ihr Leid oder Schicksal bagatellisiert wird. Darauf ist im stationären Bereich sehr zu achten, was wieder für das Fingerspitzengefühl und das richtige Timing spricht. Nach diesen Ergebnissen sollte Humor depressiven Menschen keinesfalls vorenthalten werden und mehr Einzug in die Therapie finden.

Literatur

Falkenberg, Irina (2012). Humortraining mit psychiatrischen Patienten. In: Wild, Barbara (Hrsg.). Humor in Psychiatrie und Psychotherapie. Neurobiologie – Methoden – Praxis. Stuttgart: Schattauer GmbH.

Hirsch, Rolf Dieter; Junglas, Karin; Konradt, Brigitte; Jonitz, Markus F. (2010). Humortherapie bei alten Menschen mit einer Depression. *Zeitschrift für Gerontologie und Geriatrie*, 43, 42–52.

21.4 Ethische Richtlinien von HumorCare e.V.

Artikel 1

Der Humor stellt ein komplexes Phänomen dar, das kognitive, affektive und physiologische Aspekte einbezieht. Humor führt zu einer Erheiterung, die sich im Lächeln und Lachen äußern kann, wodurch sich auch kommunikative Auswirkungen ergeben. Humor kann immer dann entstehen, wenn „komische" Normverletzungen entstehen, die einen vorgegebenen Bezugsrahmen sprengen. Geschieht dies unfreiwillig (wie im Fall körperlicher, geistiger oder psychischer Behinderungen), kann dies zu beschämenden, peinlichen Konsequenzen führen. Gerade psychisch kranke Menschen verhalten sich häufig unfreiwillig komisch. Sie können dadurch zu Objekten der Lächerlichkeit und zur Zielscheibe eines destruktiven „schwarzen" Humors (Ironie, Sarkasmus, Zynismus) werden. Die Mitglieder von HumorCare verpflichten sich, diese Art des Humors grundsätzlich zu vermeiden.

Artikel 2

Freiwillige Komik entsteht, wenn sich ein Mensch bewusst und gezielt auf kommunikative und aktionale Normverletzungen einlässt, die zu einem erheiternden Effekt führen. Dies setzt das Wissen um spezifische kontrollierbare Techniken voraus, die grundsätzlich erlernbar sind, daneben aber auch Ausdruck individueller Kreativität und Schlagfertigkeit sind. Professionelle HumoristInnen haben sich in diesem Zusammenhang ein großes Repertoire an Techniken erarbeitet, das es ihnen ermöglicht, andere Menschen zu verblüffen und zu erheitern. Ihr Ziel ist es, andere möglichst häufig zum Lachen zu bringen. Dieser Effekt ist vom therapeutischen Standpunkt aus unspezifisch. Therapeutisch wirksamer Humor zielt nicht auf den schnellen Effekt ab. Seine primäre Intention ist die systematische Vermittlung von Einsicht in das Entstehen jener komischen Phänomene, die die Identität eines Menschen in unfreiwilliger Weise akzentuieren und bestehende Krankheitssymptome dadurch verstärken können. Wer diese Wirkung bewusst reflektieren und steuern kann, vermag einen Identitätswandel zu vollziehen, der einem „anderen Weg des Denkens und Handelns" entspricht und zu einer aktiven Selbstbestimmung hinführt. Dieser Prozess beruht zunächst auf der Empathie und wohlwollenden Akzeptanz seitens derjenigen, die therapeutisch wirksamen Humor anwenden. Grundlegendes Ziel ist die Ermutigung, sich selbst nicht allzu ernst zu nehmen (Mut zur Unvollkommenheit), über sich selbst lachen zu können (Mut zur Lächerlichkeit) und starre soziale Normen und Idealvorstellungen relativieren bzw. in Frage stellen zu können (Mut zum Widersinn/Unsinn). Im Zuge reziproker Identifikation sollen diejenigen, die therapeutisch wirksamen Humor anwenden, sich selbst zum Spiegelbild dieses Einstellungswandels machen. Dabei können entsprechende Techniken des Humors vermittelt und eingeübt werden. Sie erfüllen die Funktion spezifischer Hilfsmittel in Zusammenhang mit diesem ermutigenden Einstellungswandel.

Artikel 3

Die Mitglieder von HumorCare sind, auch wenn sie über ein entsprechendes Expertenwissen verfügen, primär nicht auf das Ziel ausgerichtet, andere Menschen unspezifisch zu unterhalten. Sie präsentieren sich ihren KlientInnen daher nicht als KomikerInnen, Clowns oder WitzeerzählerInnen, um sie unreflektiert zum Lachen zu bringen. Sie setzen ihre Fähigkeiten vielmehr dosiert ein, um den therapeutisch wirksamen Ermutigungsprozess humorvoll zu fördern.

Artikel 4

Wenn Mitglieder von HumorCare als UnterhaltungskünstlerInnen in der Öffentlichkeit auftreten, weisen sie diese Darbietungen nicht als Beispiele therapeutisch wirksamen Humors aus.

Artikel 5

Wenn Mitglieder von HumorCare in der Öffentlichkeit oder in den Medien Aussagen zu Fragen therapeutisch wirksamen Humors machen, sind sie verpflichtet, dies in einer angemessenen Weise zu tun. Sie sollen sich dabei auf die Vermittlung sachlicher Informationen beschränken und von einer Darstellungsweise Abstand nehmen, die einen reisserischen, unseriösen oder sonstwie unwürdigen Eindruck erweckt.

Artikel 6

Mitglieder von HumorCare sind für ihre beruflichen Aktivitäten verantwortlich. Ihre Arbeit basiert auf einer empathischen Grundhaltung und dem Respekt für die Würde, die Persönlichkeit sowie die Privatsphäre ihrer KlientInnen. Im Übrigen sind die Mitglieder von HumorCare gehalten, sich jenen ethischen Richtlinien verpflichtet zu fühlen, die für die jeweiligen Berufsgruppen bereits verbindlich sind.

(Quelle: http://humorcare.com/humorcare-ev/satzung/index.php
→ Richtlinien [Zugriff: 09.08.2015])

21.5 Witze

Meiner Meinung nach sollte ein Buch mit diesem Titel definitiv humorvoll enden. Daher möchte ich hier eine kleine Sammlung von Witzen aus unserem Arbeitsfeld, die mir in den vergangenen Jahren immer wieder begegnet sind, aufführen. Aber darf man eigentlich Witze über psychische Erkrankungen machen? Fördern solche Witze nicht die Stigmatisierung psychisch kranker Menschen? Ich erlebe es in meinem akutpsychiatrischen Alltag immer wieder, dass man über die Erkrankungen mit Patienten Witze machen kann oder sie gar direkt von ihnen kommen. Ich möchte die Witze hier also trotzdem im Kreis von „professionellen Mitarbeitern" aufführen, da ich denke, dass Sie den Ernst der Lage kennen, unterscheiden können und dadurch keinesfalls stigmatisieren.

> Ein Besucher einer psychiatrischen Anstalt fragt den Direktor, nach welchen Kriterien entschieden wird, wann ein Patient aufgenommen wird oder nicht.
> Der Direktor antwortet: „Wir füllen eine Badewanne, geben dem Kandidaten einen Teelöffel, eine Tasse und einen Eimer und bitten ihn, die Badewanne zu leeren."
> Der Besucher: „Ich verstehe. Ein normaler Mensch würde den Eimer nehmen, richtig?"
> Der Direktor: „Nein, ein normaler Mensch würde den Stöpsel ziehen. Möchten Sie ein Zimmer mit oder ohne Balkon?"

> Ein Mann leidet an Enkopresis, zu Deutsch: er scheißt sich in die Hose. Er geht zu seinem Hausarzt, der nach gründlicher Untersuchung keinen physischen Grund für sein Problem findet, also rät er ihm, sich an einen Psychotherapeuten zu wenden.
>
> Erstes Ende:
> Der Mann geht zu einem klassischen Psychoanalytiker.
> Fünf Jahre später trifft er einen Freund.
> „Hallo. Na, was macht deine Therapie?"
> „Phantastisch!" antwortet der Mann euphorisch.

„Scheißt du dir jetzt nicht mehr in die Hose?"
„Doch, ich scheiß mir immer noch in die Hose, aber jetzt weiß ich wenigstens, warum!"

Zweites Ende:
Der Mann geht zum Behavioristen.
Fünf Tage später trifft er einen Freund.
„Hallo, was macht deine Therapie?"
„Wahnsinn", antwortet der Mann begeistert.
„Scheißt du dir jetzt nicht mehr in die Hose?"
„Doch, aber inzwischen trage ich Gummihosen!"

Drittes Ende:
Der Mann geht zum Gestalttherapeuten.
Fünf Monate später trifft er einen Freund.
„Hallo, was macht deine Therapie?"
„Fabelhaft!" antwortet der Mann begeistert.
„Scheißt du dir jetzt nicht mehr in die Hose?"
„Doch, ich scheiß mir immer noch in die Hose, aber jetzt ist es mir egal!"
(Bucay, 2014: 67 f.)

Eine Mutter holt ihren Sohn vom Psychoanalytiker ab.
„Und", fragt sie neugierig, „was hat er gesagt?"
„Ich hätte einen Ödipus-Komplex", antwortet der Sohn.
„Ach so ein Quatsch! Hauptsache, du hast deine Mami lieb."

Der kleine Jonny wacht in der Nacht auf und muss Pipi machen. Um zur Toilette zu kommen, muss er durch das Schlafzimmer seiner Eltern laufen, wo seine Eltern gerade bei einem leidenschaftlichen Verkehr in 69-Stellung beschäftigt sind. Der kleine Jonny schaut kurz zu, geht weiter zum Badezimmer und meint kopfschüttelnd zu sich selbst: „Und mich schleppen sie zum Therapeuten, bloß weil ich Daumen lutsche!"
(Hätten Sie gedacht, dass diesen Witz Otto F. Kernberg, Direktor des Instituts für Persönlichkeitsstörungen in Westchester und Professor

für Psychiatrie in New York erzählt hat? Zu finden ist der Witz in seinem Vorwort zu dem Buch „Humor in Psychiatrie und Psychotherapie. Neurobiologie – Methoden – Praxis“ von Barbara Wild (2012)

Ein paar Irre fahren Auto.
„Halt!“ ruft einer plötzlich, als er eine Pfütze sieht, „der Bodensee!“ Er klettert auf's Autodach und macht einen Kopfsprung. Als er wieder zu sich kommt, sagt er: „Alles klar, Jungs, wir können weiterfahren. Ist zugefroren!“

Warum ist eine Psychotherapie bei Männern viel kürzer als bei Frauen?
Wenn es Zeit ist, mental in die Kindheit zurückzukehren, sind die Männer schon da.

„Herr Doktor, mit mir ist etwas nicht in Ordnung!“, beschwert sich der zweiundneunzigjährige Herr Grünlich beim Psychiater. „Ich laufe dauernd jungen Mädchen hinterher!“
„Aber das ist doch ganz natürlich, Herr Grünlich!“ beruhigt ihn der Arzt.
„Nun ja – aber ich kann mich nicht erinnern, weswegen!“

Der Psychotherapeut zum Patienten: „Haben Sie Verwandte?“
Patient: „Einen Zwillingsbruder. Wir wurden immer verwechselt. Wenn er was anstellte, bekam ich die Prügel. Aber jetzt habe ich es ihm heimgezahlt.“
Psychotherapeut: „Wie denn?“
Patient: „Letzte Woche bin ich gestorben, aber ihn haben sie beerdigt ...“

Zwei Verrückte spielen „Mensch ärgere dich nicht“.
Der eine: „Schach!“
Daraufhin der Andere: „Hey, bei Halma gibt es keinen Elfmeter.“

Ein Mann sitzt in einer psychologischen Untersuchung. Der Psychologe malt ein Dreieck und fragt: „Woran denken Sie, wenn Sie das sehen?" – „An Sex", antwortet der Patient.
Der Psychologe malt einen Kreis und fragt wieder: „Woran denken Sie, wenn Sie das sehen?" – „An Sex", antwortet der Patient.
Der Psychologe malt ein Viereck und fragt wieder: „Und woran denken Sie, wenn Sie das sehen?" – „An Sex", sagt der Patient.
Der Psychologe: „Sie denken immer nur an das Eine!"
Der Patient: „Wer malt denn hier die ganze Zeit diesen Schweinkram?"

Im Wartezimmer eines Psychiaters unterhalten sich zwei Patienten.
Der eine fragt den anderen: „Warum sind Sie hier?"
Dieser antwortet: „Ich bin Napoleon. Mein Arzt meinte, ich solle zum Psychiater gehen."
„Woher wissen Sie denn, dass Sie Napoleon sind?"
„Das hat mir Gott gesagt."
Da meldet sich ein anderer Patient zu Wort: „So ein Unsinn! Das habe ich nie gesagt."

Zwei Knirpse beim Psychiater.
Meint der eine: „Du, der ist sehr gut – er sucht die Schuld immer bei den Eltern!"

Ein Mann beim Psychiater: „Herr Doktor, ich glaube ich bin ein Auto. Brumm, brumm, brumm..."
Der Arzt: „Machen Sie das nochmal."
„Brumm, brumm, brumm ..."
„Ich glaube Ihr Vergaser ist verstopft!"

Ein Mann kommt in ein Gasthaus, bestellt ein Bier, trinkt es bis auf einen kleinen Rest aus und gießt diesen dem Wirt ins Gesicht.

„Es ist mir furchtbar peinlich. Das ist bei mir ein nervöser Zwang. Einfach nicht zu unterdrücken ..."
„Da sollten Sie aber schleunigst einen Psychiater aufsuchen!"
Einige Zeit später kommt der Mann wieder in das Gasthaus, bestellt ein Bier, trinkt es bis auf einen kleinen Rest aus und gießt diesen dem Wirt wieder ins Gesicht. Der Wirt wird böse.
„Ich habe Ihnen doch gesagt, Sie sollen einen Psychiater zu Rate ziehen!"
„Das habe ich auch getan!", grinst der Mann fröhlich.
„Es scheint aber nicht geholfen zu haben", murrt der Wirt.
„Doch, doch. Jetzt ist mir die Sache überhaupt nicht mehr peinlich."

Ein Arzt zum Patienten: „Herr Peters, ich habe zwei Nachrichten für Sie. Eine gute und eine schlechte. Die schlechte Nachricht ist, Sie haben Alzheimer. Die gute Nachricht ist, Sie werden es gleich wieder vergessen."

Eine Mutter kommt mit ihrer Tochter zum Psychiater. „Sie müssen meiner Tochter helfen, sie bildet sich nämlich ein, ein Huhn zu sein."
„Seit wann denn?"
„Seit drei Jahren", sagt die Mutter sorgenvoll.
„Und da kommen Sie erst jetzt?"
„Wir haben doch die Eier so dringend benötigt."

Ein Mann klagt seinem Psychiater:
„Seit Wochen bin ich von dem Gedanken besessen, mein Geschlechtsteil in den Gurkenschneider zu stecken. Ich träumte davon, dann konnte ich nicht mehr schlafen. In der Gurkenfabrik konnte ich mich auf nichts mehr konzentrieren. Ich dachte immer nur an das Eine. Gestern habe ich es getan!"
„Mein Gott", stöhnt der Arzt. „Und was geschah?"
„Mir wurde sofort gekündigt."

„Und der Gurkenschneider?"
„Der ist natürlich auch entlassen worden!"

Ein Psychologe steigt schnaufend in ein Taxi. Der Taxifahrer: „Na, wohin soll es den gehen?"
Der Psychologe: „Fahren Sie mich irgendwo hin, ich werde überall gebraucht."

Kommt ein Patient zum Psychoanalytiker und klagt: „Herr Doktor, helfen Sie mir, ich habe die Zwangsvorstellung, ich sei ein Hund."
„Na beruhigen Sie sich erst einmal und legen Sie sich hier auf die Couch."
„Ich darf doch nicht auf die Couch."

Kennen Sie den Unterschied zwischen einem Neurotiker, einem Psychotiker und einem Psychiater? Der Neurotiker baut Luftschlösser, der Psychotiker wohnt darin und der Psychiater kassiert die Miete!

Kommt eine Nymphomanin zum Psychiater.
Psychiater: „Legen Sie sich bitte auf die Couch."
Patientin strahlend: „Woher wussten Sie so schnell, was mir fehlt?"

Eine alte Dame weiß sich nicht mehr zu helfen und beschließt, einen Psychiater aufzusuchen. Sie berichtet ihm sofort von ihren Ängsten: „Herr Doktor, immer wenn ich abends in mein Bett gehe, muss ich mich auf den Boden legen und nachsehen, ob unter meinem Bett kein Mann liegt. Was soll ich nur tun?"
Daraufhin rät ihr der Psychiater: „Die Sache ist doch ganz leicht. Sägen Sie einfach die Füße des Bettes ab."

Ein Mensch fragt: „Wo geht es hier zum Bahnhof?" Es antwortet …

… der Gesprächstherapeut: „Sie wissen nicht, wo der Bahnhof ist und das macht Sie nicht nur traurig, sondern auch ein Stück weit wütend."
… der Tiefenpsychologe: „Sie wollen verreisen?"
… der Psychoanalytiker: „Sie meinen dieses lange dunkle Gebäude, wo die Züge immer rein und raus, rein und raus … fahren?"
… der Sozialarbeiter: „Keine Ahnung, aber ich fahre Sie schnell hin."
… der Sozialpädagoge: „Ich weiß nicht, aber es ist gut, dass wir darüber reden können."
… der Gestalttherapeut: „Du, lass das voll zu, dass Du zum Bahnhof willst."
… der Bioenergetiker: „Machen Sie mal: sch… sch… sch…"
… der Verhaltenstherapeut: „Heben Sie den rechten Fuß, schieben Sie ihn vor, setzen Sie ihn jetzt auf. Sehr gut. Hier haben Sie ein Bonbon."
… der Psychiater: „Bahnhof? Zugfahren? Welche Klasse?"
… der Neurologe: „Sie haben also die Orientierung verloren. Passiert Ihnen das öfter?"
… der Familientherapeut: „Was glauben Sie, denkt Ihre Schwester, was Ihre Eltern fühlen, wenn die hören, das Sie zum Bahnhof wollen?"
… der systemische Therapeut: „Stellen Sie sich vor: plötzlich geschieht ein Wunder und Sie sind schon am Bahnhof. Was ist anders dadurch?"
… der Psychodramatherapeut: „Zum Bahnhof. Fein. Das spielen wir mal durch. Geben Sie mir Ihren Hut, ich gebe Ihnen meine Jacke und dann …"
… der NLP-ler: „Schließen Sie die Augen, stellen Sie sich vor: eine Blume am Rande eines Weges …"
… der Positiv-Denker: „Schließen die Augen und sagen Sie zu sich selber: Ich bin wunderbar und einzigartig und ich vertraue meinem Unterbewusstsein, dass es den für mich richtigen Weg weiß."

... der Pädagoge: „Ich weiß natürlich, wo der Bahnhof ist. Aber ich denke, dass es besser für Dich ist, wenn Du es selbst herausfindest."
... der humanistische Psychotherapeut: „Wenn Du da wirklich hinwillst, wirst Du den Weg auch finden."

" Anrufbeantworter in einer psychiatrischen Klinik
„Hallo und herzlich willkommen bei unserer Hotline für Menschen mit psychischen Problemen.
Wenn Sie unter einer Zwangsneurose leiden, dann drücken Sie bitte immer wieder die 1.
Wenn Sie co-abhängig sind, dann bitten Sie jemanden, für Sie die 2 zu drücken.
Multiple Persönlichkeiten drücken bitte die 3, 4, 5 und 6.
Wenn Sie paranoid sind, wissen wir genau, was Sie wollen. Bleiben Sie in der Leitung, damit wir Ihren Anruf zurückverfolgen können!
Wenn Sie zu Wahnvorstellungen neigen, drücken Sie die 7 und wir stellen eine Verbindung zu Ihrem Raumschiff her.
Wenn Sie schizophren sind, hören Sie ganz genau hin. Eine dünne helle Stimme wird Ihnen zuflüstern, welche Nummer Sie drücken müssen.
Wenn Sie Legastheniker sind, wählen Sie folgende Zahlenkombination: 96969696969696.
Wenn Sie nervöse Störungen haben, fummeln Sie so lange an der Tastatur herum, bis sich ein Spezialist meldet.
Wenn Sie unter Gedächtnisschwund leiden, geben Sie uns bitte Ihren Namen, Ihre Adresse, die Telefonnummer, Ihr Geburtsdatum und Ihre Sozialversicherungsnummer – und natürlich den Mädchennamen Ihrer Mutter.
Wenn Sie an einem posttraumatischen Stress-Syndrom leiden, drücken Sie l-a-n-g-s-a-m und v-o-r-s-i-c-h-t-i-g dreimal die 0.
Wenn Sie manisch-depressiv sind, hinterlassen Sie uns nach dem Signalton, vor dem Signalton oder nach dem Signalton eine Nachricht. Bitte warten Sie auf den Signalton.
Wenn Sie Probleme mit dem Kurzzeitgedächtnis haben, drücken Sie die 9.

Wenn Sie Probleme mit dem Kurzzeitgedächtnis haben, drücken Sie die 9.
Wenn Sie Probleme mit dem Kurzzeitgedächtnis haben, drücken Sie die 9.
Wenn Sie unter einem Minderwertigkeitskomplex leiden, dann legen Sie bitte auf. Die Leute hier sind sowieso viel zu beschäftigt, um ausgerechnet mit Ihnen zu reden.
Wenn Sie in den Wechseljahren sind, legen Sie auf, machen Sie einen Ventilator an, legen Sie sich hin und weinen Sie. Sie werden nicht immer verrückt bleiben.
Wenn Sie blond sind, drücken Sie um Himmels Willen auf keine Knöpfe – Sie bringen sonst bloß alles durcheinander.
Wir danken für Ihren Anruf! Einen schönen Tag noch."

Literaturverzeichnis

Abel, Ernest L.; Kruger, Michael L. (2010). Smile intensity in photographs predicts longevity. *Psychological Science*, 21 (4), 542–544.

Adams, Patch; Mylander, Maureen (1999). Gesundheit! 2. Auflage. Oberursel: Zwölf&Zwölf Verlag.

Adler, Alfred (2005). Menschenkenntnis. 36. Auflage. Frankfurt am Main: Fischer Taschenbuch Verlag.

Amering, Michaela; Schmolke, Margit (2012). Recovery. Das Ende der Unheilbarkeit. 5., überarbeitete Auflage. Bonn: Psychiatrie Verlag.

Anthony, William A. (1993). Recovery from mental illness. The guiding vision of the mental health service system in the 1990s. *Psychosocial Rehabilitation Journal*, 16, 11–23.

Antonovsky, Aaron (1997). Salutogenese: zur Entmystifizierung der Gesundheit. Deutsche, erweiterte Auflage herausgegeben von Alexa Franke. Tübingen: dgvt-Verlag.

Bach, George Robert; Goldberg, Herb (1974). Creative aggression. The art of assertive living. Gretna, LA: Welness Institute.

Bachmaier, Helmut (2003). Warum lachen die Menschen? Über Komik und Humor. In: Bachmaier, Helmut (Hrsg.). Lachen macht stark. Humorstrategien. Göttingen: Wallstein Verlag.

Bauer, Joachim (2008). Prinzip Menschlichkeit. Warum wir von Natur aus kooperieren. 3. Auflage. München: Wilhelm Heyne Verlag.

Benner, Patricia; Wrubel, Judith (1997). Pflege, Streß und Bewältigung. Gelebte Erfahrung von Gesundheit und Krankheit. Bern: Verlag Hans Huber.

Berckhan, Barbara (2008). Judo mit Worten. Wie Sie gelassen Kontra geben. 7. Auflage. München: Kösel-Verlag.

Berenbrinker, Udo; Karpawitz, Jenny (2012). Mit den Augen der Freude. In: Korp, Harald-Alexander; Müller, Christoph; Titze, Michael (Hrsg.). Mit Humor und Heiterkeit Krisen meistern. Jahrbuch 2012 HumorCare e. V. Tuttlingen: HCD-Verlag.

Berk, Lee S. (1994). New discoveries in psychoneuroimmunology. *Humor & Health Letter*, III (6), 1–8.

Berk, Lee S.; Felten, David L.; Tan, Stanley A.; Bittman, Barry B.; Westengard, James (2001). Modulation of neuroimmune parameters during the eustress of humor-associated mirthful laughter. *Alternative Therapies and Healthy Medicine*, 7 (2), 62–72.

Berk, Lee S.; Tan, Stanley A. (1996). The laughter-immune connection: New discoveries. *Humor & Health Journal*, V (5), 1–5.

Bischofberger, Iren (2008a). Humor – ein Pflegekonzept im Aufwind. In: Bischofberger, Iren (Hrsg.). Das kann ja heiter werden. Humor und Lachen in der Pflege. 2., überarbeitete und erweiterte Auflage. Bern: Verlag Hans Huber, Hogrefe AG.

Bischofberger, Iren (2008b). Tipps für engagierte MacherInnen. In: Bischofberger, Iren (Hrsg.). Das kann ja heiter werden. Humor und Lachen in der Pflege. 2., überarbeitete und erweiterte Auflage. Bern: Verlag Hans Huber, Hogrefe AG.

Bischofberger, Iren (2015). Humor. In: Käppeli, Silvia (Hrsg.). Pflegekonzepte. Phänomene im Erleben von Krankheit und Umfeld. Band 3. 8. Nachdruck 2015. Bern: Verlag Hans Huber, Hogrefe AG.

Bressler, Eric R.; Balshine, Sigal (2006). The influence of humor on desirability. *Evolution and Human Behavior*, 27, 29–39.

Brutsche, Martin H.; Grossman, Paul; Müller, Rebekka E.; Wiegand, Jan; Pello; Baty, Florent; Ruch, Willibald (2008). Impact of laughter on air trapping in severe chronic obstructive lung disease. *International Journal of COPD*, 3, 1–8.

Bucay, Jorge (2014). Komm, ich erzähl dir eine Geschichte. 15. Auflage. Frankfurt am Main: Fischer Taschenbuch.

Buchkremer, Gerhard; Buchkremer, Stefan (2012). Humor in der Verhaltenstherapie. In: Wild, Barbara (Hrsg.). Humor in Psychiatrie und Psychotherapie. Neurobiologie – Methoden – Praxis. Stuttgart: Schattauer GmbH.

Caby, Andrea; Caby, Filip (2013). Die kleine Psychotherapeutische Schatzkiste. Teil 2. Weitere systemisch-lösungsorientierte Interventionen für die Arbeit mit Kindern, Jugendlichen, Erwachsenen oder Familien. Dortmund: Borgmann Media.

Caby, Filip; Caby, Andrea (2014). Die kleine Psychotherapeutische Schatzkiste. Teil 1. Tipps und Tricks für kleine und große Probleme vom Kindes- bis zum Erwachsenenalter. 3. Auflage. Dortmund: Borgmann Media.

Clark, Adam; Seidler, Alexander; Miller, Michael (2001). Inverse association between sense of humor and coronary heart disease (Letter to the editor). *International Journal of Cardiology*, 80, 87–88.

Cousins, Norman (1981). Der Arzt in uns selbst. Anatomie einer Krankheit aus Sicht des Betroffenen. Reinbek bei Hamburg: Rowohlt Verlag GmbH.

Csikszentmihalyi, Mihaly (2010). Flow: Das Geheimnis des Glücks. 15. Auflage. Stuttgart: Klett-Cotta.

Cubasch, Peter (2012). Lachen – Tanz des Zwerchfells. Über die heilsame Wirkung des Lachens und Atmens. In: Korp, Harald-Alexander; Müller, Christoph; Titze, Michael (Hrsg.). Mit Humor arbeiten. Jahrbuch 2011 HumorCare Deutschland. 2., durchgesehene Auflage. Tuttlingen: HCD-Verlag.

Danninger, Katharina (2012). Eine Fahrt durch stille Gewässer und Stromschnellen. Humorseminare im Gesundheitswesen. In: Korp, Harald-Alexander; Müller, Christoph; Titze, Michael (Hrsg.). Mit Humor arbeiten. Jahrbuch 2011 HumorCare Deutschland. 2., durchgesehene Auflage. Tuttlingen: HCD-Verlag.

Davila-Ross, Marina; Jesus, Goncalo; Osborne, Jade; Bard, Kim A. (2015). Chimpanzees (*Pan troglodytes*) Produce the Same Types of „Laugh Faces“ when They Emit Laughter and when

They Are Silent. PLoS ONE, 10 (6), e0127337. doi:10.1371/journal.pone.0127337 [Zugriff: 22.09.2015].

Deegan, Patricia (1996). Recovery and the conspiracy of hope. Presented at the Sixth Annual Mental Health Services Conference of Australia and New Zealand, Brisbane, Australia.

Deutsche Gesellschaft für Soziale Psychiatrie (2010). DENK-an-STÖßE (10/2010). Köln.

Dopychai, Arno (1988). Der Humor. Begriff, Wesen, Phänomenologie und pädagogische Relevanz. Dissertation. Bonn: Rheinische Friedrich-Wilhelms-Universität.

Dörner, Klaus; Plog, Ursula; Teller, Christine; Wendt, Frank (2002). Irren ist menschlich. Lehrbuch der Psychiatrie und Psychotherapie. Bonn: Psychiatrie Verlag.

Duden Fremdwörterbuch (1982). Mannheim: Bibliographisches Institut.

Ellis, Albert (1977). Fun as psychotherapy. In: Ellis, Albert; Grieger, Russell (Eds.). Handbook of Rational-emotive Therapy. New York: Springer Publishing Company.

Eyser, Bettina vom; Müller, Christoph (2011). Lass die Puppen tanzen. Humorarbeit in der psychiatrischen Pflege mit therapeutischen Handpuppen. *Psych Pflege*, 17, 185–191.

Eyser, Bettina vom; Müller, Christoph (2012). Wenn „Pelle" und „Lissy" vom Leben erzählen. Mit therapeutischen Handpuppen in der psychiatrischen Pflege spielen. In: Korp, Harald-Alexander; Müller, Christoph; Titze, Michael (Hrsg.). Mit Humor arbeiten. Jahrbuch 2011 HumorCare Deutschland. 2., durchgesehene Auflage. Tuttlingen: HCD-Verlag.

Falkenberg, Irina; McGhee, Paul E.; Wild, Barbara (2013). Humorfähigkeiten trainieren. Manual für die psychiatrisch-psychotherapeutische Praxis. Stuttgart: Schattauer GmbH.

Farrelly, Frank; Brandsma, Jeffrey M. (1986). Provokative Therapie. Nachdruck 2009. Berlin, Heidelberg: Springer Verlag.

Fey, Ulrich (2013). Clowns für Menschen mit Demenz. Das Potenzial einer komischen Kunst. Frankfurt am Main: Mabuse-Verlag.

Filippelli, Mario; Pellegrino, Riccardo; Iandelli, Iacopo; Misuri, Gianni; Rodarte, Joseph R.; Duranti, Roberto; Brusasco, Vito; Scano, Giorgio (2001). Respiratory dynamics during laughter. *Journal of Applied Physiology*, 90, 1441–1446.

Flückiger, Christoph; Wüsten, Günther (2009). Ressourcenaktivierung. Ein Manual für die Praxis. 1. Nachdruck 2009. Bern: Verlag Hans Huber, Hogrefe AG.

Frankl, Viktor Emil (1987). ... trotzdem Ja zum Leben sagen. Ein Psychologe erlebt das Konzentrationslager. 6. Auflage. München: Deutscher Taschenbuch Verlag.

Frankl, Viktor Emil (1994). Logotherapie und Existenzanalyse. Texte aus sechs Jahrzehnten. München: Quintessenz.

Frankl, Viktor Emil (2011). Der Mensch vor der Frage nach dem Sinn. Eine Auswahl aus dem Gesamtwerk. 24. Auflage. München: Piper Verlag GmbH.

Freud, Sigmund (2012). Der Witz und seine Beziehung zum Unbewussten. Der Humor. 3. Auflage. Frankfurt am Main: Fischer Taschenbuch Verlag.

Fry, William F. (1963). Sweet madness: A study of humor. Palo Alto, CA: Pacific Books.

Fry, William F. (1994). The biology of humor. Humor. *International Journal of Humor Research*, 7, 111–126.

Gilmore, David (2007). Der Clown in uns. Humor und die Kraft des Lachens. München: Kösel-Verlag.

Gruhl, Monika (2011). Die Strategie der Stehauf-Menschen. Krisen meistern mit Resilienz. 3. Auflage. Freiburg im Breisgau: Kreuz Verlag in der Verlag Herder GmbH.

Gruhl, Monika; Lippert, Vera; Thormann, Anja (2011). Resilienz. Was macht belastbar, stark und hält gesund? *Psych Pflege*, 17, 304–308.

Gruntz-Stoll (2012). Lachen oder Lernen? Lachen und Lernen! *b:sl – Beruf Schulleitung*, 01/12, 14–15.

Hain, Peter (2012). Entlassung auf Bewährung. Hypnosystemisches Arbeiten mit humorvollen inneren Bildern. In: Wild, Barbara (Hrsg.). Humor in Psychiatrie und Psychotherapie. Neurobiologie – Methoden – Praxis. Stuttgart: Schattauer GmbH.

Harrison, Lesley K.; Carrol, Douglas; Burns, Victoria E.; Corkill, Anna R.; Harrison, Claire M.; Ring, Christopher; Drayson, Mark (2000). Cardiovascular and secretory immunglobulin A reactions to humorous, exciting, and didactic film presentations. *Biological Psychology*, 52, 113–126.

Heim, Edgar (1985). Praxis der Milieutherapie. Berlin, Heidelberg: Springer-Verlag.

Hesse, Hermann (2012). Das Glasperlenspiel. Berlin: Suhrkamp Verlag

Hirsch, Rolf Dieter (2001). Humor in der Psychotherapie alter Menschen. In: Hirsch, Rolf D.; Buder, Jens; Radebold, Hartmut (Hrsg.). Heiterkeit und Humor im Alter. Kassel: Schriftenreihe der Deutschen Gesellschaft für Gerontopsychiatrie und -psychotherapie.

Hirsch, Rolf Dieter (2011). Mit Humor pflegen. *Die Rotkreuzschwester*, 04/11, 21–24.

Hirsch, Rolf Dieter (2012a). Humor als Antidepressivum: eine Chance für depressive alte Menschen? In: Korp, Harald-Alexander; Müller, Christoph; Titze, Michael (Hrsg.). Mit Humor arbeiten. Jahrbuch 2011 HumorCare Deutschland. 2., durchgesehene Auflage. Tuttlingen: HCD-Verlag.

Hirsch, Rolf Dieter (2012b). Humor in der Behandlung von kranken alten Menschen. In: Wild, Barbara (Hrsg.). Humor in Psychiatrie und Psychotherapie. Neurobiologie – Methoden – Praxis. Stuttgart: Schattauer GmbH.

Hirsch, Rolf Dieter (2013). Humor – ein kreativer Weg, das Leben zu meisten. *Bagso-Nachrichten. Das Magazin der Bundesarbeitsgemeinschaft der Senioren-Organisationen*, 03/13, 10–13.

Hirsch, Rolf Dieter; Junglas, Karin; Konradt, Brigitte; Jonitz, Markus F. (2010). Humortherapie bei alten Menschen mit einer Depression. *Zeitschrift für Gerontologie und Geriatrie*, 43, 42–52.

Hirsch, Rolf Dieter; Ruch, Willibald (2010). Heiterkeit und Humor im Alter. Ergebnisse aktueller Studien. *Zeitschrift für Gerontologie und Geriatrie*, 43, 5–7.

Hirschhausen, Eckart von (2012a). Humor hilft heilen: Leicht ist schwer – Ein paar Grundideen. In: Wild, Barbara (Hrsg.). Humor in Psychiatrie und Psychotherapie. Neurobiologie – Methoden – Praxis. Stuttgart: Schattauer GmbH.

Hirschhausen, Eckart von (2012b). Humor hilft heilen. Wie Ärzte und Therapeuten Lachen und Humor fördern können. In: Korp, Harald-Alexander; Müller, Christoph; Titze, Michael (Hrsg.). Mit Humor arbeiten. Jahrbuch 2011 HumorCare Deutschland. 2., durchgesehene Auflage. Tuttlingen: HCD-Verlag.

Höfner, Eleonore; Schachtner, Hans-Ulrich (2013). Das wäre doch gelacht. Humor und Provokation in der Therapie. 8. Auflage. Reinbek bei Hamburg: Rowohlt Verlag GmbH.

Höfner, Noni E. (2012a). Der Provokative Stil®. In: Korp, Harald-Alexander; Müller, Christoph; Titze, Michael (Hrsg.). Mit Humor arbeiten. Jahrbuch 2011 HumorCare Deutschland. 2., durchgesehene Auflage. Tuttlingen: HCD-Verlag.

Höfner, Noni E. (2012b). Der Provokative Stil® oder „Es ist nicht immer Humor, wenn man trotzdem lacht". In: Wild, Barbara (Hrsg.). Humor in Psychiatrie und Psychotherapie. Neurobiologie – Methoden – Praxis. Stuttgart: Schattauer GmbH.

Holtbernd, Thomas (2011). Demenz und Humor. Jenseits des Vergessens und als ob da noch ein Lacher wäre. *Psych Pflege*, 17, 178–184.

Holtbernd, Thomas (2012). Die Grundlage des Spiels. Ein Hauch von Heiterkeit. *Psych Pflege*, 18, 292–296.

ICN (2012). ICN-Ethikkodex für Pflegende: http://www.dbfk.de/media/docs/download/Allgemein/ICN-Ethikkodex-2012-deutsch.pdf [Zugriff: 13.08.2015].

Israel, Lucien (1990). Die symbolische Begegnung – psychoanalytische Überlegungen zum Rahmenthema. In: Lang, Hermann (Hrsg.). Wirkfaktoren der Psychotherapie. Berlin, Heidelberg: Springer-Verlag.

Kaluza, Gert (2004). Stressbewältigungstraining. Trainingsmanual zur psychologischen Gesundheitsförderung. Heidelberg: Springer Medizin Verlag.

Karpawitz, Jenny; Berenbrinker, Udo (2013). Von der humorvollen Kommunikation zum Humorprofi. In: Kunz, Erika; Sonnenschmidt, Rosina (Hrsg.). Wege zum Humorberater. Fortschritte im Therapeutischen Humor. Tuttlingen: HCD-Verlag.

Kataria, Madan (2002). Lachen ohne Grund. Petersberg: Verlag Via Nova.

Keith-Speigel, Patricia (1972). Early conceptions of humor: Varieties and issues. In: Goldstein, Jeffrey H.; McGhee, Paul E. (eds.). The psychology of humor. New York: Academic Press.

Kirchmayr, Alfred (2012). Über Witze wird gelacht – aber selten nachgedacht. Die Bedeutung des Witzes für Psychotherapie, Psychohygiene und Lebenskunst. In: Korp, Harald-Alexander; Müller, Christoph; Titze, Michael (Hrsg.). Mit Humor arbeiten. Jahrbuch 2011 HumorCare Deutschland. 2., durchgesehene Auflage. Tuttlingen: HCD-Verlag.

Kirchmayr, Alfred (2013). Humor in Psychotherapie, Psychohygiene, Theologie. In: Kunz, Erika; Sonnenschmidt, Rosina (Hrsg.). Wege zum Humorberater. Fortschritte im Therapeutischen Humor. Tuttlingen: HCD-Verlag.

Klapps, Petra (2013). Das Kolibri-Prinzip = Humor, Gesundheit und Kreativität. In: Kunz, Erika; Sonnenschmidt, Rosina (Hrsg.). Wege zum Humorberater. Fortschritte im Therapeutischen Humor. Tuttlingen: HCD-Verlag.

Klein, Susanne (2009). 50 Praxistools für Trainer, Berater, Coachs. Überblick, Anwendungen, Kombinationen. 3. Auflage. Offenbach: Gabal Verlag GmbH.

Knuf, Andreas (2011). Basiswissen: Empowerment in der psychiatrischen Arbeit. 3. Auflage. Bonn: Psychiatrie Verlag GmbH.

Korp, Harald-Alexander (2014). Macht Lachen schön? 223 Fragen (und Antworten) rund um Humor, Witz und Lachen. Tuttlingen: HCD-Verlag.

Kreutz, Gunther; Bongard, Stephan; Rohrmann, Sonja; Hodapp, Volker; Grebe, Dorothee (2004). Effects of choir singing or listening on secretory immunoglobulin A, cortisol, and emotional state. *Journal of Behavioral Medicine*, 27 (6), 623–635.

Kunz, Erika; Titze, Michael (2013). Humor in der Körpersprache und Rhetorik. In: Kunz, Erika; Sonnenschmidt, Rosina (Hrsg.). Wege zum Humorberater. Fortschritte im Therapeutischen Humor. Tuttlingen: HCD-Verlag.

Langevin, Ronald; Day, H.I. (1972). Physiological correlates of humor. In: Goldstein, Jeffrey H.; McGhee, Paul E. (Eds.). The psychology of humor: Theoretical perspectives and empirical issues. New York: Academic Press.

Lauterbach, Matthias (2015). Engagiert und gesund bleiben. Kluge Selbstsorge in der psychosozialen Arbeit. Köln: BALANCE buch + medien verlag.

Lazarus, Arnold A. (1980). Innenbilder: Imagination in der Therapie und als Selbsthilfe. München: Pfeiffer Verlag.

Lotze, Eckhard (2013). Humor im therapeutischen Prozess. Dimensionen, Anwendungsmöglichkeiten und Grenzen für die Pflege. 2. Auflage. Frankfurt am Main: Mabuse-Verlag.

Lütz, Manfred (2009). Irre! Wir behandeln die Falschen. Unser Problem sind die Normalen. 9. Auflage. Gütersloh: Gütersloher Verlagshaus.

Martin, Rod A. (2001). Humor laughter and physical health: methodological issues and research findings. *Psychological Bulletin*, 127 (4), 504–519.

Martin, Rod A. (2007). The psychology of humor. An integrative approach. Burlington, MA: Elsevier Inc.

McClelland, David C.; Cheriff, Adam D. (1997). The immunoenhancing effects of humor on secretory IgA and resistance to respiratory infections. *Psychology and Health*, 12, 329–344.

McGhee, Paul E. (1999). Health, healing and the amuse system: humor as survival training. 3rd ed. Dubuque, IA: Kendall/Hunt.

McGhee, Paul E. (2010). Humor as survival training for a stressed-out world. The 7 humor habits program. Bloomington, IN: AuthorHouse.

McGhee, Paul E. (2012). Humor als Copingstrategie. Das 7-Humor-Habits-Trainingsprogramm (7HHP). In: Wild, Barbara (Hrsg.). Humor in Psychiatrie und Psychotherapie. Neurobiologie – Methoden – Praxis. Stuttgart: Schattauer GmbH.

Mello, Anthony de (2004). Warum der Schäfer jedes Wetter liebt. Weisheitsgeschichten. 8. Auflage. Tuttlingen: Verlag Herder.

Metzner, Michael Stefan (2015). Achtsamkeit und Humor. Das Immunsystem des Geistes. 2. Nachdruck. Stuttgart: Schattauer GmbH.

Mobbs, Dean; Greicius, Michael D.; Eiman, Abdel-Azim; Vinod, Menon; Reiss, Allan L. (2003). Humor Modulates the Mesolimbic Reward Centers. *Neuron*, 40, 1041–1048.

Moody, Raymond A. (1979). Lachen! Über die heilende Kraft des Humors. Reinbek bei Hamburg: Rowohlt Verlag GmbH.

Müggler, Manuela (2008). „Herr Meier war mein Lehrmeister" – Humor in der Pflege und Betreuung zuhause. In: Bischofberger, Iren (Hrsg.). Das kann ja heiter werden. Humor und Lachen in der Pflege. 2., überarbeitete und erweiterte Auflage. Bern: Verlag Hans Huber, Hogrefe AG.

Müller, Christoph (2008). Die Sicht der Dinge bestimmt das Handeln – Lachen und Humor in der psychiatrischen Pflege. In: Bischofberger, Iren (Hrsg.). Das kann ja heiter werden. Humor und Lachen in der Pflege. 2., überarbeitete und erweiterte Auflage. Bern: Verlag Hans Huber, Hogrefe ASG.

Müller, Christoph (2012). Spielen in der psychiatrischen Pflege. Verlorene Schätze erkunden. *Psych Pflege*, 18, 297–302.

Müller, Marika (1995). Die Ironie. Kulturgeschichte und Textgestalt. Würzburg: Verlag Königshausen & Neumann GmbH.

Niemeyer, Susanne; Schaefer-Kehnert, Sabine; Schlemmer, Iris; Westphal, Hinrich C. G. (2009). Typisch! Kleine Geschichten für andere Zeiten. 8. Auflage. Hamburg: Andere Zeiten e. V.

Oetmann, Hajo (2014). Einfach Gemeinsam Singen. *Psych Pflege*, 20, 39–44.

Panksepp, Jaak; Burgdorf, Jeff (2003). „Laughing" rats and the evolutionary antecedents of human joy? *Physiology & Behavior*, 79, 533–547.

Peters, Uwe H. (2000). Peters Lexikon. Psychiatrie, Psychotherapie, Medizinische Psychologie. Unveränderter Nachdruck der im Verlag Urban & Schwarzenberg erschienenen 5. Auflage des Wörterbuch der Psychiatrie, Psychotherapie und medizinischen Psychologie. München, Jena: Urban & Fischer Verlag.

Proyer, René T.; Ruch, Willibald (2010). Enjoying and fearing laughter: Personality characteristics of gelotophobes, gelotophiles, and katagelasticists. *Psychological Test and Assessment Modeling*, Volume 52 (2), 148–160.

Ralph, Ruth O. & the Recovery Advisery Group (2004). The recovery advisory group recovery model. In: Corrigan, Patrick W.; Ralph, Ruth O. (eds.). Recovery in Mental Illness: Broadening our Understanding of Wellness. American Psychological Association: Washington DC.

Rapp, Alexander; Mutschler, Dorothee (2012). Isn't it ironic? Wie wir Ironie (miss)verstehen. In: Wild, Barbara (Hrsg.). Humor in Psychiatrie und Psychotherapie. Neurobiologie – Methoden – Praxis. Stuttgart: Schattauer GmbH.

Robinson, Vera M. (2002). Praxishandbuch Therapeutischer Humor. Grundlagen und Anwendungen für Gesundheits- und Pflegeberufe. 2., unveränderte Auflage. Bern: Verlag Hans Huber.

Rogers, Carl (2013). Therapeut und Klient. Grundlagen der Gesprächspsychotherapie. 22. Auflage. Frankfurt am Main: Fischer Taschenbuch Verlag.

Ruch, Willibald (1998). The sense of humor: Explorations of a personality characteristic. Berlin: Mouton de Gruyter.

Ruch, Willibald (2012). Humor und Charakter. In: Wild, Barbara (Hrsg.). Humor in Psychiatrie und Psychotherapie. Neurobiologie – Methoden – Praxis. Stuttgart: Schattauer GmbH.

Ruch, Willibald; Proyer, René T. (2009). Extending the study of gelotophobia: On gelotophiles and katagelasticists. *HUMOR: International Journal of Humor Research*, 22 (1–2), 183–212.

Ruckgaber, Christel (2012). Das Glück des Stolperns. Professionelle Clowns und Humor in Kinderkliniken und Pflegeheimen. In: Wild, Barbara (Hrsg.). Humor in Psychiatrie und Psychotherapie. Neurobiologie – Methoden – Praxis. Stuttgart: Schattauer GmbH.

Sachsse, Ulrich (2012). Humor ist, wenn man trotzdem lacht. Galgenhumor in der Behandlung von Menschen mit komplexen Traumafolgestörungen. In: Wild, Barbara (Hrsg.). Humor in Psychiatrie und Psychotherapie. Neurobiologie – Methoden – Praxis. Stuttgart: Schattauer GmbH.

Salameh, Waleed A. (1995). Humor Immersion Training. In: Titze, Michael. Die heilende Kraft des Lachens. Mit Therapeutischem Humor frühe Beschämungen heilen. München: Kösel-Verlag.

Salameh, Waleed A. (2007). Humor in der Integrativen Kurzzeittherapie. Ein interaktives Übungsbuch. Stuttgart: Klett-Cotta.

Schädle-Deininger, Hilde (2005). Kleider machen Leute oder – was hat Dienstkleidung mit der Aufgabe von Beziehung, Alltags- und Milieugestaltung psychiatrischer Pflege zu tun? *Psych Pflege*, 11, 204–211.

Schädle-Deininger, Hilde (2006). Fachpflege Psychiatrie. München: Elsevier GmbH.

Scherer Ursula; Scherer Klaus (1994). Emotionale Reagibilität, Bewältigungsstrategien und Alkoholismus. In: Heim, Edgar; Perrez, Meinrad. Krankheitsverarbeitung. Jahrbuch der Medizinischen Psychologie 10. Göttingen: Hogrefe-Verlag.

Schulz von Thun, Friedemann (2011). Miteinander reden: 1. Störungen und Klärungen. Allgemeine Psychologie der Kommunikation. 49. Auflage. Reinbek bei Hamburg: Rowohlt Taschenbuch Verlag.

Schwarz, Gerhard (2008). Führen mit Humor. Ein gruppendynamisches Erfolgskonzept. 2., überarbeitete Auflage. Wiesbaden: Gabler.

Schweizer, René (2012). Vom Knaben zum Gagasophen. Oder: Was Dada mich „leerte". In: Korp, Harald-Alexander; Müller, Christoph; Titze, Michael (Hrsg.). Mit Humor arbeiten. Jahrbuch 2011 HumorCare Deutschland. 2., durchgesehene Auflage. Tuttlingen: HCD-Verlag.

Siegel, Siglinde A. (2005). Darf Pflege(n) Spaß machen? Humor im Pflege- und Gesundheitswesen: Bedeutung, Möglichkeiten und Grenzen eines außergewöhnlichen Phänomens. Hannover: Schlütersche Verlagsgesellschaft mbH & Co. KG.

Sindermann, Thorsten (2009). Über praktischen Humor. Oder eine Tugend epistemischer Selbstdistanz. Würzburg: Königshausen & Neumann GmbH.

Slade, Mike (2009). 100 ways to support recovery. A guide for mental health professionals. *Rethink recovery series*: volume 1. London: Rethink.

Stich, Monika (2013). Basiswissen: Patientengruppen erfolgreich leiten. Köln: Psychiatrie Verlag GmbH.

Strack, Fritz; Martin, Leonard L.; Stepper, Sabine (1988). Inhibiting and facilitating conditions of the human smile: A nonobstrusive test of the facial feedback hypothesis. *Journal of Personality and Social Psychology*, 54 (5), 768–777.

Svebak, Sven; Romundstad, Solfrid; Holmen, Jostein (2010). A 7-year prospective study of sense of humor and mortality in an adult county population: the HUNT-2 study. *Int J Psychiatry Med*, 40, 125–146.

Thomet, Corina; Richter, Dirk (2012). Gesunde Pflegende. Resilienzförderung in der psychiatrischen Pflege. *Psych Pflege*, 18, 24–29.

Titze, Michael (1995). Die heilende Kraft des Lachens. Mit Therapeutischem Humor frühe Beschämungen heilen. München: Kösel-Verlag.

Titze, Michael (2012a). Lachend zur Weisheit finden. Eine philosophische Anleitung. In: Korp, Harald-Alexander; Müller, Christoph; Titze, Michael (Hrsg.). Mit Humor arbeiten. Jahrbuch 2011 HumorCare Deutschland. 2., durchgesehene Auflage. Tuttlingen: HCD-Verlag.

Titze, Michael (2012b). Wie therapeutisch sind Lachgruppen? In: Wild, Barbara (Hrsg.). Humor in Psychiatrie und Psychotherapie. Neurobiologie – Methoden – Praxis. Stuttgart: Schattauer GmbH.

Titze, Michael (2013a). Der Pinocchio-Komplex. Wenn das Lachen in die Erstarrung führt und wie Schamgefühle durch Humor überwunden werden können. *Jung-Journal. Forum für Analytische Psychologie und Lebenskultur*, 29, 29–39.

Titze, Michael (2013b). Grundlagen und Geschichte der Humor- und Lachforschung. In: Kunz, Erika; Sonnenschmidt, Rosina (Hrsg.). Wege zum Humorberater. Fortschritte im Therapeutischen Humor. Tuttlingen: HCD-Verlag.

Titze, Michael; Eschenröder, Christof (2011). Therapeutischer Humor. Grundlagen und Anwendungen. 6. Auflage. Frankfurt am Main: Fischer Taschenbuch Verlag GmbH.

Titze, Michael; Lambrecht, Ludwig (2013). Heilsamer Humor. Ein Arbeits-, Spiel- und Lesebuch. 2., revidierte Auflage. Tuttlingen: HCD-Verlag.

Titze, Michael; Patsch, Inge (2014). Die Humor-Strategie. Auf verblüffende Art Konflikte lösen. 9. Auflage. München: Kösel-Verlag.

Toda, Masahiro; Kusakabe, Shinsuke; Nagasawa, Shingo; Kitamura, Kazuyuki; Morimoto, Kanehisa (2007). Effect of laughter on salivary endocrinological stress marker chromogranin A. *Biomedical Research*, 28, 35–41.

Uber, Heiner; Steiner, André (2006). Lach dich locker. So lachen Sie sich erfolgreich, glücklich und gesund. München: Wilhelm Goldmann Verlag

Ventis, Larry W.; Higbee, Garrett; Murdock, Susan A. (2001). Using humor in systematic desensitization to reduce fear. *The Journal of General Psychology*, 128, 241–253.

Watzlawick, Paul (1983). Anleitung zum Unglücklichsein. München: Piper Verlag GmbH.

Watzlawick, Paul; Beavin, Janet H.; Jackson, Don D. (2011). Menschliche Kommunikation. Formen, Störungen, Paradoxien. 12., unveränderte Auflage. Bern: Verlag Hans Huber.

Watzlawick, Paul; Weakland, John H.; Fisch, Richard (1974). Lösungen. Zur Theorie und Praxis menschlichen Handelns. Bern: Verlag Hans Huber.

WHO (1946). Verfassung der Weltgesundheitsorganisation: https://www.admin.ch/opc/de/classified-compilation/19460131/201405080000/0.810.1.pdf [Zugriff: 13.08.2015].

WHO (1986). Ottawa Charta zur Gesundheitsförderung: http://www.euro.who.int/_data/assets/pdf_file/0006/129534/Ottawa_Charter_G.pdf [Zugriff: 13.08.2015].

Wild, Barbara (2012a). Humor, Gesundheit und psychische Erkrankungen – ein Beipackzettel. In: Wild, Barbara (Hrsg.). Humor in Psychiatrie und Psychotherapie. Neurobiologie – Methoden – Praxis. Stuttgart: Schattauer GmbH.

Wild, Barbara (2012b). Humor im Hirn oder: Wo ist das Humorzentrum? In: Wild, Barbara (Hrsg.). Humor in Psychiatrie und Psychotherapie. Neurobiologie – Methoden – Praxis. Stuttgart: Schattauer GmbH.

Wild, Barbara; Wetze, Petra; Gottwald, Ursula; Buchkremer, Gerhard; Wormstall, Henning (2007). Clowns in der Psychiatrie? Ein Pilotprojekt. *Der Nervenarzt*, 78, 571–574.

Zapf, Dieter; Holz, Melanie (2006). On the positive and negative effects of emotion work in organizations. *European Journal of Work and Organizational Psychology, 15*, 1–28.

Zimmer, Claudia M. (2013). Lachen 3x täglich. Humor in Gesundheitsberufen. 2. Auflage. Berlin, Heidelberg: Springer-Verlag.

Zweyer, Karin; Velker, Barbara; Ruch, Willibald (2004). Do cheerfulness, exhilaration, and humor production moderate pain tolerance? A FACS study. *Humor*, 17, 85–119.

Hilfreiche und interessante Internetadressen

www.dgsp-ev.de – Die Deutsche Gesellschaft für Soziale Psychiatrie e.V. (DGSP) ist ein unabhängiger Fachverband für psychiatrisch Tätige aller Berufsgruppen.

www.dfpp.de – Internetseite der Deutschen Fachgesellschaft Psychiatrische Pflege (DFPP). Ziel der DFPP ist die Weiterentwicklung der psychiatrischen Pflege.

www.humor.ch – Alles Mögliche zum Thema „Therapeutischer Humor" und andere lustige Dinge.

www.humorcare.com – HumorCare e.V. Deutschland-Österreich (HCDA) ist ein gemeinnütziger Verein, dessen Ziel die Förderung von Humor in Therapie, Pflege und Beratung ist.

www.humorcare.ch – Das Schweizer Pendant zu HumorCare Deutschland-Österreich.

www.humorhilftheilen.de – „Humor hilft heilen" ist eine von Dr. med. Eckart von Hirschhausen gegründete Stiftung, deren Ziel es ist, therapeutisches Lachen zu fördern.

www.humorinstitut.de – Website des Deutschen Instituts für Humor®.

www.humorkongress.ch – Der Kongress rund um das Thema „Humor".

www.lachclub.info – Portal der deutschsprachigen Lachclubs.

www.lachverband.org – Europäischer Berufsverband für Lachyoga und Humortraining e.V.

www.michael-titze.de – Die Homepage von Dr. Michael Titze mit vielen interessanten Beiträgen und Inhalten zu therapeutischem Humor.

www.patchadams.org – Der Internetauftritt von Patch Adams und seinem „Gesundheit! Institute."

www.rotenasen.de – Clowns in Kliniken und Pflegeeinrichtungen. Ziel des Vereins und der Clowns ist es, Lachen zu bringen und Lebensfreude zu schenken.

www.tamala-center.de – Internationale Schule für Clown, Humor und Kommunikation.

Glossar

Empowerment: Selbstbefähigung oder Selbstbemächtigung. Zielt darauf ab, dem Menschen zu mehr Autonomie zu verhelfen.

Fantasiereise: imaginatives Verfahren, bei dem durch Erzählen einer Geschichte Entspannung herbeigeführt werden kann.

Galgenhumor: Humorform, bei der man sich (als Schutzfunktion) selbst in einer prekären Lage oder Situation belächelt oder verspottet.

Gelolepsie/Geloplegie: Lachanfall/Lachkrampf/Lachschlag, bei dem zum Beispiel Lachen oder heitere Stimmung plötzlich einen Verlust des Muskeltonus auslösen und man infolgedessen stürzt.

Gelotologie: Wissenschaft der Auswirkungen des Lachens.

Gelotophilie: die Freude, ausgelacht zu werden.

Gelotophobie: Angst vor dem Ausgelachtwerden.

Ironie: Stilmittel, bei dem das Gegenteil des Gesagten gemeint ist.

Katagelastizismus: Lust/Freude, jemanden auszulachen.

Lächeln: Gesichtsausdruck, der als Vorstufe oder mildere Form des Lachens gesehen werden kann.

Lachen: menschliches Ausdrucksverhalten, das eine unwillkürliche, reflexartige, körperliche Reaktion auf einen emotionalen Vorgang darstellt.

Lachyoga: Yogaform, bei der es um grundloses Lachen geht.

Metapher: bildliche Übertragung.

Nihilismus: ablehnende Haltung von Werten und Normen, gepaart mit dem Gefühl von Sinnlosigkeit gegenüber allem Sein.

Paradoxe Intention: Technik, bei der dem Betroffenen aufgetragen wird, sein Verhalten nicht zu bekämpfen, sondern es bewusst herbeizuführen oder zu verstärken.

Partizipation: Einbeziehen von Betroffenen in den Entscheidungsprozess.

Psychoedukation: Aufklärung von Betroffenen und Angehörigen über psychische Störungen und deren Behandlungsmethoden.

Psychohygiene: setzt sich mit dem Schutz und dem Wiedererlangen psychischer Gesundheit auseinander.

Recovery: Wiedergesundung oder -genesung, ein Prozess sowie eine Haltung/Einstellung.

Resilienz: psychische Widerstandsfähigkeit.

Ressourcen: Fähigkeiten und Fertigkeiten eines Menschen, auf die zurückgegriffen werden kann, um mit Situationen und Problemen umzugehen.

Salutogenese: Gesundheitsentstehung; Gegenstück zur Pathogenese.

Sarkasmus: blanker Hohn oder Spott

Schwarzer Humor: Humorform, bei der sich über makabre oder tabuisierte Themen lustig gemacht wird und die Inhalte verharmlost werden.

Trialog: Der Trialog bietet ein gemeinsames Gesprächsforum für Psychiatrie-Erfahrene, Angehörige und professionelle Mitarbeiter auf Augenhöhe.

Trockener Humor: Form von Humor, bei der lustig Gesagtes nicht von heiteren Emotionen begleitet wird.

Vulnerabilität: Verletzlichkeit oder Anfälligkeit, an einer psychischen Störung zu erkranken.

Zynismus: Haltung oder Charaktermerkmal eines Menschen. Gekennzeichnet durch eigene Verbitterung, verletzende Aussagen und Geringschätzung anderer Menschen.

Über den Autor

Jonathan Gutmann, geb. am 21.12.1986 in Oettingen/Bayern. Nach seiner Ausbildung zum Gesundheits- und Krankenpfleger in Gunzenhausen führte es den überzeugten Franken nach Hessen, wo er in Frankfurt am Main die Weiterbildung zum Fachpfleger für Psychiatrische Pflege absolvierte. Derzeit arbeitet er auf einer offen geführten akutpsychiatrischen Station der Klinik Hohe Mark in Oberursel/Taunus. Daneben ist er Burnout-Berater und Stressbewältigungstrainer. Er ist Mitglied der Deutschen Gesellschaft für Soziale Psychiatrie und der Deutschen Fachgesellschaft Psychiatrische Pflege. Sein großes Anliegen ist die Verbesserung und Humanisierung der psychiatrischen Versorgung. Er lebt mit seiner Familie in Offenbach am Main. E-Mail: Jonathan.Gutmann@web.de

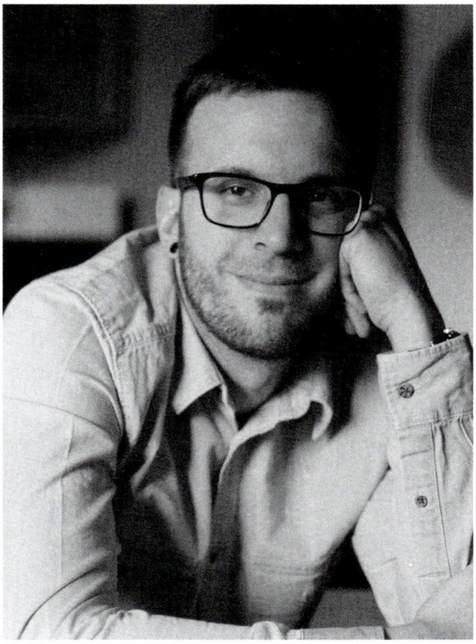

Sachwortverzeichnis

Namensverzeichnis

Anzeigen

Dem Tod mit Tusche die Stirn bieten

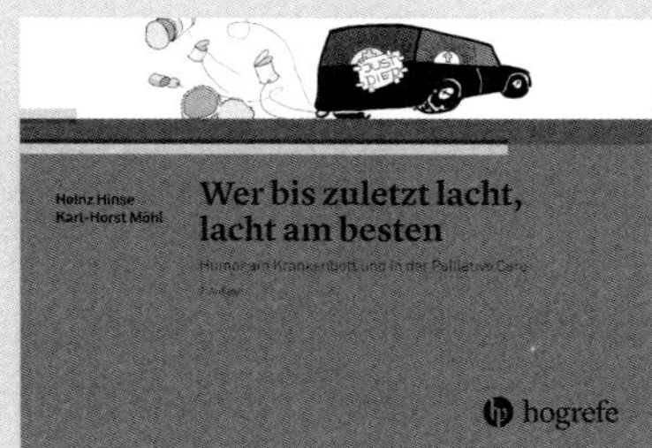

Heinz Hinse

Wer bis zuletzt lacht, lacht am besten

Humor am Krankenbett
und in der Palliative Care

2., unveränderte Auflage 2015.
88 S., 60 Abb., Kt
€ 12,95 / CHF 16.90
ISBN 978-3-456-85555-4
Auch als eBook erhältlich

Wie man bis zuletzt lacht und dem Tod mit Tusche ein wenig von seinem Schrecken nimmt zeigt dieser Cartoonband über Humor am Krankenbett und in der Palliative Care.

Humor ist eine wichtige Coping-Ressource, wenn es um Leben und Tod sowie die Wahrheit am Krankenbett und in der Palliative Care geht. Der Theologe Heinz Hinse und der inzwischen verstorbene Redakteur und Cartoonist Karl-Horst Möhl hatten sich zusammengesetzt, um dem Sterben und Tod mit Tusche und schwarzem Humor die Stirn zu bieten. Herausgekommen ist ein Cartoonband, der insbesondere hoch belasteten Mitarbeitern in der Palliative Care ein Ventil schafft, um den Berufsalltag zu bewältigen.

www.hogrefe.com

hogrefe